U0308866

江西·南昌

护理学技术与临床应用

王萍 等 主编

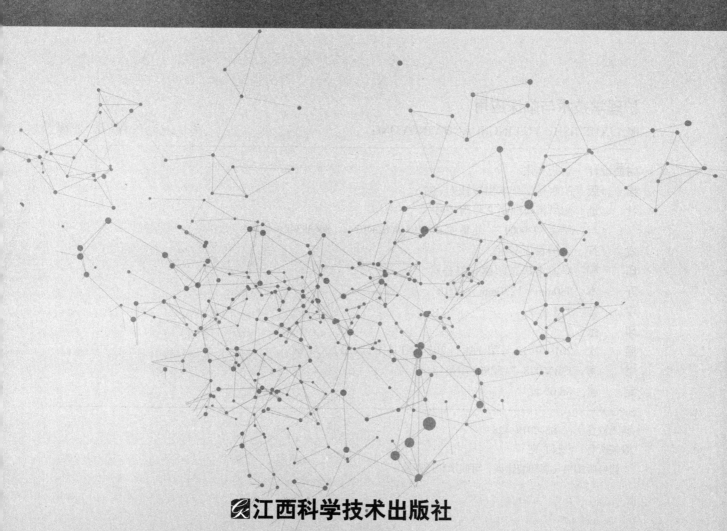

江西科学技术出版社

江西·南昌

图书在版编目（CIP）数据

护理学技术与临床应用 / 王萍等主编 .— 南昌：
江西科学技术出版社，2019.12（2024.1 重印）

ISBN 978-7-5390-7098-8

Ⅰ．①护…　Ⅱ．①王…　Ⅲ．①护理学　Ⅳ．① R47

中国版本图书馆 CIP 数据核字（2019）第 285162 号

选题序号：ZK2019280

责任编辑：宋　涛　万圣丹

护理学技术与临床应用

HULIXUE JISHU YU LINCHUANG YINGYONG

王萍　等　主编

封面设计　卓弘文化

出　　版　江西科学技术出版社

社　　址　南昌市蓼洲街 2 号附 1 号

　　　　　　邮编：330009　　电话：（0791）86623491　　　86639342（传真）

发　　行　全国新华书店

印　　刷　三河市华东印刷有限公司

开　　本　880mm×1230mm　　1/16

字　　数　373 千字

印　　张　11.5

版　　次　2019 年 12 月第 1 版　　2024年1月第1版第2次印刷

书　　号　ISBN 978-7-5390-7098-8

定　　价　88.00 元

赣版权登字：-03-2019-428

版权所有，侵权必究

（赣科版图书凡属印装错误，可向承印厂调换）

编　委　会

主　编　王　萍　尹景彩　林楚如
　　　　刘立红　蔺虹丽　吴　荣

副主编　马宏慧　刘鲜平　张艳茹　平　荣
　　　　吴　丽　娄　霞　常艳玲　杨　慧

编　委　（按姓氏笔画排序）

马宏慧　新疆医科大学第三临床医学院（附属肿瘤医院）

王　萍　衡水市第四人民医院

尹景彩　山西省中医院

平　荣　新疆医科大学附属肿瘤医院

刘立红　深圳市第二人民医院（深圳大学第一附属医院）

刘鲜平　山西省肿瘤医院

吴　丽　三峡大学第一临床医学院　宜昌市中心人民医院

杨　慧　郑州市第二人民医院

吴　荣　湖北省第三人民医院

张艳茹　新乡市中心医院

林楚如　深圳市第二人民医院（深圳大学第一附属医院）

娄　霞　中国人民解放军联勤保障部队第九八三医院

常艳玲　郑州大学第三附属医院

蔺虹丽　河南省中医药研究院

获取临床医生的在线小助手

开拓医生视野
提升医学素养

微信扫码

临床科研 > 介绍医学科研经验，提供专业理论。

医学前沿 > 生物医学前沿知识，指明发展方向。

临床资讯 > 整合临床医学资讯，展示医学动态。

临床笔记 > 记录读者学习感悟，助力职业成长。

医学交流圈 > 在线交流读书心得，精进提升自我。

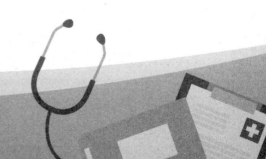

前　言

　　护理学是和社会科学、自然科学相互渗透的一门综合性应用学科。它的主要任务是防治疾病、保护人类健康。随着科学的日益发展，新理论、新技术及新的科研成果不断面世，促进了护理学的发展，使得护理学的内涵不断延伸。护理模式也转变为以人文关怀为核心、满足患者身心需要、恢复健康为目标的整体护理工作模式。奋斗在临床一线的护理工作者不仅要掌握基础医学、临床医学、现代护理的理论，更重要的是能够解决患者的实际需求，为患者服务。因此，为了适应新世纪对护理工作中更新、更高的要求，我们特组织编写了此书。

　　本书主要包括了护理学的基础知识等；重点讲述了呼吸内科疾病护理、心内科疾病护理、消化内科疾病护理、肾内科疾病护理、普外科疾病护理、骨科疾病护理、妇产科疾病护理、口腔科疾病的护理；最后也浅涉了社区护理等内容。全书既注意了基本理论的阐述，又密切联系当前护理工作的实际。内容丰富而实用，具有较强的科学性、指导性和可操作性。适用于各级医院的护理人员、护士专业学生学习，实习生和青年住院医师也可参考。

　　由于学识与临床经验有限，加之时间紧迫，书中难免存在错误及疏漏之处，恳请各位同行专家及读者批评指正。

编　者

2019 年 12 月

目　录

第一章　绪论

第一节　护理学的形成与发展

一、护理学的形成和发展

护理学是一门集科学、艺术于一身，以自然科学、行为科学和社会科学为基础的学科。它是一种独立性、自主性和自律性很强的职业。护士最基本的责任是促进人类达到最高的健康水平。

护理学的发展与人类社会的发展和人类的文明进步息息相关。护理学的发展历史可以追溯到原始社会，在生、老、病、死这些人类的永恒主题面前，任何人都离不开对身体及心灵的照顾与慰藉，这便是最早的护理活动。

（一）人类早期的护理

在原始社会，人类为谋求自身生存，在自然环境中积累了丰富的生活和生产经验，同时也学会了"自我保护"式的医疗照顾。比如火的使用，使人类结束了茹毛饮血的生活，减少了胃肠道疾病，让人们开始认识到饮食与胃肠道疾病的关系。进入氏族社会后，在以家族为中心的部落中，逐渐形成了"家庭式"的医护照顾模式，女性凭天赋之本能，借世代相传之经验，自然地担负起照顾老幼及伤病者的工作，由此为护理专业中女性居多的基本形态奠定基础。

在原始社会，由于人类缺乏对自然界的认识和理解，包括对健康与疾病等许多问题的认识长期与迷信活动联系在一起，他们把疾病看作是一种由鬼神所操纵的灾难，把祛除疾病，恢复健康寄希望于巫师的祈祷、画符等驱除鬼怪手段。随着人类文明的进步和对自然界的进一步深入了解，开始出现集医、药、护于一身的"医者"，在一些文明古国的历史中，就有关于催眠术、止血、预防疾病、公共卫生等医护活动的记载。

（二）公元初期的护理

公元初期，随着基督教兴起，在基督教义"博爱""牺牲"等思想影响下，教徒们建立了医病、济贫等慈善机构。由修女承担护理工作，她们虽然没有接受过正规的护理训练，但能以宗教的博爱、济世为宗旨认真而热忱地为患者服务，因此颇受社会民众的好评。此期可以看作是护理职业形成的最初阶段，它充满了浓厚的宗教色彩。

（三）中世纪时期的护理

中世纪的欧洲，宗教发展，战争频繁，疾病流行，对医院和护理人员的需求大量增加。护理逐渐由"家庭式"迈进"社会化和组织化服务"行列。护理工作仍多由修女承担，但因缺乏专业训练，护理设备严重落后。护理工作不只是生活照料，早期文明就有护士从事助产的记载，到了中世纪，助产护士已被社会认识和接受。

（四）文艺复兴时期的护理

始于14世纪的欧洲文艺复兴运动，使文学、艺术和包括医学在内的科学迅速发展，人们对疾病的认识也逐渐摆脱迷信，医学开始朝着科学化的方向发展。由于宗教改革，教派纷争等一系列社会变革和重男轻女思想的影响，教会医院大量减少，出现一些了公立和私立医院。许多具有仁慈博爱精神的神职人员不再担任护理工作，新招聘的护理人员多为谋生而来，她们既无经验又未经专业训练，导致护理质量大大下降，使护理历程陷入长达200年的黑暗时代。

二、南丁格尔对现代护理学的贡献

19世纪，随着社会、科学和医学的发展与进步，护理工作者的地位有所提高，欧洲各地相继开设了一些护士训练班。1836年，德国牧师傅立德在凯塞威尔斯成立女执事训练班，招收年满18岁，身体健康、品德优良的妇女，并对她们进行护理培训，这可看作是世界上第一个较为正规的护士训练班。但现代护理学的发展主要是从南丁格尔时代开始的。

（一）南丁格尔生平

弗洛伦萨·南丁格尔，1820年生于其父母旅行之地——意大利佛罗伦萨。她出身于英国中产阶级家庭，受过高等教育，精通英、法、德、意四国语言，并擅长数理统计，具有较高的文化水平和个人修养。南丁格尔在从事慈善活动中，对护理工作产生了浓厚的兴趣，并深切体会到护理工作需要有知识、有文化和训练有素的人来担任。1850年她说服父母，力排众议，慕名前往当时最好的护士培训基地——德国的恺撒斯城参加护理训练班的学习，并对英、法、德、意等国的护理工作进行了考察，1853年在慈善委员会的帮助下，南丁格尔在英国成立了看护所，从此开始了她的护理工作生涯。

1854年3月，克里米亚战争爆发，英国与法国共同派兵参加战争，以对抗俄国沙皇对土耳其的入侵。当时由于战地救护及医疗条件十分简陋，致使在战场上负伤的英国士兵死亡率高达50%，这引起了英国民众的强烈不满。南丁格尔得知此事后，立即致函英国陆军大臣，自愿要求率护士奔赴前线。1854年10月，南丁格尔被任命为"驻土耳其英国总医院妇女护士团团长"，率领38名护士抵达战地医院，并不顾医院工作人员的非难和抵制，开始为英国军队的伤病员服务。南丁格尔率领众护士，改善医院及病房环境，调剂伤员膳食营养，建立图书阅览室和游艺室，畅通士兵与亲人信息沟通渠道，兼顾伤病员身心两方面需求。她常在深夜手持油灯巡视病房，亲自安抚身受重伤及生命垂危的士兵，其积极热忱的服务精神赢得医护人员的信任和尊敬，士兵们亲切地称她为"提灯女神""克里米亚天使"。在南丁格尔和全体护理人员的努力下，英军前线伤员的死亡率在半年内降至2.2%，其卓越的工作成效得到前线及本国民众的高度赞誉，同时也改变了人们对护理工作的偏见。

1856年克里米亚战争结束，南丁格尔回到英国，受到全国人民的热烈欢迎，为表彰其功绩和支持其工作，英国民众募款建立了南丁格尔基金。南丁格尔以"燃烧自己，照亮别人"为精神信条，献身护理事业，终身未嫁。1910年8月13日辞世，享年90岁。

（二）南丁格尔对护理事业发展的主要贡献

1. 为现代护理教育奠定了基础

克里米亚战场的实践，使南丁格尔愈加深信护理是一种科学事业，必须是接受过正规而严格训练的人才能胜任护士。于是，1860年南丁格尔在英国伦敦圣托马斯医院内创办了世界上第一所护士学校——南丁格尔护士训练学校，使护理由学徒式的教导成为正式的学校教育，为现代护理教育奠定了基础。从此世界各地一一效仿，纷纷成立南丁格尔式的护士学校，尝试建立新型的护理教育体制，推行护理改革，使护理工作有了崭新的面貌。

2. 为护理的科学化发展提供了理论与实践的基础

在南丁格尔思想影响下，护理工作逐渐摆脱了教会的控制而向独立的医疗职业方向发展。南丁格尔一生中写了大量的笔记、书信、报告和论著，其代表作有《医院札记》和《护理札记》。在这些作品中，南丁格尔阐述了自己的护理思想，强调护理是一门具有组织性、务实性和科学性的艺术，指出了管理在护理工作中的重要性，制定了一整套护理制度，创立了新型的护理教育办学模式、课程设置模式及组织管理模式，提出了改进医院建筑和管理方面的意见，完善和发展了自己独特的护理环境学说，并首创了近代公共卫生和地区家庭护理形式。

19世纪中叶，南丁格尔以她睿智的思想、渊博的知识和高尚的人格投身护理工作，开创了科学的护理事业，国际上称这一时期为"南丁格尔时代"，这是护理工作的转折点，同时也是护理工作专业化的开始。为了纪念她，国际护士会成立了南丁格尔国际基金会，以资助各国优秀护士进修学习，并把每年5月12日——南丁格尔的诞辰日定为国际护士节；国际红十字会设立了南丁格尔奖章，作为各国优秀护士的最高荣誉，每两年颁发一次。

与南丁格尔创建的护理学相比，现代护理学在护理目的、服务对象、知识结构、护士角色及功能等方面都发生了很大的变化，但是南丁格尔的护理思想与护理实践对现在仍具有深刻的影响和重要的指导意义。

（三）现代护理学的发展

1. 现代护理学的发展阶段

自从南丁格尔创建护理专业以来，护理学科不断发展变化，从护理学的理论与实践研究来看，护理学的发展变化可概括地分为三个阶段。

（1）以疾病为中心的护理阶段：现代护理学发展初期。医学学科逐渐摆脱了宗教和神学的影响，开始步入科学的轨道。在解释健康与疾病的关系上，人们认为疾病是由于细菌和外伤引起的机体结构改变和功能异常，因此一切医疗行为均围绕着疾病进行，以消除病灶为基本目标，形成了"以疾病为中心"的医学指导思想，协助医生诊断和治疗疾病也由此成为这一时期指导护理工作的基本观点。

此期护理工作的主要特点是：护理已成为一个专门的职业，护士从业前须经过专门的训练；护理工作的主要内容是执行医嘱和完成各项护理技术操作；形成了较规范的疾病护理常规和护理技术操作常规。

以疾病为中心的护理阶段是现代护理学发展初期的必然产物，为护理学的进一步发展奠定了基础，但是其致命弱点是忽视人的整体性，而仅以协助医生消除患者身体局部病灶为护理目标，其结果是将护士单纯地定位为医生的助手，从而束缚了护理专业的发展。

（2）以患者为中心的护理阶段：随着人类社会的进步和发展，人们对人类健康与心理、精神、社会环境之间的关系有了更进一步的认识，1948年世界卫生组织（WHO）提出了新的健康观，指出"健康，不仅是没有疾病和身体缺陷，还要有完整的生理、心理状态和良好的社会适应能力"。1977年美国医学家恩格尔又提出了"生物—心理—社会医学模式"。这些理论观点都强调了人是一个整体的思想，它促使护理工作开始了从"以疾病为中心"到"以患者为中心"的根本性变革。

此期护理工作的主要特点是护理由职业化向专业化方向转变；护士不再是单纯被动地执行医嘱和完成护理技术操作，而是应用科学的方法——护理程序，对患者实施生理、心理、社会等全方位的连续而系统的整体护理；护理学逐步形成了自己的理论知识体系。

以患者为中心的护理增加了护理内容，改革了护理方法，但护理的范畴仍局限于患者的康复，护理工作的场所仍局限于医院之内。

（3）以人的健康为中心的护理阶段：随着人们物质生活水平的提高和科学技术的发展，过去威胁人类健康的传染病已经得到很好的控制，而心脑血管病、恶性肿瘤、意外伤害等与人的行为和生活方式相关的疾病成为威胁人类健康的主要问题。满足人类日益增长的健康需求，引导民众追求健康的生活方式成为医务工作者的重要任务。1977年世界卫生组织提出了"2000年人人享有卫生保健"的战略目标，这一目标为拓展护理专业的功能，促进护理事业的发展起到了极大的推动作用，也使"以人的健康为中心的护理"成为护理历史发展的必然结果。

此期护理工作的主要特点是护理学成为现代科学体系中一门综合自然科学和社会科学知识的、独立的、为人类健康服务的应用科学；护理的任务已超出原有的对患者的护理，扩展到从健康到疾病的全过程护理和从个体到群体的护理；护理的工作场所也从医院扩展到社会和家庭；护士成为向社会提供初级卫生保健的最主要力量。

2. 现代护理学的发展现状

在世界范围内，现代护理学正迅猛发展，但由于受经济、文化、教育、宗教及妇女地位等多种因素的影响，世界各地护理专业的发展处于不平衡状态。基本发展状况如下：

（1）临床护理向专科化发展：科学技术的发展导致医疗护理产品和技术的不断更新及医院的数量和规模的不断扩展，医学分科也越来越细，一些具有较高学历的护理人员，通过对专科理论知识的系统学习，并在实践中积累经验，具备了独立解决专科护理工作难题的能力，成为具有较高专科水平的专科护理专家。某些发达国家还出现了能够自己开业进行护理工作的开业者。

（2）多层次的护理教育：随着护理学科的发展，对护理教育的层次和质量也提出了新的要求，目前已经基本形成了中专、专科、本科、学士学位、硕士学位、博士学位等多层次教育格局以及多渠道培养护理人才的护理教育体系。

（3）建立专业学术团体：国际护士会是国际护士的群众团体，于1899年在英国伦敦成立，现会址在日内瓦。国际护士会的任务主要是协助各国护士发展全国性的护理组织；提高护理教育水平，培养合格的护士；充当各国护士的代言人；改善护士的福利状况及社会地位。目前国际护士会有会员国111个，会员140多万人。

（4）建立执业注册制度：各国相继建立了护士执业注册制度，以保证进入护理队伍的人员达到合格的标准，提高护理质量，并通过执业注册制度保证护士的终身教育。

三、我国护理事业的发展

我国护理有着悠久的历史，但在几千年漫长的历程中，一直呈现医、药、护不分的状态。祖国医学强调"三分治七分养"，其中的"养"即指护理。但护理作为一门专业，却是随着鸦片战争，西方医学进入中国之后才开始的。

（一）我国近代护理的发展

1835年美国传教士巴克尔（Parker，P）在广州开设了第一所西医医院，两年后这所医院以短训班的形式开始培训护理人员。1888年美国护士E.Johnson在福州一所医院里开办了我国第一所护士学校。1900年以后，中国各大城市建立了许多教会医院，一些城市设立了护士学校，逐渐形成了我国的护理专业队伍。1909年，中国护理学术团体"中华护士会"（1936年更名为中华护士学会，1964年更名为中华护理学会）在江西牯岭成立，1922年加入国际护士会；1920年护士会创刊《护士季报》；1921年北京协和医院开办高等护理教育，学制4～5年，五年制毕业学生被授予理学学士学位；1934年教育部成立医学教育委员会，下设护理教育专门委员会，将护理教育定位为高级护士职业教育，招收高中毕业生，自此护理教育纳入国家正式教育体系。抗战期间，许多医护人员奔赴延安，在解放区设立医院，为革命战争的胜利贡献了力量。

（二）我国现代护理的发展

1. 护理教育

1950年第一届全国卫生工作会议将护士教育列为中级专业教育系列，高等护理教育停止招生。"文革"期间，护士学校被迫停办，造成全国护理人员短缺，护理质量明显下降。

1979年，国家卫健委先后下达《关于加强护理工作的意见》和《关于加强护理教育工作的意见》，加大了发展护理事业的力度；全国各地先后恢复和新建护士学校，各医院建立健全了护理指挥系统；高等护理教育也逐步得到发展。1983年天津医学院首先开设了护理本科课程，1985年全国11所高等医学院校设立了护理本科教育；1992年北京率先开展护理学硕士研究生教育，并相继在全国产生了数个硕士学位授权点。目前我国已经形成中专、专科、本科、硕士、博士多个层次并存的护理教育体系。

自20世纪80年代以来，许多地区开展了各种形式的护理成人教育，拓宽了护理人才的培养渠道，为在护理队伍中开展终生教育奠定了基础。目前我国护理学继续教育正朝着制度化、规范化、标准化方向发展。

2. 护理学术与研究

1977 年以来，中华护理学会和各地分会先后恢复活动，全国性和地方性有组织、有计划的学术交流研讨和业务培训相继展开；1954 年创刊的《护理杂志》复刊（1981 年更名为《中华护理杂志》）。《护士进修杂志》《实用护理杂志》等近 20 种护理期刊陆续创刊；护理教材、护理专著和护理科普读物越来越多，质量也越来越好；护理科研在护理工作中的作用日益突出。1993 年中华护理学会设立了护理科技进步奖，每两年评奖一次。

1980 年以来，国际学术交流日益增多，中华护理学会及各地护理学会经常举办国际学术研讨会，并与多个国家开展互访活动。通过国际交流与合作，开阔了眼界，活跃了学术气氛，增进和发展了我国护理界与世界各国护理界的了解和友谊，促进了我国护理学科的发展。

3. 护理管理

为了加强对护理工作的领导，国家卫健委医政司设立了护理处，负责统筹全国护理工作，制定有关政策法规。各省、市、自治区卫生厅（局）在医政处下设专职护理管理干部，负责协调管辖范围内的护理工作。各级医院健全了护理管理体制。1979 年卫健委颁发了《卫生技术人员职称及晋升条例（试行）》，明确规定了护理专业人员的初级、中级和高级职称。1993 年 3 月卫健委颁发了我国新中国成立以来第一个关于护士执业和注册的部长令和《中华人民共和国护士管理办法》。1995 年 6 月首次举行全国范围的护士执业考试，考试合格并获执业证书者方可申请注册，护理管理工作开始走向法制化轨道。

4. 护理专业水平

随着护理观念的转变和护理教育水平的提高，护理工作逐渐摆脱被动状态，开始应用护理程序为患者提供积极、主动的护理服务，以人为中心的整体护理正在成为护理工作的主流模式。护理工作的内容和范围也在不断扩大，专科护理、中西医结合护理、社区护理及老年护理等得到迅速发展。

第二节　护理学的内容与范畴

一、护理的专业特征

护理和医疗都是医院工作的重要组成部分，护理学的专业特征如下：

（一）为人类和社会提供至关重要的有关健康的服务

护理的目的是提高人们的健康水平，而不完全着眼于报酬。

（二）具有独特的知识体系并通过科学研究不断扩展护理理论

护理理论已经形成并发展，护理研究也广泛开展，护理知识体系不断完善。

（三）实践者具有高等教育水平

高等护理教育已广泛开展，使护士在就业之前即具有专业所需知识，并达到一定专业标准。

（四）实践者具有自主性，并制定政策法规监督其专业活动

护理工作已有专门的政策、法规对护理实践活动进行监控，对护理工作进行管理。

（五）有伦理准则和道德规范指导实践者在专业中做决策

国际护士会（ICN）提出的护理伦理准则指出："护士的职责是促进健康、预防疾病、恢复健康和缓解疼痛。护理需求是广泛的，护理中蕴含着尊重人的生命、尊严和权利，而且不论国籍、种族、血统、肤色、年龄、性别、政治或社会地位均获得同等的尊重。护士是为个人、家庭和社区提供健康服务，而且与其他有关专业人员共同合作完成其服务。"

（六）有专业组织或团体支持和保证实施高标准的实践活动

护理专业组织和护士团体不断扩展，在促进专业发展中起到极大的作用。

（七）实践者把本专业作为终生的事业

大部分护理工作者把促进护理学发展作为自己终身的目标，通过各种教育机会，提高学历，增加和更新专业知识。

二、护理学的任务和研究范围

（一）护理学的任务

随着护理学的发展，护理学的任务和目标发生了深刻变化。1978 年 WHO 指出："护士作为护理的专业工作者，其唯一的任务就是帮助患者恢复健康，帮助健康的人促进健康。"WHO 护理专家会议提出了健康疾病五个阶段中应提供的健康护理。

1. 健康维持阶段

帮助个体尽可能达到并维持最佳健康状态。

2. 疾病易感阶段

保护个体，预防疾病的发生。

3. 早期检查阶段

尽早识别处于疾病早期的个体，尽快诊断和治疗，避免和减轻痛苦。

4. 临床疾病阶段

帮助处于疾病中的个体解除痛苦和战胜疾病。对于濒死者则给予必要的安慰和支持。

5. 疾病恢复阶段

帮助个体从疾病中康复，减少残疾的发生或帮助残疾者使其部分器官的功能得以充分发挥作用，把残疾损害降到最低限度，达到应有的健康水平。

（二）护理学的研究范围

概括为以下几个方面：

1. 护理学基础知识和技能

护理学基础知识和技能是各专科护理的基础，进一步研究相关理论在护理学中的应用，探讨护理概念和护理理论的发展以及护理程序和护理活动中的应用是护理工作者的任务。基础医学知识、基础护理措施的原理和方法以及基本的特殊护理技术操作技能是护理实践的基础。基础护理操作技术的研究和发展对护理实践具有重要意义。

2. 临床专科护理

临床专科护理以各医疗专科理论、知识、技能为基础进行身心整体护理，主要包括各专科护理常规、护理措施，如手术及特殊检查的术前、术中及术后护理，各类疾病的护理与抢救，心、肾、肺、脑的监护及脏器移植等的护理。随着科学技术和医学的发展，各专科护理也日趋精细。

3. 社区护理

社区护理的对象是一定范围的居民和社会群体。以临床护理的理论知识和技能为基础，以整体观为指导，结合社区的特点，通过健康促进、健康维护、健康教育、管理协调和连续性照顾，直接对社区内个体、家庭和群体进行护理，以改变人们对健康的态度，帮助人们实践健康的生活方式，最大限度地发挥机体的潜能，促进全民健康水平提高。

4. 护理教育

护理教育以护理学和教育学理论为基础，贯彻教育方针和卫生工作方针，培养护理人才，适应医疗卫生服务和医学科学技术发展的需要。护理教育一般分为基本护理教育、毕业后护理教育和继续护理教育三大类。基本护理教育包括中专教育、大专教育和本科教育；毕业后护理教育包括岗位培训、研究生教育；继续护理教育是对从事实际工作的护理人员，提供以学习新理论、新知识、新技术、新方法为目的终身教育。

5. 护理伦理

护理工作中，护士时刻面对患者的生命和利益，不可避免地会遇到需要做出决定的情境，如是否放弃抢救或治疗，是否尊重患者选择治疗方案的权利，治疗或护理方案是否损害了患者的经济利益等。护士如何做出决策，所做出的决定是正确的，还是错误的，即护理的伦理问题是护理学值得深入探讨的题目。

6. 护理健康教育

护理健康教育是护理学不可缺少的一个重要部分，是护理工作者在工作中对护理对象进行健康教育和指导的工作。其内容根据护理对象的不同而异，其方法多种多样，可采取交谈、咨询、上课、宣传栏、电视、幻灯、电影、计算机、黑板报等形式，以达到促进患者康复和预防疾病的目的。

7. 护理管理

护理管理是运用管理学的理论和方法，对护理工作人员、技术、设备、信息、经济等诸要素进行科学的计划、组织、指挥、协调和控制等的系统管理，以确保护理工作场所能够提供正确、及时、安全、有效、完善的护理服务。护理学与现代管理学不断交叉、融合，是护理学重要的研究领域之一。不论是全国性护理团体的领导、护理学院的院长、医院的护理部主任，还是临床护士，都需具备一定的现代管理的知识和能力，从而有效地管理护理工作者。医疗管理体制、专业政策和法规的制定、各种组织结构的设置、人力资源的管理、资金的管理、工作质量的控制和保证等都是护理管理的研究范围。

8. 护理科研

运用观察、科学实验、调查分析等方法揭示护理学的内在规律，促进护理理论、知识、技能的更新。

第三节　护士的基本素质

护理工作面对的是千差万别的人，特别是护士，主要是为患者提供帮助，故护理工作对护士的职业素质要求极高。护士不但要掌握为患者治疗及护理的基本知识和技能，还要与他们进行满意的沟通，通过自身的良好表现，即美好的心灵、强烈的责任感、诚实的工作态度、端庄的仪表、优雅的举止及礼貌、得体的语言，赢得患者的支持和信赖，树立起白衣天使的美好形象，为人们的健康提供良好的服务。

素质是一个外延很广的概念。狭义的素质，是指人的解剖、生理特点以及器官和神经系统方面的特点。广义的素质，是指人在正常的生理、心理基础上，加以后天的教育学习、实践锻炼所形成的品德、学识、思维方式、劳动态度、性格特征等方面的修养水平。

护士肩负着救死扶伤的光荣使命，护士素质不仅与医疗护理质量有密切关系，也是护理学科发展的决定性要素。因此，不断提高自身素质是每个合格护士必须要做的事情。护士应当具备的基本素质主要包括以下几方面：

一、政治思想素质

政治思想素质包括政治态度、思想品德、人格情操三方面。

（一）政治态度

我国正处于社会主义初级阶段，凡是爱祖国、有民族感的热血青年，都应以热忱的态度，积极的方式拥护党以经济建设为中心的基本原则，坚持改革开放的基本路线。在职业劳动中努力提高自身的素质，为推动生产力发展做贡献，做有共产主义理想、有道德、有文化、守纪律的建设者和接班人。

（二）思想品德

思想品德是指人品、德行、正确的人生观、价值观。护士以追求人类的健康为重任，全心全意为人民服务，是高尚思想品德的集中体现。然而护士要实现自己的理想，无愧于白衣天使的美誉，必须以积极的人生态度抵制拜金主义，崇尚真、善、美，摒弃假、丑、恶，热爱护理专业，做一个不唯利是图、脱离低级趣味，有益于人民的人。

（三）人格情操

护理工作维系着人们的健康生存与千家万户的幸福。因此，护理人员的理想和人格情操应是：有自尊、自重、自强不息的精神；勇于为学科的进步而勤奋学习，刻苦钻研业务；对保障人类健康有高度的社会责任感；自知、自爱、正视自己在能力、品质、行为方面的弱点，以便自我完善。

二、文化业务素质

业务素质受文化水平的制约。因此，良好的业务素质，必须有一个合理的知识结构来支持。

（一）基础文化知识

具备高中文化程度，掌握相应的数理化知识，同时，要掌握护理学基础知识、基本理论和基本操作技能。

（二）人文、社会科学知识

护理工作的对象是患者。护士必须学会尊重患者，从而才会真诚地关心患者、体贴患者。因而，护士要懂得爱，懂得美。所以要学习心理学、伦理学、美学、哲学等人文社会科学，培养观察力、欣赏力、鉴别能力、思维和语言表达能力尤为重要。

（三）医学、护理学理论

护理专业所设置的解剖、生理等医学基础知识，基础护理、专科护理等护理专业理论课程，是从事护理专业的基础。切实理解、掌握这些知识，是护士运用医学知识解决临床护理问题的依据。

三、心理素质

健康心理是健康行为的内在驱动力。护士具有良好的心境，表现在应以积极有效的心理活动，平稳的、正常的心理状态去适应满足护理工作的需求。

1. 有谋求事业成功的最大乐趣，乐于为解除患者疾苦做出奉献，有尊重生命、尊重患者的美德，以及强烈的求知欲、钻研业务技术，不断提高自己的工作能力和业务技术水平。

2. 有正确的从业动机，护理工作是高尚而平凡的职业劳动，要不受世俗偏见所干扰，不断调适自己的心理状态，端正从业动机，使热爱护理工作的事业心更具有稳定性、专一性和持续性。

3. 有坚强的意志，护理服务对象的特殊性和职业生活的特殊性，都需要有百折不挠的意志，高度的自觉性，坚韧的耐受力，并坚持正确的行为准则，正直无邪，以高尚的人格忠实地维护患者的利益。

4. 有美好的情感、知识、技术，情感的综合应用是护理专业的特色，其核心是"爱"。对生命的爱心和对事业的热爱而铸就的美好、细腻的情感是进行心理治疗的"良药"，同时，也是实施护理使命的心理基础。

5. 要优化自己的性格，性格反映了一个人的心理风格和行为习惯。待人要宽容豁达，工作一丝不苟，认真负责，有灵敏的思维，稳定的情绪。稳重冷静的处事态度，是护士的性格特色。优化自己的性格，不仅能给患者信任，且能产生良好的护理效果。

四、技能素质

娴熟的技术，是做好护理工作，满足患者需要的重要条件。各项护理操作技术都是护士应该掌握的基本功。

1. 要有应急能力，在患者病情剧变的情况下，护士应有细致入微的观察判断能力，熟练的技能技巧，沉着果断的救护技能。练就过硬的护理技术，是护理人员应具备的基本技能，是使患者化险为夷的重要保证。

2. 要有获取、交流信息的能力，护士时时在与工作信息、知识信息打交道，学会观察、阅读、检索、记录搜集、提取存贮信息的方法，并能以口述的方式交流信息，以便不断提高知识水平和工作能力。

3. 要有协调、管理能力，护理工作涉及面广、繁杂多样，学会周密计划，疏通协调的工作方法，是保证工作质量，提高工作效率的保障。

第四节 护士的行为规范

一、行为规范的概念

行为规范，是社会群体或个人在参与社会活动中所遵循的规则、准则的总称，是社会认可和人们普遍接受的具有一般约束力的行为标准。包括行为规则、道德规范、行政规章、法律规定、团体章程等。职业行为规范是建立在组织文化的基础之上，因此对全体成员具有引导、规范和约束的作用。引导和规范全体成员可以做什么、不可以做什么和怎样做。

二、护士行为规范的内容

礼仪是人们在社会交往过程中形成并得到共同认可的各种行为规范，它是人们以一定的程序、方式来表现的律己、敬人的完整行为。

护士礼仪是一种职业礼仪，是护士在职业活动中所遵循的行为标准，是护士素质、修养、行为、气质的综合反映。它包括护士仪容、仪表、仪态，使用语言的艺术，人际沟通与沟通技巧及护士行为规范。良好的礼仪可以体现出护士的文化修养，审美情趣及知识涵养，是个人自尊自爱的表现。护士在工作中注意自己的礼仪也反映出敬岗、爱岗、对岗位工作的高度责任心和事业心。护理是一门科学，也是一门艺术。护理专家王秀英说过："护理工作可以发扬女性所在的力和美。"这里所说的"力"是女性的性别魅力和优势；"美"的含意包含着护士的礼仪。

（一）仪容

仪容是指人的外观与外貌。护士的仪容整体要求是干净、整洁、卫生。面部清洁，有光泽，让人感觉精神焕发，有朝气。可适度淡妆，但决不能浓妆艳抹。头发要勤于梳洗、不可蓬头垢面。头发的长度前不过眉，后不过肩，长发可梳一发髻。指甲常修剪，不留长甲，不涂指甲油。保持口腔清洁无异味。男护要不留胡须，要有意识地进行岗前检查，鼻毛是否过长。

（二）仪表

仪表是综合人的外表，它包括人的形体、容貌、姿态、举止、服饰、风度等方面，是人举止风度的外在体现。护士整洁的仪表能给患者带来良好的首因效应，留下亲切、端庄、纯洁、文明的印象，并让患者产生信任感。护士的服装、鞋、帽要干净平整，无污迹、血迹。燕帽要端正不歪斜，佩戴高低适中，距前端发际 5 cm 左右。圆帽前达眉睫，后遮发际，将头发全部遮住不能蓬头散发。口罩须遮盖口鼻。

（三）仪态

仪态指人在行为中表现出来的姿态及风度。

1. 站姿：站姿的总体要求是端正、挺拔、舒展、俊美。站姿的基本要领是头正、颈直、肩平、臂垂、躯挺、腿并。头要正，下颌微收、面带微笑、目视前方；双肩外展，要平；挺胸收腹、立腰提臀；双臂放松，双手自然下垂于身体的两侧，或双手相握于腹部；双腿并拢，脚跟靠紧，脚尖分开呈"八"字形，或双脚成"丁"字形站立，重心落于两腿间。忌歪脖、斜腰、屈腿、手插在衣袋或交叉抱在胸前。

2. 坐姿：坐姿的总体要求是安详、优雅、大方、得体。坐姿的基本要领是：上身端正，背部挺直，腿姿健美。入座时走到座位前，转身后把右脚向后撤半步，双手从腰间往下理顺白大褂下摆，缓缓落座，臀部占椅面的 1/2 ~ 2/3。两臂自然弯曲放在膝上；双腿并拢略后收（正坐式），或双膝并拢后双脚向左或向右斜放，力求使斜放后的腿部与地面呈45°（侧坐式）。起立时右脚先后收半步然后站起，动作要轻柔。忌抖脚、双腿开叉过大或二郎腿高高翘起。

3. 走姿：走姿的总体要求是体态优美、柔步无声。走姿的基本要领是抬头挺胸、重心放准、身体协调、手臂自然摆动，双脚落地在一条直线，步幅适当、速度均匀。忌弯腰驼背、歪肩晃膀、扭动臀部、脚蹭地面、拖地而走。

4. 蹲姿：蹲姿的总体要求是自然、雅观、大方。蹲姿的基本要领是走到物品旁边，先后移右脚半步，侧身蹲下，双腿合力支撑身体，挺胸收腹，保持头、胸、膝关节在一个角度上。忌只弯腰部，臀部撅起的不雅观动作及正对或背对他人蹲下。

5. 端治疗盘：护士端治疗盘时，应用双手拇指和示指拿住盘的两侧，其余三指分开托于盘的底部，原则上要求双手不能触及盘的内缘。双臂内收，前臂与上臂屈曲成90°，前臂平，治疗盘内侧距胸前5～10 cm。进入房间时，不可用脚踢门，应用背部打开门。

6. 推治疗车：在端正行姿的基础上，位于车后，双手扶住车缘把手两侧，身体略向前倾，重心集中于前臂。推车时要注意动作轻柔，勿横冲直撞。进出病房时先停车，用手轻轻开门，再把车推至患者床前。

7. 持病历牌：用左手掌握病历牌边缘中部，将病历牌斜放在前臂内侧并屈肘，前臂靠近腰部，右手可握住病历牌右下角。

8. 指引：指为患者或他人指引方向时的手势。上身略向前倾，以其肘部为旋转轴，手臂自下而上从身前自然滑过，五指并拢，掌心斜向上方，配合目光，朝一定方向伸出手臂。根据方向的远近，手臂可向前方伸长或收回。

（四）礼貌

指在人际交往过程中表示相互尊敬和友好的言行方式和规范的总称。

1. 护士的语言行为规范：语言是护患沟通的桥梁，也是治疗疾病的另一种"良药"。语言的规范与否与疾病的康复和转归呈正负相关效应。护士用规范的语言护理患者，能减轻患者的痛苦，促进康复。相反，如果语言表达不准确，语气生冷易使患者产生对抗心理，甚至引起护患纠纷。①语言的规范性：护士的语言要以文明礼貌为前提，"您好、请、谢谢、对不起"常挂嘴边；以严谨规范为原则，语音清晰，语义准确，通俗易懂，语调柔和，语气亲切温和；以恰当的称谓称呼患者，有分寸，有区别，忌用床号代替患者的称呼。②语言的情感性：护士的语言体现出对患者的尊重、理解和关爱，表达出同理心和真诚相助的情感。③语言的保密性：护士与患者、家属、同事间交流沟通时要注意尊重患者的隐私权，使用保护性的语言，不泄露患者的隐私与秘密。④语言的场合性：护士的语言要注意与患者所处的境况与气氛相符合。当患者身处悲伤的情境时，护士不能以欢快的语气与患者交流，以免刺激患者的情绪。⑤特定环节护患沟通语言表达策略：某项护患沟通的科研项目研究设计了12种特定环节语言表达的策略和要求，以供护士参考和选择，见（表1-1）。

表1-1　12种特定环节护患沟通语言表达策略

目的	特定环节	语言表述策略	语言要求
体现亲切温暖	入院接待时	安慰性语言	态度真诚、热情达意
	日常交往时	礼貌性语言	表情自然、有礼有节
	交流沟通时	问候性语言	关爱贴切、掌握分寸
	情绪激动时	劝导性语言	同感理解、合情合理
传递真诚体贴	患者出院时	祝福性语言	选准时机、祝福艺术、掌握艺术
	病情反复时	鼓励性语言	传递爱心、分寸适宜
	治疗检查后	致谢性语言	掌握技艺、灵活应变
	护理查房时	保护性语言	注意方式、严谨稳妥
体现坦诚可信	病情好转时	激励性语言	针对个性、善于肯定
	治疗检查时	解释性语言	语言明确、言简意赅
	操作失误时	致歉性语言	及时、坦率、诚意
	健康教育时	指导性语言	通俗易懂、利其操作

2. 护士的非语言行为规范：非语言行为指的是以声态、表情、动作及体态等为载体来进行沟通交流，传情达意。①面部表情：护士在日常工作中应面带微笑，表情亲切自然，给人以舒适、温馨的感觉。

但微笑服务也需分清场合，当护士抢救危重患者时需庄重严肃，表现出高度的专注与责任心。②目光接触：眼睛是心灵的窗口，眼神最能传达人的内心世界。在护理工作中，眼神也是护患交流沟通的一种方式。如注视表示同情与关心，凝视表示认真细致，正视表示理解与信任等。护士运用目光接触时应注视患者面部双眼和嘴之间的部位。长时间盯着患者或东张西望都是不礼貌的行为，会引起患者的不安、尴尬及被冒犯的感觉。③身体姿势：人的每一种姿态动作都是人的心理、生理状态信息的外化。在护患沟通过程中，护士可运用身体的动作和姿态来传达信息，如点头可表示理解、认可、知晓等含义。④倾听：倾听是有效沟通的一部分。倾听需要诚意与专注。身体可微微前倾表示对谈话感兴趣，保持目光接触，带着鼓励的眼神，尊重对方，避免随意打断对方及妄加评论。交流时可在谈话中加入一些简短的语言，如"对""是这样""你说得对"等或点头微笑表示理解和给予反馈，鼓励对方继续说下去，引起共鸣。⑤专业性的抚触：专业性抚触是非语言沟通的特殊形式，是一种无声的安慰。恰当地运用能增进护患关系，如在巡视病房时，护士对患者拍拍肩、拉拉手等触摸行为是向患者表示关心，可使患者感受到一种支持、鼓励和关怀，并使他们产生安全感。运用专业性触摸可帮助烦躁的患者平静，使孤单的患者感到温暖，使哭闹的患儿安静下来。但是触摸一定要因人而异，把握尺度，不合适的应用会引起患者的误解。⑥沉默：沉默是在沟通中给对方一个情感独处与反省的机会。当患者沉默时，避免对沉默表现出不耐烦，或急于找话题、提建议，应给患者一定的时间，耐心的等待，并配合肢体语言，如点头、注视等表情以示支持。⑦人际距离：人际距离是指人与人之间的空间距离。不同的空间距离传递出不同的信息，会让患者有不同的感受与反应。人际距离分四种：亲密距离（0.5 m 以内）、个人距离（0.5～1.2 m）、社交距离（1.2～3.6 m）、公众距离（3.6 m 以上）。护患沟通时需根据患者的年龄、文化背景、性格、病区需要等调节距离的远近。一般采取个人距离交流较多，如对儿童与孤独老人，可适当缩短距离让人感到亲切、友好；当采集患者信息涉及隐私时，可采用 0.5 m 的个人距离，降低音量，避免他人听见；不同国家对沟通距离的要求也不相同，如美国人需要人际距离保持在 0.6 m 左右，而阿拉伯人则喜欢小于这个距离。

（五）礼节

礼节是指人们在较为正式或较大规模场合所设定的，并符合一定规范表示敬意的一种仪式。

1. 迎送礼仪：当患者进入病房时，护士应主动热情，面带微笑的迎接上去，简明自我介绍。当患者离开病区，应给予真诚的祝福或祝贺，如"祝您早日康复""祝贺您康复出院"并将患者送出病房。

2. 接待礼仪：当上级、外来参观的客人来访，护士应起身站立相迎，"请"字当先，称呼得体，待人真诚，热情大方。

3. 电话礼仪：电话铃响三声之内需接听电话。接电话时要先问候，再自报家门，如"您好，这里是外科病房，请讲"。传达信息时要问仔细，礼貌问疑惑，复述关键词；结束通话时挂话不抢前，轻轻放下，不得过重。打电话时需选择适当时机，高度概括谈话内容，简明扼要，把握交流的时间。

4. 电梯礼仪：乘坐电梯要注意安全。当电梯关门时，不要扒门，或是强行挤入。与不相识者同乘电梯，进入时要讲先来后到；与熟人同乘电梯，尤其是与尊长、女士、客人同乘电梯时，则应视电梯类别而定：进入有人管理的电梯，应主动后进后出。进入无人管理的电梯时，则应当先进去，后出来。

5. 接物礼仪：用双手递出或接受物品以表示对他人的尊重。传递尖锐物品时，注意尖端朝向自己，不要指向他人。

护士的素养与职业礼仪反映出护士的道德品质、文化修养和精神面貌。每个人的文明程度不仅关系到自己的形象，同时也影响到整个医院的精神面貌乃至整个社会的精神文明。提高护士的职业素养和规范护士的职业行为，创造一个友善、亲切、健康向上的人文环境，能使患者在心理上得以平衡和稳定，同时对患者的身心健康将起到非医药所能及的效果，最终既提升了医院的软实力与竞争力，又能推动社会的发展与进步。

第五节　护患关系

护理服务过程中涉及多方面的人际关系，但其本质是以患者为中心延伸开来的，即护患关系。护患关系是护理人际关系的核心，也是影响护理人际关系平衡的最重要因素。因此，了解护患关系的内容、特征等，可以很好地认识其存在的问题，对建立和谐的护患关系具有重要意义。

一、护患关系的性质

护患关系是一种人际关系，是帮助者与被帮助者之间的关系。有时还是两个系统之间的关系，即帮助系统（包括与患者相互作用的护士和其他工作人员）和被帮助系统（包括寻求帮助的患者和其亲属、重要成员等）之间的关系。每个人在不同时期可以成为帮助者或被帮助者，如朋友之间相互帮助，父母是子女的主要帮助者，但子女有时也可帮助父母。护患关系的特点是护士对患者的帮助一般是发生在患者无法满足自己的基本需要的时候，其中心是帮助患者解决困难，通过执行护理程序，使患者能够克服病痛，生活得更舒适。因而作为帮助者的护士是处于主导地位的，这就意味着护士的行为可能使双方关系健康发展，有利于患者恢复健康，但也有可能是消极的，使关系紧张，患者的病情更趋恶化。

护患关系是一种专业性的互动关系，通常还是多元化的，即不仅是限于两个之间的关系。由于护患双方都有属于他们自己的知识、感觉、情感、对健康与疾病的看法以及不同的生活经验，这些因素都会影响互相的感觉和期望，并进一步影响彼此间的沟通和由此所表现出来的任何行为和所有行为，即护理效果。

护士作为一个帮助者有责任使其护理工作达到积极的、建设性的效果，而起到治疗的作用，护患关系也就成为治疗性的关系。治疗性的护患关系不是一种普通的关系，它是一种有目标的、需要谨慎执行、认真促成的关系。由于治疗性关系是以患者的需要为中心，除了一般生活经验等上列因素有影响外，护士的素质、专业知识和技术也将影响到治疗性关系的发展。

二、护患关系的基本内容

和谐的护患关系是良好护理人际关系的主体，并能影响其他人际关系，护患关系主要包括以下几个方面。

（一）技术性的关系

技术性的关系是指护患双方在一系列的护理技术活动中所建立起来的，以护士拥有相关护理知识及技术为前提的一种帮助性关系。护士一般是具有专业知识和技能的人，处于主动地位，在技术上帮助患者（输液、注射等），是护患关系的基础。如果你技术熟练，则很快博得患者的信任；相反，患者则很难信任你。

（二）非技术性关系

非技术性关系是指护患双方受社会、心理、教育、经济等多方面的影响，在护患交往过程中所形成的道德、利益、法律、价值等多方面的关系。主要包括：

1. 道德关系

道德关系是非技术关系中最重要的内容。由于护患双方所处的地位、环境、利益、文化教育以及道德修养的不同。在护理活动中，对一些问题和行为的看法及要求也会有所不同，为了协调矛盾，必须按照一定的道德原则和规范来约束自己的行为。另外，建立良好的护患关系，护患双方一要尊重对方的人格、权力和利益，二要注意适度，掌握好分寸，禁止与患者拉关系、谈恋爱，要自尊、自重、自爱。

2. 利益关系

利益关系是在相互关心的基础上发生的物质和精神方面的利益关系。患者的利益表现在支付了一定的费用之后，满足了解除病痛、求得生存、恢复健康等切身利益的需要。护理人员的利益表现在付出了身心劳动后所得到的工资、奖金等经济利益，以及由于患者的康复所得到的精神上的满足和欣慰，提高了自己工作上的满意度。

3. 法律关系

患者接受护理和护理人员从事护理活动都受到法律保护，侵犯患者和护理人员的正当权利都是法律所不容许的。

4. 价值关系

护理人员运用护理知识和技能为患者提供优质服务，履行了对他人的道德责任和社会义务，实现了个人的社会价值，对社会做出了贡献。而患者恢复了健康，重返了工作岗位，又能为社会做出贡献，实现其社会价值。

在医疗服务过程中，技术和非技术两方面的交往是相互依赖、相互作用、相互联系的。非技术交往的成功可以增进患者对护理的依赖性及护士对工作的热忱，从而有利于技术性交往，而技术性交往的失败，如护士打错针、发错药等，也会影响非技术性交往。

三、护患关系的基本模式

1976 年，美国学者萨斯和荷伦德提出了三种医患关系模式，这些模式同样也适用于护患关系。一般根据护患双方在共同建立及发展护患关系过程中所发挥的主导作用、各自所具有的心理方位、主动性及感受性等因素的不同，可以将护患关系分为三种基本模式。

（一）主动—被动型（最古老的护患关系模式——纯护理型）

主动—被动型是一种最常见的、单向性的，以生物医学模式及疾病的护理为主导思想的护患关系模式，这种护理模式的特征为"护士为服务对象做什么"，患者无法参与意见，不能表达自己的愿望，患者的积极性调动不出来。所以，对于这类全依赖型的患者，护士要增强责任心，勤巡视。但目前一般来说，不提倡采用这种模式。

这种模式主要适用于对昏迷、休克、全麻、有严重创伤及精神病的服务对象进行护理时的护患关系，一般此类服务对象部分或完全失去正常思维能力，需要护士有良好的护理道德、高度的工作责任心及对服务对象的关心和同情，使服务对象在这种单向的护患关系中，能够很快战胜疾病，早日康复。

（二）指导—合作型（指引型）

指导－合作型是一种微弱单向，以生物医学－社会心理及疾病的护理为指导思想的护患关系，其特征是"护士教会服务对象做什么"。护患双方在护理活动中都应当是主动的，其中以执行护士的意志为基础，但患者可以向护士提供有关自己疾病的信息，同时也可提出要求和意见。目前，提倡采用这种模式，这种模式主要适用于清醒的、急性、较严重的患者。因为此类服务对象神志清楚，但病情重，病程短，对疾病的治疗和护理了解少，需要依靠护士的指导以便更好地配合治疗及护理。此模式的护患关系需要护士有良好的护理道德，高度的工作责任心，良好的护患沟通及健康教育技巧，使服务对象能在护士的指导下早日康复。

（三）共同参与型（自护型）

共同参与型是一种双向性的，以生物医学－社会心理模式及健康为中心的护患关系模式。其特征为"护士帮助服务对象自我恢复"，这种模式的护患关系是一种新型的平等合作的护患关系，护患双方共同探讨护理疾病的途径和方法，在护理人员的指导下充分发挥患者的积极性，并主动配合，亲自参与护理活动。

这种模式主要适用于对慢性病服务对象的护理。服务对象不仅清醒，而且对疾病的治疗及护理比较了解。此类疾病的护理常会涉及帮助服务对象改变以往的生活习惯、生活方式、人际关系等。因此，需要护士不仅了解疾病的护理，而且要了解疾病对服务对象的生理、社会心理、精神等方面的影响，设身处地地为服务对象着想，以服务对象的整体健康为中心，尊重服务对象的自主权，给予服务对象充分的选择权，以恢复服务对象在长期慢性的疾病过程中丧失的信心及自理能力，使服务对象在功能受限的情况下有良好的生活质量。

以上三种护患关系模式在临床护理实践中不是固定不变的，护士应根据患者的具体情况、患病的不同阶段，选择适宜的护患关系模式，以达到满足患者需要、提高护理水平、确保护理服务质量的目的。

四、护患关系的建立过程

护患关系是一种以服务对象康复为目的的特殊人际关系，其建立与发展并非由于护患之间相互吸引，而是护士出于工作的需要，服务对象出于需要接受护理而建立起来的一种工作性的帮助关系。因此，护患关系的建立既要遵循一般的人际关系建立的规律，又与一般的人际关系的建立及发展过程有一定的区别。良好护患关系的建立与发展一般分为以下三个阶段。

（一）观察熟悉期

观察熟悉期指服务对象与护士初期的接触阶段。护患关系初期的主要任务是护士与服务对象之间建立相互了解及信任关系。护患双方在自我介绍的基础上从陌生到认识，从认识到熟悉。护士在此阶段需要向服务对象介绍病区的环境及设施、医院的各种规章制度、与治疗护理有关的人员等。护士也需要初步收集有关服务对象的身体、心理、社会文化及精神等方面的信息及资料。在此阶段，护士与服务对象接触时所展现的仪表、言行及态度，在工作中体现出的爱心、责任心、同情心等第一印象，都有利于护患间信任关系的建立。

（二）合作信任期

护士与服务对象在信任的基础上开始了护患合作。此期的主要任务是应用护理程序以解决服务对象的各种身心问题，满足服务对象的需要。因此，护士需要与服务对象共同协商制订护理计划，与服务对象及有关人员合作完成护理计划，并根据服务对象的具体情况修改及完善护理计划。在此阶段，护士的知识、能力及态度是保证良好护患关系的基础。护士应该对工作认真负责，对服务对象一视同仁，尊重服务对象的人格，维护服务对象的权利，并鼓励服务对象充分参与自己的康复及护理活动，使服务对象在接受护理的同时获得有关的健康知识，逐渐达到自理及康复。

（三）终止评价期

护患之间通过密切合作，达到了预期的护理目标，服务对象康复出院时，护患关系将进入终止阶段。护士应该在此阶段来临前为服务对象做好准备。护士需要进行有关的评价，如评价护理目标是否达到，服务对象对自己目前健康状况的接受程度及满意程度，对所接受的护理是否满意等。护士也需要对服务对象进行有关的健康教育及咨询，并根据服务对象的具体情况制订出院计划或康复计划。

五、建立良好护患关系对护士的要求

护患关系是护理人员与患者为了医疗护理的共同目标而发生的互动现象。在医院这个特定的环境中，护患关系是护理人员所面临的诸多人际关系中最重要的关系。在护理实践中，护患关系与护理效果密切相关。因此，良好的护患关系能使患者产生良好的心理效应，缩短护患距离，有助于按时按质完成各种治疗，促进患者早日康复。

1. 重视和患者的沟通与交流

护士要更新护理观念，要按生理—心理—社会的医学模式去处理与患者的关系，在日常工作中，经常与患者沟通。护士应做到仪表端庄、举止大方、服饰整洁、面带微笑、语言和蔼，这样才容易得到患者的信任。

2. 需要具备一些基本的沟通技巧

护士要成功地沟通，关键是掌握与患者的沟通技巧。一方面，护士要扩充自己的知识，训练并提高自己的语言表达能力，注意自己的谈吐和解说技巧。另一方面，在护患沟通过程中护士还要学会倾听，善于倾听。运用移情，即设身处地站在对方的位置，并通过认真地倾听和提问，确切地理解对方的感受。

3. 有高超的护理工作能力

护理工作者要提高自身的护理工作技能和水平，增进患者对自己工作的信赖感，才能为良好护患关系的建立提供最有力的保障。

4. 有足够的自信心

想要促进成功的交际、建立良好的护患关系，拥有足够的自信心是必不可少的。过硬的护理技能、

丰富的护理学知识和科学人文知识、崭新的护理理念不仅能极大地为患者们减轻痛苦，为患者解决诸多的疑难困惑，而且能赢得患者对护士的尊重、赞扬和信任，从而极大地增强护士在工作中的自信心，进而有利于良好的护患沟通与交流，促进良好护患关系的建立。

第六节 护患沟通

护患沟通主要是指护士与患者及其亲属、陪伴之间的沟通。护患沟通是护士人际沟通的主要内容，而和谐的护患关系则是护士良好人际关系的核心，并影响其他人际关系。因此，学习并掌握与患者沟通的技巧是护士的必修课，通过不懈努力，用自身的良好情绪去影响患者，使患者具备最佳的心理状态接受治疗和护理，促进服务对象的早日康复。

一、沟通的概念

沟通是人与人之间、人与群体之间思想与感情的传递和反馈的过程，以求思想达成一致和感情的通畅。护患沟通是护士与服务对象之间的信息交流及相互作用的过程。所交流的内容是与服务对象的护理及康复直接或间接相关的信息，同时也包括双方的思想、感情、愿望及要求等方面的沟通。

二、沟通过程的基本要素

根据 Hein 1973 年提出的理论，沟通的基本要素包括沟通当时的情景、信息的发出者、信息、信息的接收者、途径、反馈。一个完整的沟通过程一般由这六个基本要素构成。

1. 沟通当时的情景：是指互动发生的场所或环境，是每个互动过程中的重要因素。包括：物理的场所、环境，如公共汽车上、开会的时候等；沟通的时间和每个互动参与者的个人特征，如情绪、经历、知识水平等。

2. 信息的发出者：是指发出信息的人，也称作信息的来源。

3. 信息：是指信息发出者希望传达的思想、感情、意见等。信息包括语言和非语言的行为，以及这些行为所传递的所有影响语言使用的音调、身体语言，如面部表情、姿势、手势、抚摸、眼神等。

4. 信息的接收者：是指信息传递的对象，即接收信息的人。

5. 途径：是指信息由一个人传递到另一个人所通过的渠道，是指信息传递的手段，如视觉、听觉和触觉等。这些途径可同时使用，亦可以单独使用，但同时使用效果好些。在与患者的沟通交流中，应尽最大努力，使用多种沟通途径，以便使患者有效地接收信息，促进交流。

6. 反馈：是指信息由接收者返回到信息发出者的过程，即信息接收者对信息发出者的反应。有效的、及时的反馈是极为重要的。所以，我们在交流时，要及时反馈，并把患者的反馈加以整理、归纳，再及时地反馈回去。

三、护患沟通层次

鲍威尔认为，根据人际交往中交往双方的信任程度、信息沟通过程中的参与程度及个人希望与别人分享感觉的程度不同，可以将沟通分为以下几个层次。

（一）一般性交谈

一般性交谈是一般肤浅的、社交应酬的开始语，如"你好""今天天气真好""你吃过饭了吗"之类的口头语，这种话在短时间内使用会有助于打开局面和建立友好关系，但不能千篇一律地问候，而不进入深一层次的交谈。要尊重患者，讲礼貌是同患者谈话最基本的态度，这不仅反映了护士的职业素质，而且也是尊重患者的表现。

（二）陈述事实

陈述事实是报告客观的事实，没有参与个人意见或牵涉人与人之间的关系。在此层次，主要让人们叙述，他人或护士不要用语言或非语言性行为影响他继续往下讲。注意观察患者交谈时的态度如何，是高兴、快乐还是焦虑、抑郁等，及患者对环境的熟悉程度、个人爱好、饮食情况及患者的家庭经济情况，对这些细微的观察做出判断以"对症下药"，安抚患者的心理。

（三）交流各自的意见和判断

在此层次一般双方都已建立了信任，可以互相谈自己的看法，交流各自对问题或治疗的意见，作为帮助者的护士应注意不能流露不同或嘲笑的意思，以免影响患者对你的信任。要用友善的态度从理解患者的角度，说出使患者的心情舒畅或感到安慰的具体感受。

（四）交流感情

感情交流是很有帮助的，但只有在互相信任的基础上，有了安全感才比较容易做到，人们会自然愿意说出自己的想法和对各种事件的反应。为了给患者创造一个适合的感情环境，护士应做到坦率、热情和正确地理解患者来帮助他建立信任感和安全感。交谈应注意技巧，不同年龄、不同文化素养、不同性别、不同家庭、不同工作环境以及不同疾病的患者，应采用适当的语言文字内容及不同的表达方式以求恰到好处。如与了解医学知识、文化层次较高的患者交谈时，可用医学术语。如与不懂医或来自农村的患者交谈时，则应避免使用医学术语，语言要简单、通俗易懂。如与老年人交谈时，应和他们平等相处，视他们为兄妹、长辈。与小儿患者交谈时，应更多地给他们爱护、抚摸。

（五）共鸣性沟通

共鸣性沟通是沟通的最高层次，沟通的高峰是一种短暂的、完全一致的感觉，很少有人能达到这一层次，也不会维持多长时间，只有在第4层次时，偶尔自发地达到高峰。

在护患关系中，可以出现沟通的各种层次，但重要的是让人们在感到最舒适的层次时进行沟通，不要强求进入较高层次，护士应经常评估自己的沟通方式，避免由于自己的行为关系而使治疗性沟通关系停留在低层次上。

四、沟通方式

按照沟通方法不同分为语言沟通和非语言沟通。

（一）语言沟通

使用语言、文字或符号进行的沟通称为语言性沟通。语言性的沟通一般根据语言及文化的不同而组成正式的语言结构系统。语言沟通可分为书面语言及口头语言。收集患者的健康资料，了解患者需求以及护理措施的实施都依赖于语言交流。语言交流是最常见的沟通形式，在所有的沟通形式中最有效、最有影响力。

1. 书面语言：以文字及符号为传递信息的工具的交流方法，如：报告、信件、文件、书本、报纸、电视等都是书面的沟通方式。书面沟通不受时空限制，具有标准性及权威性，并便于保存，以便查阅或核查。

2. 口头语言：以言语为传递信息的工具，包括交谈、演讲、汇报、电话、讨论等形式。

3. 类语言：伴随沟通所产生的声音，包括音质、音域及音调的控制、嘴形的控制，发音的清浊、节奏、共鸣、语速、语调、语气等的使用。类语言可以影响沟通过程中人的兴趣及注意力，同时，不同的类语言可以表达不同的情感和态度。

使用语言沟通时，要注意力求表达准确，注意选择准确的词汇、语气、标点符号、注意逻辑性及条理性，必要时加上强调性的说明，以突出重点。

（二）非语言沟通

非语言沟通是借助非语言符号，如人的仪表、服饰、动作、表情、空间、时间等，非自然语言为载体所进行的信息传递，是语言沟通的自然流露和重要补充，能使沟通信息的含义更明确、更圆满。社会心理学家认为：几乎一切非语言的声音和动作，都可以用作交往的手段。他们认为：一个信息产生的影响，只有7%是语言的，38%是嗓音的，55%是非语言的。

非语言沟通是人际沟通的重要方式之一，并贯穿于人们生命的全过程。如胎儿在母体里就开始通过触觉和听觉器官了解母亲，在学习有声语言之前，就已经开始进行非语言沟通。由此可见非语言沟通在人类发展史上的重要地位。非语言沟通的主要类型包括人体语、环境语、有声的辅助语言和类语言。

1. 人体语

人体语是指由人体发送的非语言信息符号。主要包括面部表情、点头姿势、手势、眼神及抚摸、拥抱等。人体语与临床护理工作关系密切，是临床护理工作中护士观察病情的重要内容，如患者淡漠的表情、呆滞的目光和苍白的面色等。同时，护士也通过自己良好的体语向患者传递关心、理解和支持的信息，适当地给予患者安慰的触摸，如拍背等，可使其感受到一种支持、鼓励。因此，注重体语训练是提高护理质量的重要内容。

2. 环境语

环境语是指沟通者通过环境这个客体语言进行的沟通，是非语言沟通的一种重要形式，具有一定的持久性和不易移动的特点。非语言沟通中的环境语不是人们居住的地理环境，而是由文化本身所造成的生理和心理环境。主要包括时间、空间、颜色、符号和建筑等。

（1）时间语：是指用时间表达的信息符号。与文化有关的时间语可分为技术时间、正式时间和非正式时间三种类型。技术时间是指人们常用的计时时间，即时、分、秒等。正式时间的概念是由历史积淀形成的，即人们看时间的习惯非正式时间的概念常常是模糊的，如一个人说"等一会儿"时，只有对说话人十分熟悉并了解这句话的语境时，才可以理解。

（2）空间语：是指人类利用空间表达某种信息的一门社会语言。主要通过领地观念、空间取向和座位排次等三个方面进行信息传递。人们通过领地范围来维护和体现个人在交往中完整、自由和安全的心理和社会需求；利用空间取向来显示地位的高低和权力的大小；通过座位排次来表示各人的地位和人际关系等。

（3）颜色语：颜色环境可以使人产生很多联想意义，并影响人的情感反应和交往方式。如在临床护理工作中，医院管理者根据不同颜色对患者可能产生的心理影响来选择不同科室的工作服颜色和病房色彩，以达到满足各类患者需要的效果。

（4）灯光语；是指通过灯光变化传递的信息。人们可以利用灯光创造的环境效果来影响交往过程。如夜间病房灯光调暗，人们都会自觉或小自觉地将交谈、行动的声音降低。

（5）标志和符号：是书写或印刷出来用以代表声音和书写语言的一种非语言图形标志，是一种约定俗成的非语言交际工具。如病房中禁止吸烟标志、放射科注意放射性辐射警示等。

3. 有声的辅助语言和类语言

辅助语言包括声音的音调、音量、节奏、停顿、沉默等。而类语言是指那些有声而无固定意义的声音，如叹息、叫喊、呻吟等。辅助语言和类语言在人际沟通中对判断人们的看法、态度有着非常重要的作用。

五、影响有效沟通的因素

在护患沟通过程中，不当的沟通技巧会导致信息传递途径受阻，甚至产生信息被完全扭曲或沟通无效等现象，从而影响或破坏护患关系。影响有效沟通的因素包括以下几个方面：

1. 生理因素；任何一方处于疲劳、疼痛、饥饿等状态时，会使其难以集中精力而影响沟通，但当这些生理因素消失后，沟通就能照常进行。

2. 情绪因素：情绪是一种主观感觉，如生气、焦虑、兴奋等。因此，护士应有敏锐的观察力，及时发现患者隐藏的感情和情绪，同时还要控制自己的情绪，以确保护患沟通的顺利进行。

3. 认知因素：认知即个人对待发生于周围环境中的事件所持的观点。由于个人经历、知识水平、兴趣、价值观的不同，对人与事物认识的深度与广度就会有所差异，在与患者沟通时要尽量考虑到对方的语言习惯、文化层次与职业等因素，少用专业术语，这样才能被他们接受和理解。

4. 性格因素：性格是指对现实的态度和其行为方式所表现出来的心理特征。性格开朗、直爽、热情、大方的人比较容易与他人沟通；而性格孤僻、内向、固执、冷漠的人就很难与人沟通。护士要接触形形色色的服务对象，所以应善于把握各种性格的人的心理特征，因人而异地做好护理工作。此外，还应加强自身性格的锻炼，培养活泼开朗、热情大方的性格，以更好地服务于患者。

5. 文化因素：不同民族、不同地方、不同时代都会有特定的文化特色与传统、信仰等。一般文化传统较为接近的人在一起会感到亲切、自然，容易建立相互信任的沟通关系，而生活、习俗、信仰等有差异时，容易使沟通发生障碍。因此，护士在与患者接触中，要充分了解、尊重他们的文化传统，以建立良好的护患关系。

6. 物理环境：应选择安静、光线充足、空气流通的环境，使患者能得到放松，从而积极参与沟通。

六、促进有效沟通的技巧

（一）日常护理沟通技巧

1. 提供有关健康信息，进行健康教育：护士在护理实践中，随时随地向患者提供健康教育及信息如患者面临痛苦的检查或治疗时，表现出焦虑和恐惧不安，护士应及时与患者沟通，了解患者情感，给予解释、说明和安慰，帮助他们早日康复。

2. 尊重患者，设身处地为患者着想：应把患者看成一个有生理、心理、社会需要的综合体，在与患者的沟通过程中，应注意维护他们的自尊及人格，并设身处地为他们着想。患者由于疾病的关系，可能会出现一系列的心理、生理反应，护理人员应理解、体谅并给予相应的帮助，使其正确的面对疾病，配合主管医师的治疗，并以和谐、善解的言语去鼓励他们，增强他们战胜疾病的信心。

3. 尊重患者的各种权利：护士在护理实践中应尊重患者的各项权利，如隐私权。由于治疗及护理的需要，患者需将某些个人隐私告诉护士。护士应有良好的职业道德，在任何条件下，都应对患者的隐私保密。某些特殊的情况下要将患者的隐私告知他人，必须征得患者同意。

4. 及时了解患者的需要并及时给予帮助：护士在与患者的沟通中一定要认真仔细，根据他们的语言和非语言信息判断他们的需要，并及时给予帮助。这样不仅及时处理患者的问题，满足患者的需求，而且使其感受到被尊重及关心，从而加深了护患关系。

（二）保证信息准确无误的技巧

1. 核实

证实自己是否准确理解对方所要表达的信息的方法。包括仔细聆听对方并观察对方的非语言表现，可用重叙、改叙、澄清等方法了解及判断自己得到的信息是否准确。

2. 倾听

一个好的沟通者，必须是一个合格的倾听者倾听并不是把别人所说的话听到而已，同时还要考虑其声调、措辞、频率、面部表情、身体姿势等行为，通过听其言和观其行而获得较全面的信息。在沟通过程中要注意以下倾听原则。

（1）集中注意力，耐心听患者所说的话。

（2）不要随便打断对方的谈话或不恰当地改变话题，有时候突然想起一件事或一句话，不要打断患者的话或改变话题，可以先记下来，等合适时间再说。

（3）不要急于做判断，不要凭主观意念判断。

（4）不要因对方说话异常的速度和发音而分散注意力。

（5）注意患者的非语言行为，仔细体会弦外音，以了解对方的主要意思和真实内容。

（6）有适当的反馈。在倾听过程中，采用适当的面部表情和身体姿势，如面对患者、适时的目光接触，或者点头，或者发出理解的声音等，表示你把注意力放在对方所说的话上，鼓励其说下去。

3. 反映和小结

用简单易懂的话对对方所讲的部分或全部内容进行总结，以证实所接受的信息准确无误。

（三）其他的沟通技巧

1. 沉默：沟通不仅仅依赖说话，以和蔼的态度表示沉默也会让对方感到舒适与温暖，尤其是在对方有焦虑、痛苦，或对方有些问题不愿答复时，若能保持一段时间的沉默，给对方充分的思考及调节的时间和机会，对方会感到你很能体会他的心情，他的愿望受到了尊重。

2. 自我暴露：自我暴露是指在沟通过程中愿意将自己的个人信息传递给对方。自我暴露是人与人之间情感建立、发展的重要途径。研究证明，人们更愿意和能自我暴露的人分享自己的感受，这对提高沟通的层次和效果有利。

3. 幽默：幽默是人际间沟通的润滑剂，幽默运用得恰当，能使双方在和谐愉快的气氛中进行沟通，充分发挥沟通的效能。但运用幽默时要注意使用的场合和患者的性格。

七、与特殊患者的沟通

在护理工作过程中，会碰到各种各样的服务对象，每个服务对象所患的疾病不同，个人的经历、文化背景、宗教信仰等也有一定的差异，服务对象患病后的表现千差万别，即使患同样疾病的人，患病后也有不同的表现方式。有些服务对象会出现一些特殊的反应，需要护士应用沟通技巧，灵活地与此类服务对象进行有效沟通。

（一）愤怒的患者

护士有时会面对一些愤怒的患者，他们稍有不满意就会发脾气，愤怒地指责别人，甚至会出现一些过激行为，如拒绝治疗护理，大声喊叫，拔掉输液管或破坏治疗护理仪器等。面对这种患者，护士可能会失去耐心，或被患者的过激言辞/行为激怒，或者尽量回避，一般患者愤怒都有一定的原因，多数情况下不是患者无端地指责护士或其他医务人员，而是患者知道自己患了某种严重的疾病，或感受到了身心的痛苦，以愤怒的形式来发泄自己的害怕、悲哀、焦虑或不安全感。此时，护士沟通的重点是对患者的愤怒做出正面反应，视患者的愤怒、生气为一种健康的适应反应，不要对患者采取任何个人的攻击性行为，尽量应用倾听技巧了解患者的感受及愤怒的原因，对患者所遇到的困难及问题及时做出理解性的反应，并及时满足患者的需要，减轻患者的愤怒情绪，使患者的身心恢复平衡。

（二）要求过高的患者

此类患者对别人要求很高，时常抱怨周围的一切。护士应该理解患者的行为。一般过分要求的患者可能认为自己患病后没有得到别人足够的重视及同情，从而以高要求的方法来唤起别人的重视，特别是长期住院的患者更是如此。此时护士应多与患者沟通，并仔细观察患者的表现，允许患者抱怨，对患者的合理要求及时做出回应。有时可应用幽默或非语言的沟通技巧让患者感受到护士的关心及重视。对一些无端故意要求或抱怨的患者，如果没有特殊的原因，护士在对患者表示理解的同时，要对患者的不合理要求进行一定的限制。

（三）不合作的患者

此类患者表现为不遵守医院的各项规章制度，不愿与医务人员配合，不服从治疗等。由于患者不合作，护患之间可能会产生矛盾，有时会使护士感到沮丧。此时，护士应主动与患者沟通，了解患者不合作的原因，使患者更好的面对现实，积极地配合治疗与护理。

（四）悲哀患者

当患者患了绝症，意识到自己将永远失去自己所热爱的生活、工作、家庭、地位及宝贵的生命，或患者遇到较大的心理打击时，会产生巨大的失落感，出现沮丧、哀伤等悲哀反应。护士应该鼓励患者及时表达自己的悲哀，允许患者独处。应用沟通中的鼓励发泄、倾听、同情心、沉默、触摸等原则和技巧对患者表示理解、关心及支持，尽可能地陪伴患者，使患者及时度过悲哀心理时期。

（五）抑郁患者

此类患者一般是在承受了诊断为绝症或其他原因后出现抑郁反应。患者行为表现为漫不经心、注意力不集中、说话迟缓、反应简单、很少或没有主动说话、由于缺乏睡眠或未进食而表现得筋疲力尽、无价值感、想法悲观甚至有自杀念头。护士在与抑郁患者沟通时，应尽量表示体贴及关怀，以亲切、和蔼的态度，简短地向患者提问，及时对患者的需要做出反应，使患者感受到护士的关心及重视。

（六）病情严重的患者

在患者病情严重或处于重危状态时，护士与患者沟通时应尽量缩短时间，避免加重患者的病情。对意识障碍的患者，护士可以重复一句话，以同样的语调反复与患者交谈，以观察患者的反应。对昏迷患者可以根据具体情况适当增加刺激，如触摸患者，与患者交谈，以观察患者是否有反应。

（七）感知觉障碍的患者

有听力或视力等感知觉障碍的患者，护士与患者的沟通可能会出现一些困难。因此，护士应学会与此类患者的沟通技巧，如对听力障碍的患者，护士可以应用非语言的沟通技巧如面部表情、手势，或应用书面语言、图片等与患者沟通。对视力障碍的患者，护士可以用触摸的方式让患者感受到护士的关心，在接近或离开患者时要及时告知。不要使用患者不能感知的非语言沟通。

综上所述，良好的护患关系对患者的身心健康及高品质的护理质量有着重要的意义。如何与患者建立合作、信任的护患关系是护理实践中至关重要的方面，值得护士去重视。作为护士，不仅要在知识和护理技术上下功夫，在沟通技巧上也需不断提升，促进有效的沟通，减少沟通障碍，提高护理质量。

微信扫码
◆临床科研
◆医学前沿
◆临床资讯
◆临床笔记

第二章　护理管理

第一节　整体护理

一、整体护理的概念

整体护理是以现代护理观为指导，以人的健康为目标，以护理程序为核心，以科学的思维方法为基础，为患者提供包括生理、心理、社会、文化等各方面的整体护理服务及护理教育模式。

护理学是现代科学体系中的一门独立的应用科学，现代护理学囊括了社会科学、自然科学两方面的内容。而以现代护理观为指导的整体护理，正是现代护理学在护理实践中的运用。它已超越了责任制以患者为中心的护理形式，而进入了以人的健康为目的的护理全过程。现代护理工作环境也已从医院发展到了家庭、社会。护理不再是一种附属医疗的技术性职业，而是一门独立的和医疗共同为人类健康服务的专业。

二、整体护理的特点

整体护理的特点，就是以患者为中心，以现代护理观为指导，以护理程序为基础框架，并系统地整体地运用到临床护理和护理管理的行为中去，具有以下特点。

1. 明确现代护理观，以护理哲理作为护理职业所特有的指导思想和行为方针，形成护理专业信念，有利于加强职业道德建设和专业形象的培养。

长期以来，护理是以疾病为中心，把机械地执行医嘱和技术操作作为护理工作的根本目标，难以体现护士的价值与信念。而现代护理观是以服务对象为中心，有自己的护理哲理。"哲理"就是信念，是一个人的思想与行为的价值取向。"护理哲理"就是护理专业的价值观和专业信念，它是由各部门的护理人员共同制订的，它集中了全体护士的意愿，代表了全体护士的共同信念，所以在执行的过程中能充分发挥每个成员的积极性、主动性和创造性，且有利于把职业道德建设和业务技术建设有机地融入临床护理工作的每个环节中去。

2. 以护理程序为核心，以护理理论为指导，以为患者或服务对象解决问题为护理目标，符合我国经济体制改革的思想，体现了护理工作的真正重点。

系统化整体护理是以患者为中心，以护理程序为核心，使护理工作摆脱了多年来只靠医嘱加常规的被动工作局面。护理程序的运用扩大了护理专业的自主权和独立性，从而调动护理人员的工作积极性和主动性，不断提高护理质量。逐步改变以疾病为中心，把执行医嘱指定的工作和技术操作作为护士工作的根本目标的状况。确保护士作用的最大限度发挥，保证患者得到最佳的高水平的服务。

3. 以"护理程序、护理诊断"为护理工作理论依据，有利于促进护理理论建设和护理科研。

护理学作为一门独立的学科体系，有其独特的服务范畴、理论体系。护理诊断的形成可促使护士主动地考虑一些疾病治疗问题以外的患者的健康问题，激发临床护理人员的工作积极性，激发学习热情，使护理理论得到进一步的发展和完善，推动护理科研向深度和广度发展。

4. 科学的护理程序，标准的护理计划，规范的教育计划及一系列的规范表格，推动了护理工作规范化、科学化、标准化管理的进程，体现了护理专业在人类健康体系中的重要作用，使护理改革落到实处，而不是停留在一般要求和号召上。

制订标准的护理计划和护理教育计划，使护士在对患者做护理和宣教时，无须花费很多的时间，投入很大的精力去书写，既统一了标准，又节省了时间。另外规范表格及各种评估表，使以护理程序为基础的服务具有连续性、可操作性，更有利于同行间、上下级间的工作评价，同时各种记录还具有一定的法律效力。

5. 考评护士的专业行为，利于护理质量的提高。在以往的护理管理中，对护士的考核重视护理人员的技术，而不重视护士自身的专业地位和专业形象，从而导致了护理人员重技术轻基础的错误倾向。系统化整体护理强调从患者身心、社会、文化的需要出发去考虑患者的健康问题。要求护理人员知识面广泛、经验丰富，在工作中不断充实理论知识和技术，不断更新护理知识。因此要求护士本人、护士之间及护士长对护理工作进行评价。通过相互间的思想沟通、理论的切磋，有助于护理人员发挥主观能动性，使她们不仅能"自主"地计划工作，自觉约束自己的专业行为，而且不断提高专业知识和技术，养成扎实稳定的工作作风，从而提高护理质量。

6. 有利于护理教育的整体改革。以往护理教育偏重于职业技术教育，缺少对社会、心理、人际沟通等学科的内容护理教育的重点。对护理程序、诊断、系统论这些先进的内容加以介绍，还应充填"整体护理"、现代化思维方式的教学内容。

7. 有利于推动我国护理科研队伍的发展和专家队伍的壮大，为使护理事业在我国真正成为一门独立学科和独立的专业，争取护理工作应有的专业地位做出贡献。

第二节　门诊护理管理

一、门诊护士服务规范

（一）护士仪表

1. 护士仪表端庄文雅，淡妆上岗，给人以亲切、纯洁、文明的形象。
2. 工作衣帽干净、整洁，勤换洗，正确佩戴胸牌左上方。
3. 头发保持清洁、整齐，短发前不遮眉，后不过领，长发者需盘起。
4. 保持手部清洁，不留长指甲，不涂指甲油。
5. 穿护理部、门诊部统一发放的白色鞋子和肤色袜子，并保持鞋子、袜子清洁无破损，不穿高跟鞋、响声鞋。
6. 饰物：上班期间除项链、耳钉外，不佩戴其他首饰。
7. 外出期间着便装，不穿工作服进食堂就餐或出入其他公共场所。

（二）文明服务规范

1. 仪表端庄、整洁，符合医院职业要求，挂胸牌上岗。准时到岗，不擅离工作岗位，不聚堆聊天，专心工作。
2. 接待患者态度亲切，服务热心。有问必答，首句普通话，首问负责制，主动服务，语言规范。
3. 预检护士熟悉普通、专科、专家门诊出诊时间，为患者提供正确的预检服务。
4. 巡回护士站立服务，根据就诊患者人数，及时进行引导和疏导服务，并保持两次候诊秩序良好。
5. 对政策照顾对象，按政策要求予以照顾就诊。
6. 对老、弱、残、孕等行动不便患者提供迎诊服务及搀扶服务和陪诊服务。

7. 各楼层免费提供饮用水和一次性水杯，并实行其他便民服务措施。

8. 发现问题主动联系相关部门，尽可能为患者提供方便，帮助解决问题，不推卸责任，不推诿患者，构建和谐医患关系。

9. 尊重患者的人格与权利，尊重其隐私，保守医密。

10. 注重自我修养，树立为患者服务意识，展现良好的医德、医风和精益求精的职业风范。

11. 开展健康教育，以不同形式：讲座、咨询等。

12. 接待患者和服务对象时，使用礼貌用语，语言坦诚亲切，带有安慰性的讨论，电话热线等，为患者提供健康教育服务。

（三）护士礼貌用语

1. 护士与人交谈时要保持稳定情绪和平和心态，做到自然大方。

2. 牢记和熟练运用服务用语"十声九字"，不对患者使用"四语"。

① "十声"：问候声、欢迎声、致谢声、征询声、应答声、称赞声、祝贺声、道歉声、送别声。

② "九字"：您好、欢迎、谢谢、对不起。

③ "四语"：蔑视语、烦躁语、否定语、斗气语。

二、门诊护理工作质量标准

1. 护士岗位要求：仪表端庄，挂胸牌上岗，准时到岗，不擅离岗位。

2. 对患者态度亲切，服务热情，不生硬、不推诿。

3. 主动服务，语言规范，有问必答，首句普通话，首问负责制，无患者投诉。

4. 患者就诊服务流程为预检、挂号、候诊、就诊。

5. 预检护士挂号前 10 min 开始预检。护士熟悉普通、专科、专家门诊时间。正确分诊，做到"一问、二看、三检查、四分诊、五请示、六登记"。对传染病患者及时分诊隔离。

6. 巡回护士站立服务，根据就诊人数，及时进行疏导，并根据工作安排，进行健康教育。

7. 候诊区环境整洁，就诊秩序良好，有两次候诊流程。

8. 各诊室内环境整洁，秩序良好，单人诊室内一医一患；多人诊室内诊台、诊察床有遮隔设施、诊察床单位整洁，患者使用后及时更换。

9. 治疗室清洁、整洁，物品放置有序，标识清楚，严格按《医院消毒隔离质量标准》工作。医用垃圾分类正确。

10. 各楼层有"便民服务措施"，对政策照顾对象按政策照顾就诊。对病重、老、弱、残、孕和行动不便者提供迎诊服务、陪诊服务和搀扶服务。免费提供饮用水和一次性水杯。

三、门诊预检分诊管理

1. 预检护士由资深护士担任，同时具有高度的责任心。严格遵守卫生管理法律、法规和有关规定，认真执行临床技术操作规范以及有关工作制度。

2. 患者来院就诊，预检护士严格按照"一看、二问、三检查、四分诊、五请示、六登记"原则，正确分诊。

3. 根据《中华人民共和国传染病防治法》有关规定，预检护士对来就诊患者预先进行有关传染病方面的甄别、检查与分流。发现传染病或疑似传染病患者，通知专科医师到场鉴别，排除者到相应普通科就诊；疑似者发放口罩、隔离衣等保护用具，专人护送到特定门诊，并对接诊区进行消毒处理。由特定门诊预检护士按要求通知医务处、防保科、门诊办公室，并做好传染病登记工作。

4. 如遇患者病情突变急需抢救时，预检护士立即联系医师就地抢救；同时联系急诊，待病情许可，由专人护送至急诊。

5. 遇突发事件，预检护士立即通知医务处、护理部、门诊办公室，按相关流程启动应急预案。

四、发热门诊管理

1. 在门诊部和急诊室设立预检分诊处，在醒目处悬挂清晰的发热预检标识。急诊室预检工作实行24 h值班制，做好患者信息登记。经预检查出的发热患者，由预检处的工作人员陪送到发热门诊。

2. 发热门诊相对独立，并有明显标识，配有专用诊室、留观室、抢救设施、治疗室、放射线摄片机、检验室、厕所。

3. 发热门诊设有双通道，工作人员和患者从不同路径出入发热门诊。有明确的清洁、半污染和污染区划分，设置有效屏障，安装非接触式洗手装置。

4. 医师和护士须经过专业培训，合格后方可上岗。

5. 医务人员须准时上岗，24 h均按排班表落实。不擅自离岗，不以任何理由延误开诊。如确有特殊情况，必须提前一天向医务部及门诊部请假，由医务部安排其他人员。

6. 坚持首诊负责制，对每个发热患者必须首先进行详细的流行病学资料收集及认真检查，根据流行病学资料、症状和体征、实验室检查和肺部影像学检查综合判断进行临床诊断，避免漏诊。

7. 严格执行疫情报告制度，一旦出现可疑患者，在第一时间内进行隔离观察、治疗一人一室一消毒，并立即向医务科报告。遇有疑难病症，及时会诊，以免延误病情。

8. 确诊或疑似病例，必须立即按程序上报，6 h内报当地疾病控制中心，并同时填写传染病疫情报告卡，不得延误或漏报。

9. 严格执行交接班制度，并做好患者信息登记以及转运交接记录。

10. 医务人员在岗时做好个人防护，接触患者含疑似患者.后，及时更换全套防护物品。

11. 进入发热门诊就诊患者应在医务人员指导下做好相应防护。

12. 诊室保证通风良好和独立的空调系统，每天常规进行空气消毒、定时消毒地面、物品表面。患者离去后立即进行终末消毒处理。

13. 医务人员防护、设备消毒、污染物品处理等，按卫健委统一文件执行。

五、肠道门诊管理

1. 认真学习《中华人民共和国传染病防治法》及有关肠道传染病业务知识，按要求完成培训。

2. 认真填写门诊日志。对前来就诊的腹泻患者建立肠道门诊卡，并逐例按腹泻患者专册登记项目要求登记，每天核对。专卡、专册、登记册保存3年。

3. 做好肠道传染病的登记工作。按规定时间向防保科报出传染病报告卡，并做好交接记录。疑似或确诊甲类传染病立即电话报告防保科。

4. 每月填写"肠道门诊月报表"交防保科、卫生防疫站，并留存一份。

5. 肠道门诊对就诊患者认真询问腹泻病史、流行病史及进行必须体征、粪常规检查，做到"有泻必采，有样必检"。对六种可疑对象进行霍乱弧菌培养。对确诊或疑似细菌性痢疾患者及重点职业幼托儿童保育员、饮食从业人员、水上作业人员、与粪便接触从业人员.腹泻患者需进行细菌性痢疾培养。

6. 发现食物中毒、集体性腹泻3例以上，含3例.病例立即电话报告卫生防疫站和卫生监督所。

7. 加强肠道门诊日常消毒隔离工作，严格按"消毒隔离规范""肠道门诊医院感染管理制度"执行，防止医院内感染发生。对患者呕吐物、粪便和"检后标本"，以及被污染物品、场所及废弃物应立即进行相应消毒隔离处理。对重症腹泻患者立即隔离，防止疾病蔓延、扩散。

六、门诊换药室、治疗室管理

1. 换药室、治疗室的布局合理，清洁区、污染区分区明确，标志清楚。

2. 环境清洁、干燥，有专用清洁工具，每天2次清洁地面。如果有脓、血、体液污染，及时用2 000 mg/L含氯消毒液擦拭消毒。

3. 护士按各自岗位职责工作，无关人员不得入内。

4. 严格执行无菌技术操作规程，每次操作前后洗手。各种治疗、护理及换药操作按清洁伤口、感染伤口分区域进行，无菌物品必须一人一用，换药时要戴手套。

5. 无菌物品按消毒日期前后顺序使用，摆放整齐，有效期为 2 周，梅雨季节为 1 周。使用后的器械、换药用具等物品，统一送供应室处理。置于无菌罐中的消毒物品（棉球、纱布等）一经打开，使用时间最长不超过 24 h，提倡使用小包装。疑似过期或污染的无菌物品需重新消毒，不得使用。

6. 治疗车上物品应摆放有序，上层为清洁区、下层为污染区。车上应备有快速手消毒液或消毒手套。

7. 破伤风、气性坏疽、铜绿假单胞菌、传染性等特殊伤口应在特殊感染换药室进行。使用一次性换药器具。换药后敷料及换药器具放入带有警示标识的双层黄色垃圾袋，换药室进行紫外线空气消毒，地面用 2 000 mg/L 含氯消毒液擦拭。

8. 污染敷料和使用过的一次性医疗废弃物丢入黄色垃圾袋，由专人收取、处理并交接登记。

9. 换药室、治疗室每天紫外线进行空气消毒，做好记录。

10. 每天开窗通风，保持空气流通。

七、入院处管理

入院处是医院的一个特殊窗口，是住院患者必经的中间环节，与医院其他部门有着纵横交错的联系。为确保患者的合法权利，提高入院处的服务质量，制订下列管理规范。

（一）常规工作规范

1. 每天上班即与各病区办公室护士或护士长联系当日出院情况，了解床位调整，确定收治床位。按流程为已有确定床位的患者办理全套入院手续。

2. 接受患者入院登记，填写入院须知（兼入院通知单）并交给患者。对于要办理特殊手续患者作重点指导。

3. 普通患者住院采取预约制，按照时间先后顺序处理；在入院通知单上告知住院需等待以及办理入院时所需要携带的相关证件和日常生活必需品；对急诊或有紧急需求患者，优先安排入院。

4. 按照当天床位情况，尽早安排。及时通知患者入院，使患者有较充裕的准备时间。

5. 热情接待登记患者，如无床位，做好解释工作，帮助患者了解入院手续。

6. 热情接待患者的查询（来电、来人），耐心听取患者倾诉。对患者及家属提出的疑问耐心解释，做到有问必答。

7. 加强与各科医师及病区护士联系，根据登记患者的男女比例及时调整床位。

8. 每天整理各科入院登记卡，对于登记时间较长的入院登记卡要定期处理、清理。

（二）办理登记流程

1. 患者首先在门诊或急诊挂号、就诊。

2. 医师评估患者疾病后，对于符合收治标准的患者开具入院登记卡，入院处按相关规定安排入院。

3. 核对医师在入院登记卡上填写的基本信息、科别、疾病诊断、医师签名、入院前相关内容告知等。项目无遗漏，由患者或其家属签名确认，并在入院卡上填写联系电话。

4. 入院处工作人员收下住院卡，认真填写入院须知（兼入院通知单），交给患者，并告知患者相关内容：等候入院电话通知，办理入院手续时带好相关证件、预付款、物品。

（三）办理入院流程

1. 患者接到电话通知后，持入院通知单到入院处办理入院手续，同时出示门诊就医磁卡（医保卡）、门诊病历本，患者本人必须到院。

2. 入院处收回入院通知单，电脑登录患者信息（姓名、性别、诊断及病区等），复印患者本次入院的门诊病历，并置于住院病历中。

3. 患者到财务窗口交住院预付款，并正确填写入院凭证上的基本信息（姓名、现住址、联系电话、联系人姓名等）。

4. 患者须出示身份证（医保卡）、入院登记卡、入院凭证，由工作人员电脑输入上述详细信息并打印病案首页、床头卡及腕带。

5. 完成入院登记手续，按照相关规定使患者安全进入病区。如行动不便、病情较重或沟通困难，由入院处工作人员护送至病区，并与病区护士做好交接手续。

八、特需门诊管理

特需门诊是医院为满足患者特殊需求而开设的门诊。除了具备普通门诊的功能之外，更着重于为患者提供优质的一条龙服务，减少就诊中间环节，缩短候诊时间。挂号、就诊、交费、取药等环节均有专人指引、陪伴，过程相对快捷、方便，为患者提供更温馨、舒适的就诊服务。

（一）严格的专家准入条件

特需门诊专家应是副高级以上卫生技术职称并经医院聘任的有长期临床工作经验的医师。医院建立专家准入制，由门诊办公室和所属科室双重审核，根据专业特长、学术成就、科研成果及同行认可，确认专家资格，方可准入。

（二）特需门诊的规范管理

1. 环境管理

特需门诊要有较好的环境，候诊时应有较大的空间。环境布置要人性化，候诊室有鲜花、盆景、软硬候诊椅、饮水机、一次性水杯、中央空调，并设有健康教育栏和多媒体健康宣教；专家介绍栏展出专家照片、简历，公开专家技术职称、专业特长及诊治范围，有利于患者择医，为患者创造一个温馨的就医环境。

2. 诊室管理

开设独立的、符合有关规定的诊室，严格一医一患，制订具体的接诊时间，由专人负责各诊室的管理。

3. 挂号管理

特需门诊的挂号由电脑统一进行，登记姓名、性别、年龄、地址、就诊时间、科别等，防止专家号被倒卖，损害患者利益。同时，开展实名制预约挂号服务，可以定人、定时，使患者有计划就诊。

4. 专家管理

（1）要求专家保证出诊时间，请假需提前3个工作日。严格执行工作制度及医疗质量控制标准，做到首诊负责制，合理检查与用药，杜绝人情方、大处方。对就诊人数实行定额管理，以保证特需门诊的诊疗质量。

（2）对违反相应规定的医务人员严肃处理，以保证患者权利。

5. 护理人员管理

仪表端庄、举止优美；资深护士业务能力强，具有全科知识，准确分诊；及时解决各类问题，发现和化解矛盾，合理安排就诊，保证就诊的有序进行。

九、门诊患者及家属健康教育规划

门诊健康教育是通过有计划、有组织、有系统的信息传播和行为干预，促使患者及家属自觉地采纳有益于健康的行为和生活方式，消除或减轻影响健康的危险因素，预防疾病、促进健康、提高生活质量。

（一）门诊健康教育的目的

通过健康教育稳定患者情绪，维持良好医疗程序。同时让患者获得卫生保健知识，树立健康观念，自愿采纳有利于健康的行为和生活方式。

（二）门诊健康教育的服务对象

门诊患者及家属。

（三）门诊健康教育的策略

1. 因人、因病实施健康教育，并将健康教育伴随医疗活动的全过程。在就诊过程中，护士随时与患者进行交谈，针对不同需求，进行必要而简短的解释、说明、指导、安慰。

2. 健康教育内容精炼、形式多样，具有针对性和普遍性。

（四）门诊健康教育的形式

1. 语言教育方法

健康咨询、专题讲座、小组座谈。

2. 文字教育方法

卫生标语、卫生传单、卫生小册子、卫生报刊、卫生墙报、卫生专栏、卫生宣传画。

3. 形象化教育方法

图片、照片、标本、模型、示范、演示等。

4. 电化教育方法

广播、投影、多媒体等。

（五）门诊健康教育的方法

1. 接诊教育

在分诊过程中通过与患者交流，了解心理、识别病情的轻重缓急，安排患者就诊科室。

2. 候诊教育

护士对候诊患者进行健康知识宣教，设置固定的健康教育课程，内容以常见病、多发病、流行病的防治知识为主，形式多样、内容精炼、语言通俗易懂。通过健康教育安定患者情绪，向患者及家属传播卫生科学常识及自我保健措施。

第三节　护理防护管理

一、护理人员职业安全防护

护理人员由于其职业的特殊性经常暴露于各种各样的危险中，如会接触到一些体液、血液，甚至被体液、血液污染的锐器刺伤，或接触一些对身体有害的药物和射线等，导致多种职业危害的发生。加强护理人员职业安全防护，避免职业危害的发生具有重要意义。

（一）护理人员职业危害的分类

护理人员职业危害分四类，即生物、化学、物理和心理危害。

1. 生物危害

细菌、病毒、寄生虫等引起的感染性疾病。主要是针刺伤，含锐器损伤所致的血源性传播疾病的感染。护理人员频繁接触患者血液、体液、分泌物及排泄物，受感染的危险性大。大量研究证实，各种污染的针头刺伤是医院内传播乙型肝炎病毒、丙型肝炎病毒和人类免疫缺陷病毒等的重要途径。针刺伤及其有关的侵害已成为护理人员的严重的职业性健康问题。

2. 化学危害

在消毒、洗手、治疗、换药等过程中接触的各种消毒剂、清洁剂、药物及有害物质等引起的疾病。如各种毒物引起的职业中毒、职业性皮肤病、职业肿瘤；一些不溶或难溶的生产性粉尘引起的尘肺。

3. 物理危害

（1）噪声干扰。

（2）高温、低温引起中暑或冻伤。

（3）高湿或化学消毒剂使两手等处发生皮肤糜烂，促使皮肤病的发生。

（4）电离辐射如 X 线、γ 射线等引起的放射病。

（5）身体长期固定于某一姿势或用力可能导致机械性损伤。

4. 心理危害

主要是精神压力、工作紧张、倒班、生活缺乏规律可致慢性疲劳综合征以及睡眠障碍、代谢紊乱、抑郁等。护理工作的性质是细致的脑力与体力劳动相结合，它要求护理人员思想高度集中，由于精神过度紧张、工作不定时，护理人员易患溃疡病、心脏病、偏头痛、下肢静脉曲张、胃下垂、慢性腰腿痛、慢性肝胆疾病等。同时也会产生不良的心理状态，如精神紧张、焦虑烦躁等。

（二）生物（感染性）危险因素的防护

1. 感染途径

为经血传播疾病。护理人员在治疗护理过程中被锐器损伤；通过黏膜或非完整性皮肤接触引起感染；进行日常护理操作后手的带菌率等。

2. 经血液传播常见疾病

乙型肝炎、丙型肝炎、艾滋病，其他（疟疾、梅毒、埃博拉出血热等）。

3. 职业防护中感染控制的预防原则

护理人员在感染控制的防护中应遵循标准预防的原则。所谓标准预防即认定患者的血液、体液、分泌物、排泄物均具有传染性，需进行隔离，不论是否具有明显的血迹污染或是否接触非完整的皮肤与黏膜，接触者必须采取隔离预防措施。标准预防的基本特点是：既防止血源性疾病的传播又防止非血源性疾病的传播，强调双向防护；既防止疾病从患者传至医务人员，又防止疾病从医务人员传至患者；根据疾病的主要传播途径实施相应的隔离措施，包括接触隔离、空气隔离和微粒隔离。其操作规程包括：①当接触患者的血液、体液、黏膜或破损的皮肤时一定要戴手套。②每次操作完毕或每次脱下手套时彻底洗手。③根据疾病的不同传播途径使用障碍法来保护眼睛、鼻子、嘴和皮肤，如戴双重手套、穿防护衣、戴护目镜或面罩。④严格执行清洁、无菌技术和隔离制度。标准预防的原则主张医护人员要严格执行消毒隔离制度和操作规程，充分利用各种屏障防护用具和设备，减少各种危险行为，最大限度地保护医护人员及患者。

4. 防护措施

（1）正确使用和处理锐器，预防锐器损伤：尽可能减少处理针头和锐器的概率。医护人员在进行侵袭性诊疗和护理操作中要保证充足的光线，特别注意被潜在感染的针头和锐器刺伤。禁止直接用手传递针头、刀片等锐器。针头不能重新盖帽、有意弯曲或折断，或用手将针头从注射器上去除。如必须盖帽要用止血钳或用单手持注射器将针头挑起。也可以使用具有安全性能的注射器、输液器等医用锐器，以防刺伤。使用后的锐器应直接放入一次性的耐刺防渗漏的锐器盒内，锐器盒需放在方便处。

（2）锐器损伤时的应急处理：立即在伤口旁从近心端向远心端轻轻挤压，尽可能挤出损伤处的血液，相对减少受污染的程度；用流动自来水和消毒肥皂液清洗（如溅出，用清水冲洗鼻、眼、嘴和皮肤等直接接触部位）；碘伏等皮肤消毒液涂擦伤口等处理。伤后 48 h 内报告上级并填写临床护士锐器伤登记表，72 h 内做乙型肝炎病毒、丙型肝炎病毒和人类免疫缺陷病毒等基础水平检查。可疑暴露于乙型肝炎病毒感染的血液、体液时，应注射乙型肝炎病毒高价抗体和乙肝疫苗；可疑暴露于丙型肝炎病毒感染的血液、体液时，尽快于暴露后做丙型肝炎病毒抗体检查，追踪丙型肝炎病毒抗体，必要时进行干扰素治疗；可疑暴露于人类免疫缺陷病毒感染的血液、体液时，建议使用免疫治疗，受伤后 1 个月、3 个月、6 个月定期复查追踪；注意不要献血，捐赠器官及母乳喂养，性生活要用避孕套。

（3）正确洗手和手的消毒：洗手是预防感染传播最经济有效的措施，我国卫健委《医院感染管理规范》对洗手的指征、方法、频次有明确规定。

洗手指征：接触患者前后，特别是在接触有破损的皮肤、黏膜和侵入性操作前后；进行无菌操作前后；戴口罩和穿脱隔离衣前后；接触血液、体液和被污染的物品前后；脱手套后。

洗手方法：采用非接触式的洗手装置实施六步洗手法。第一步将手全部用水浸湿取清洁剂，掌心相对，五指并拢，相互揉搓；第二步手心对手背，沿指缝相互揉搓，交换进行；第三步掌心相对，双手交叉沿指缝相互揉搓；第四步一手握另一手大拇指旋转揉搓，交换进行；第 5 步一手握拳在另一手掌心旋转揉搓，交换进行；第六步将五个手指尖并拢在另一手掌心旋转揉搓，交换进行。用流动水冲洗净，时间不少于 10 ~ 15 s，整个洗手的过程不少于 1 ~ 2 min。正确的洗手技术对消除手上的暂住菌具有重要意义，护理人员每日洗手频率应 >35 次。①手消毒指征：进入和离开隔离病房、穿脱隔离衣前后；接触血液、体液和被污染的物品前后；接触特殊感染病原体前后。②手消毒方法：用快速手消毒剂揉搓双手；用消毒剂浸泡 2 min。③常用手消毒剂：氯己定醇速效消毒剂、0.3% ~ 0.5% 碘仿、75% 乙醇溶液。

（4）选择合适的防护用品：当预料要接触血液或其他体液以及使用被血液或体液污染的物品时应戴手套，手套使用前后，接触无污染的物品前及下一个患者之前应立即脱去；当接触经呼吸道传播和飞沫传播疾病的患者时要戴好口罩和帽子；当预料有可能出现血液或体液溅出时，要加戴眼罩、面罩、避免口、鼻、眼黏膜接触污染的血液或体液。在工作区要穿工作服，进出隔离病房须穿隔离衣，预料有大量的血液、体液溅出时，必须加穿防渗漏的隔离围裙和靴子。

（三）化学危险因素的防护

1. 化学消毒剂灭菌防护

目前医院广泛应用于各种器械、物品、空气消毒灭菌的化学消毒剂为环氧乙烷、戊二醛、臭氧等。国内还有少数医院使用甲醛消毒，这些化学消毒剂可刺激护理人员皮肤、黏膜引起职业性哮喘、肺气肿、肺组织纤维化，能使细胞突变、致癌、致畸，也可引起职业性皮炎。因此，护理人员要认真做好化学消毒剂灭菌的职业防护。选用环氧乙烷灭菌器(12 h 可自动排放毒物)，需有专用的房间消毒和排放毒物系统，灭菌后的物品放置一段时间后再使用；接触戊二醛时应戴橡胶手套，防止溅入眼内或吸入，尽量选用对人体无害的消毒剂代替戊二醛；在臭氧消毒期间避免进入消毒区域，消毒后要尽量通风，定期检查空气中臭氧浓度。

2. 麻醉废气的防护

手术室的护理人员每天暴露于残余吸入麻醉药的工作环境中，长期吸入使麻醉废气在机体组织内逐渐蓄积产生慢性中毒和遗传的影响（包括突变、致癌、致畸）。所以要重视麻醉废气的管理，建立良好的麻醉废气排放系统，使用密闭性能好的麻醉机减少泄露，并对麻醉机定期进行检测。尽量采用低流量紧闭式复合麻醉，选用密闭度适宜的麻醉面罩。根据麻醉种类及手术大小合理安排手术间，孕妇不安排进房间工作。

3. 乳胶手套的防护

护理人员使用的手套大多是一般性能的一次性手套，乳胶成分易引起变态反应。1999 年 5 月，美国感染控制护理协会发表了《手套使用原则》并承诺停止不适当的选择、购买和使用医用手套。英国皇家护理学会和美国感染控制护理协会已经开始全面禁止使用玉米粉末手套。因此，从护理人员健康出发，应尽量选用不含玉米粉的优质手套。

（四）物理危险因素的防护

1. 噪声预防

（1）护理人员应自觉保持室内安静，做到"四轻"（说话轻、走路轻、关门轻、操作轻），减少人员参观及陪护。医院对特殊科室如手术室应安装隔音设备。

（2）加强巡视，降低持续及单调的监护声音，减少报警发生，为患者吸痰及做床上擦浴前，都应先调消音器。

（3）对科室所有仪器、设备进行普查，做好保养与维修，如定时给治疗车轮轴上润滑油。选用噪声小、功能好的新仪器，尽量消除异常噪声。

2. 预防颈椎病、腰肌损伤

（1）合理用力，使用省力原则做一切治疗。

（2）加强腰背肌及颈部运动，下班后进行 15 ~ 20 min 的颈、背部活动，提高肌肉、韧带等组织的韧性及抗疲劳能力，有助于预防颈椎病及腰肌损伤。

（3）睡前用热水袋热敷，以促进局部组织血液循环，有利用组织酸痛消失。

3. 放射损伤的防护

（1）屏障防护：护理人员应穿铅制的防护衣或用铅板屏风阻挡放射线。

（2）距离防护：最有效的减少射线的方法为增加距离，护理人员在为带有放射源的患者进行护理时，应注意保持一定的距离。

（3）时间防护：护理人员在护理带有放射源的患者时要事先做好护理计划，安排好护理步骤，尽量缩短与患者接触时间。

（4）对放射源污染的物品：如器械、敷料以及患者的排泄物、体液等必须在去除放射性污染后方能处理或重新使用，处理时应戴双层手套以防手部污染。

（五）心理危害因素的防护

1. 危重患者多、工作量较大时护理管理者要适当增加值班人员，实行弹性排班，合理配置人力，以减轻护理人员的心理压力。

2. 护理人员对生理，心理疲劳要学会自我调节；注意保证充足的休息和睡眠，如感到生活、工作压力过重，可适当休息，以调整体力和情绪。

3. 处理好与上级、同事、患者之间的关系，创造和谐的工作气氛。

4. 多组织集体活动，放松心情，及时释放工作压力，将心理性职业损伤降低到最低限度。

（六）管理层的措施

管理人员要严格执行相关政策及法律法规。思考问题要从防御的角度出发，增强自身的防范意识。认真组织专业人员进行培训教育；提供人力和防护物质上的充分的保障，合理安排，减少忙乱；尽量减少不必要的血液接触；对因工作接触而被感染上的医务人员应有相当优厚的待遇作为保障：如钱的赔偿，终身雇佣等。

二、肿瘤化学治疗的职业防护

化疗是治疗恶性肿瘤的三大手段之一。广泛应用于临床，但化疗药物在杀伤肿瘤细胞的同时，也对接触这类药物的护理人员和环境造成一定的危害；为了避免这些危害的发生，有关护理人员在工作中需严格遵循化疗防护两个原则：工作人员尽量减少不必要的与抗癌药物接触；尽量减少抗癌药物对环境的污染。

（一）加强化疗防护的护理管理

1. 制定化疗药物操作和防护规程，加强专科护理人员化疗防护知识的培训。

2. 化疗药物进行严格分类及专柜保管，在保管储存药品时要做好标识。

3. 药物使用管理采用国际上较通用的集中式管理，所谓集中式管理指在医院内设静脉液体配制中心专职护士完成化疗药物的配制，然后发送到病房使用。

4. 配药室要安装通风设备，所有的化疗药物均在垂直层流生物安全机内配制，以保证环境的洁净度，避免操作者受到伤害。同时备水源作紧急冲洗之用。并定期对室内空气进行检化。

5. 实行轮流配药操作，尽量延长每个人接触化疗药物的周期。

6. 建立健康档案，定期对有关人员进行体格检查，包括白细胞计数、分类及血小板的变化。

（二）化疗操作护理防护措施

1. 个人防护：护理人员在进行化疗操作时，使用一次性防渗漏的隔离衣，戴帽子、口罩及双层手套（一层聚乙烯手套和一层乳胶手套），并戴上眼罩。

2. 配药时的防护。①抽取瓶装化疗药物时，应用无菌纱布裹住针头和瓶塞部位，以防药液外渗或外溅。溶解后的药瓶要抽气，防止瓶内压力过高致药液向外喷溅。②使用冷冻剂安瓿时，先用砂轮轻锯安瓿颈部，然后用无菌纱布包裹掰开。注入溶剂时缓慢由瓶壁注入瓶底，待药粉浸透后再摇动。③抽吸药液不能超过注射器容量的3/4。

3. 无菌注射盘用聚乙烯薄膜铺盖，用后按化疗废弃物处理。

4. 从滴管内静脉推注药液要缓慢注入，防止药液外溢。如需推排注射器或滴管内的空气，要用无菌纱布覆盖针头和滴管开口。以吸收不小心排出的药液。

5. 如不慎药液溅到皮肤上或眼里，立即用大量清水或生理盐水冲洗。

6. 遇药液溢到桌面或地上。应用吸墨纸吸尽，再用肥皂及水擦洗。

7. 操作完毕脱弃手套后应洗手、洗脸。

8. 护理人员不能在工作区吃东西。

（三）化疗废弃物及污染的处理

1. 化疗废物应与其他垃圾分开管理，存放在坚固、防漏、带盖的容器中，并在上标明"细胞毒性废弃物"，按有毒垃圾处理。

2. 化疗患者的各类标本及排泄物，避免直接接触。水池、抽水马桶用后反复用水冲洗。

三、艾滋病护理防护

维护医护人员的职业安全，杜绝或减少医护人员在工作中发个职业暴露感染艾滋病及医源性感染的发生，世界卫生组织向全球医护人员推荐"普遍性预防"和"标准预防"的策略；我们要求在"标准预防"的基础上对感染易发因素采取有针对性的防护。

（一）预防暴露

1. 洗手

洗手是控制人类免疫缺陷病毒（human immunodeficiency virus，HIV）传播最重要的方法。接触患者后需严格按照六步洗手法擦洗整个手的皮肤并用流动水彻底冲洗。特别是被血液或其他体液污染时，必须立即洗手或进行手的消毒，脱弃手套后还要洗手。洗手是护理人员接触患者前要做的第一件事，也是离开患者或隔离区域前要做的最后一件事。

2. 使用防护用品

当直接接触到血和体液时，必须使用防护用品，选择何种防护用品或方法需考虑以下内容：接触到血液或体液的可能性；体液的种类；可能遇到血液或体液的量；是否是已知的 HIV 患者。

（1）手套的使用：进行采血、注射、清洁伤口、处理污物等工作估计可能接触到血液或体液时，需戴手套。不同性质的工作采用不同的手套。处理污物、打扫卫生时戴厚手套。做较精细的操作戴薄而合手的手套。无菌手套只用于侵入性操作。一次性手套不可重复使用，戴手套前或脱手套后均要洗手。

（2）口罩、眼罩、面罩的使用：在进行有可能出现血液或体液飞沫溅出的操作中，要戴口罩、眼罩、面罩，避免口、鼻、眼黏膜接触污染的血液或体液。

（3）使用隔离衣、隔离围裙和其他的保护衣：在工作区域要穿工作服，在有可能出现血液或体液外溅时必须穿隔离衣，如果有大量的血液、体液时，必须穿隔离衣、隔离围裙和靴子。

（4）如有皮肤破损时尽量避免进行外科手术等可能接触到血液、体液的操作，如果进行，破损皮肤必须用防水敷料包扎，另戴 2～3 层手套。

（5）接触过血液、体液又需再用的医疗器械，要先用清水冲洗在经高温或消毒剂消毒。

3. 使用锐器时的安全操作方法

（1）禁止双手回套针帽，没有可利用的条件，可用单手操作方法。

（2）任何时候，不要弯曲、损坏或剪割针，当拿着一支针不要做与操作无关动作。

（3）不要把针放在任何不适当的地方。

（4）使用不易穿透的容器保存或处理，不要用力将锐利器具放入已经过满的容器，不要将手指伸入容器内。

（5）传递锐器时使用安全的器皿，并在传递的过程中给予提示。

（6）如果可能的话，使用钝针，不要盲缝。

4. 处理使用过锐器时的安全操作方法

（1）使用过的锐器应尽快进行处置。

（2）把注射器与针头的处置作为一个单独的处置步骤。

（3）分类放置用后锐器和其他垃圾的容器结构应符合 BS7320 标准，这是 1990 年制定的并得到了联合国的批准。

（4）搬运锐器盒时护理人员必须穿防护服，并与身体保持一定距离。

（5）在销毁用过的注射器前，锐器盒必须是密封的，并放置在一个可靠的防护严密的区域内。

（二）暴露后预防

医护人员发生艾滋病病毒职业暴露后，应当立即按照实施局部处理、报告与记录、暴露的评估、暴露源的评估、暴露后预防、随访和咨询等步骤进行处理。

1. 局部处理

用肥皂液和流动水清洗污染的皮肤，用生理盐水冲洗黏膜，如有伤口应当在伤口旁轻轻挤压，尽可能挤出损伤处的血液，再用肥皂液和流动水进行冲洗；禁止进行伤口的局部挤压。受伤部位的伤口冲洗后，应当用消毒液，如 75% 乙醇或者 0.5% 碘仿进行消毒，并包扎伤口；被暴露的黏膜，应当反复用生理盐水冲洗干净。

2. 记录与报告

（1）记录暴露的基本情况：暴露发生的日期、时间、发生地点，如何发生；暴露部位，有关器具的型号等；污染物的类型、数量，暴露的严重程度。

（2）记录暴露源的情况：污染物是否含有 HIV，HBV 或 HCV，如来源于 HIV 患者应记录患者的疾病分期、CD4 及病毒载量、抗病毒情况、耐药等信息。

（3）记录暴露者的情况：HBV 接种及抗体反应；以前的 HIV 抗体检测情况；相关病史及用药情况；妊娠或哺乳。

（4）报告：向职业暴露管理部门报告，并注意保密。当地卫生防疫站应建立"艾滋病职业暴露人员个案登记表"。

3. 暴露的评估

HIV 职业暴露级别分为三级。

（1）一级暴露：暴露源为体液、血液或含有体液、血液的医疗器械、物品；暴露类型为暴露源污染了有损伤的皮肤或黏膜，暴露量小且暴露时间较短。

（2）二级暴露：暴露源为体液、血液或含有体液、血液的医疗器械、物品；暴露类型为暴露源污染了有损伤的皮肤或黏膜，暴露量大且暴露时间较长，或暴露类型为暴露源刺伤或割伤皮肤，但损伤程度较轻，为表皮擦伤或针刺伤。

（3）三级暴露：暴露源为体液、血液或含有体液、血液的医疗器械、物品；暴露类型为暴露源刺伤或割伤皮肤，但损伤程度较重，为深部伤口或者割伤物有明显可见的血液。

4. 暴露源的评估

暴露源的病毒载量水平可分为三种类型（轻度、重度和暴露源不明）。

（1）轻度类型：经检验暴露源为 HIV 阳性，但滴度低，HIV 感染者无临床症状、CD4 计数正常者。

（2）重度类型：经检验暴露源为 HIV 阳性，但滴度高、HIV 感染者有临床症状、CD4 计数低者。

（3）暴露源不明显型：不能确定暴露源是否为 HIV 阳性。

5. 暴露后预防

根据暴露级别和暴露源病毒载量水平对发生艾滋病病毒职业暴露的医护人员实施预防性用药方案。预防性用药方案分为基本用药程序和强化用药程序。

（1）基本用药程序：为两种逆转录酶制药（如齐多夫定、双脱氧胞苷等），使用常规治疗剂量，连续使用 28 d。

（2）强化用药程序：是在基本用药程序的基础上，同时增加一种蛋白酶抑制药（如沙奎那韦、英地那韦等），使用常规治疗剂量，连续使用 28 d。

（3）预防性用药：应当在发生艾滋病病毒职业暴露后尽早开始，最好在 4 h 内实施，最迟不得超过 24 h；即使超过 24 h，也应实施预防性用药。

6. 随访和咨询

医护人员发生 HIV 职业暴露后，医疗卫生机构应当给予随访和咨询。随访和咨询的内容包括在暴露后的第 4 周、第 8 周、第 12 周及 6 个月时对 HIV 抗体进行监测；对服用药物的毒性进行监控和处理；观察和记录 HIV 感染的早期症状；追踪暴露源 HIV 的耐药性等。

（三）血标本及其他标本的处理

1. 血标本应放在带盖的试管内，然后放在密闭的容器中送检，送检时应戴手套。

2. 如果标本的容器外有明显的血液或体液污染，必须用消毒剂消毒清理干净。

3. 所有的标本均应醒目标明"小心血液，提防污染"的标志。以防止标本在运送的过程中溅洒外溢。

（四）血渍及外溅体液的处理

1. 操作者必须戴手套。

2. 含氯消毒剂浸洒在血渍上 15 ~ 30 min。用可弃的纸巾擦去。

3. 再用含氯消毒剂清洗一次，丢弃纸巾和手套按生物废弃物处理。

4. 完成上述工作后彻底清洗双手。

（五）医疗废物的处理

1. 严格分类收集医疗垃圾，对于 HIV 阳性患者使用的生活垃圾按医疗垃圾处理。

2. 一次性的锐器使用完后，应放入锐器盒中，该锐器盒应尽量放在操作区域附近。其他的感染性敷料及手术切除组织器官应放入特制的有黑色的"生物危害"标识黄色垃圾袋内，由专人回收。记录回收数量，做好交接签字。

3. 接触过 HIV 血液或体液的一次性医疗用品用不透水的双层胶袋包好，贴上标志，焚烧处理。

4. 运送人员在运送医疗废物时，应当防止造成包装物或容器破损和医疗废物的流失、泄漏和扩散，并防止医疗废物直接接触身体。

四、呼吸道传染病的护理防护

呼吸道传染病是医院常见的一种传染病，疾病的发生有明显的季节性，好发于冬春两季。如流感、风疹、麻疹、流行性脑脊髓膜炎、腮腺炎、高致病性禽流感等，尤其是给大家留下深刻印象的"传染性非典型肺炎（SARS）"由于强传染性和医护人员的高感染率曾引起社会各界的高度重视，目前我国卫健委已经将 SARS 列为法定传染病。护理人员密切接触患者，属于高度易感人群，必须重视预防工作。认真做好呼吸道传染病的防护，保证护理人员的身体健康。

（一）护理人员防护的总体要求

1. 加强对护理人员呼吸道传染病防护的培训工作。可采用开办学习班、举行座谈会，观看幻灯录像、科技电影，办墙报或黑板报等多种形式，不断增强护理人员呼吸道传染病的自我防护意识。

2. 护理人员是 SARS、流感等呼吸道传染病的高暴露职业人群。因此，应设有感染监控员，负责保证护理人员的健康及感染的控制。建立护理人员观察记录单。每日检测体温及呼吸道相关症状并做好记录，及时掌握护理人员的身体变化情况。并对患病的人员做到早隔离、早治疗，避免医院内发生医源性的呼吸道传染病的流行。

3. 加强通风和空气消毒，特殊病区要安装通风设备，加强空气流通，并根据气候条件适时调节。

4. 护理人员必须掌握消毒隔离知识及技能。①严格区分三区二线：即清洁区、污染区、半污染区；清洁路线及污染路线。②做到"四严"：清洁污染划分严；污染物品消毒严；新来人员培训严；互相提醒监督严。③认真执行消毒隔离制度，把好"三关"，即局限污染区，就地消毒；控制中间期，少受污染；保护清洁区，不受污染。

5. 护理人员进出隔离单位要严格按隔离要求着装，从清洁区进入隔离区前要有专人检查是否符合着装标准，下班后要进行卫生通过后方能离开。

6. 隔离服装必须符合中华人民共和国国家标准。严格区分管理，不同区域服装应有标志。不可将污染区服装穿入半污染区或清洁区。

7. 合理安排护理人员的班次，保证护理人员得到充分休息，加强营养并给予预防性用药，做好人群主动免疫和被动免疫。同时在护理人员中，提倡适当的体育锻炼，增强体质，以有效抵御流感等呼吸道传染性疾病。

8. 在 SARS 病区工作的护理人员必须进行医学检测，隔离检测半月后方能解除隔离。

（二）护理人员防护物品的穿脱流程

1. 从清洁区进入半污染区前

洗手→戴工作帽→戴防护口罩（12 层以上棉纱口罩）→穿防护衣→戴手套→换工作鞋。

2. 从半污染区进入污染区前

洗手→戴一次性工作帽→戴一次性 N95 口罩→戴防护眼镜→穿隔离衣→戴外层手套→戴鞋套。

3. 从污染区进入半污染区前

护理人员需戴手套在 2 000 mg/L 含氯消毒液中浸泡 3 min 后依次将外层全部脱掉：摘防护眼镜→摘一次性 N95 口罩→脱一次性工作帽→脱隔离衣→摘鞋套→摘手套。

4. 从半污染区进入清洁区前

先用百能快速消毒液消毒双手：脱防护衣→摘防护口罩（12 层以上棉纱口罩）→摘工作帽→脱工作鞋→摘手套→清洁双手。

（三）卫生员工作流程与污染物品的出入流程

1. 病区卫生员工作流程

按照进工作区要求穿一般工作服和帽子→经清洁路线进入隔离区→打扫清洁区卫生→将清洁区焚烧垃圾装入黄色垃圾袋封口、将回收物品装入黑色垃圾袋封口→移至半污染区门口→按进入半污染区隔离要求穿戴整齐→进入半污染区→将清洁区垃圾移至污染区门口→打扫半污染区卫生→将半污染区垃圾分别装入黄色、黑色垃圾袋封口→移至污染区门口→按进入污染区隔离要求穿戴整齐→进入污染区→打扫污染区卫生→将各区垃圾或回收物品注明标签并在封口处喷上 2 g/L 84 消毒液一并带出污染区→经污染路线送至指定位置处理。

2. 污染物品的处理

（1）所有一次性物品在患者使用后均放入黄色垃圾袋内，双层封扎，在封口处喷上 2 g/L 含氯消毒液放在指定地点，由卫生员送焚烧地点焚烧。

（2）所有使用后的治疗、护理用物（如输液器、注射器、吸氧管等）均放入黄色垃圾袋内按焚烧垃圾处理。注意各种锐器应放在锐器盒内，按使用锐器时的安全操作方法处理。

（3）可回收重复使用的防护物品包括防护服、隔离衣，防护口罩，工作帽等，分类在 2 g/L 含氯消毒液中浸泡 30 min，拧干后用双层布袋扎紧开口，由专人送至指定地点先消毒再洗涤，清洗后的物品送供应室进行高压消毒后备用。

（四）医疗设备的消毒

1. 体温计消毒

使用后用 75% 乙醇浸泡 15 ~ 30 min 后干燥备用。血压计、听诊器每次使用前后用 75% 乙醇擦拭消毒。使用一次性压舌板。

2. 湿化瓶的消毒

将用后的湿化瓶浸泡在 2 g/L 的含氯消毒液中 30 min，清水冲洗后备用。使用一次性鼻导管。

3. 床边 X 线机、心电图机及监护仪的消毒

使用后及时用 0.5 g/L 含氯消毒液进行表面擦拭消毒。各种探头等精密仪器设备表面用 75% 乙醇擦拭消毒 2 次。

（五）环境的消毒保洁

1. 隔离区空气消毒

病房、内走廊空气用 0.5% 过氧乙酸行喷雾消毒或用三氧消毒机照射密闭 2 h，有人的房间用多功能动态杀菌机照射 2 h，2 次 / 日。消毒完毕后充分通风，通风是空气消毒最好的方法。外走廊用 0.5% 过氧乙酸行喷雾消毒，2 次 / 日。

2. 隔离区内物体表面消毒

用 1 g/L 含氯消毒液擦拭桌、台面、门把手及其他物体表面，2 次 / 日。地面用 2 g/L 含氯消毒液拖地，2 次 / 日，污染时随时消毒。清洁用具分区使用。使用后的清洁用具分别浸入 2 g/L 含氯消毒液浸泡

30 min，清水冲净晒干备用。清洁区、污染区、半污染区各区域门口放置浸有 2 g/L 含氯消毒液脚垫，不定时补充喷洒消毒液，保持脚垫湿润。

3. 患者的排泄物、分泌物及时消毒处理

可在患者床旁设置加盖的容器，装入足量的 2 g/L 含氯消毒液，作用 30 ~ 60 min 后倾倒。容器再次用 2 g/L 含氯消毒液浸泡 30 ~ 60 min 后使用。

微信扫码
◆临床科研
◆医学前沿
◆临床资讯
◆临床笔记

第三章　呼吸内科疾病护理

第一节　支气管哮喘

支气管哮喘（简称哮喘）是一种以嗜酸性粒细胞和肥大细胞反应为主的气道变应性炎症和气道高反应性特征的疾病。典型临床表现为反复发作的呼气性呼吸困难伴哮鸣音，可自行或经治疗后缓解。哮喘是全球性最常见的慢性病之一，我国的患病率在 1% ~ 4%，外源性哮喘发病率高于成人，半数在 12 岁以前发病，约 40% 的患者有家族史，男女患病比例大致相同。

一、病因及发病机制

哮喘的病因十分复杂，大多认为与多基因遗传有关，受遗传因素和环境因素的双重影响。调查资料表明，哮喘患者亲属患病率高于群体患病率，而且血缘关系越近，患病率越高。哮喘患儿双亲大多数存在不同程度气道反应性增高。有遗传过敏体质者对外界抗原极易产生 IgE 抗体，并吸附在肥大细胞和嗜碱性粒细胞后使机体处于致敏状态。

目前认为哮喘发病是一系列复杂的病理生理过程，主要与超敏反应、气道炎症、气道反应性增高等因素相互作用有关。当外界过敏原初次进入机体后，使 T 细胞致敏，进而引起 B 细胞分化增殖发展成浆细胞，产生大量相应的特异性抗体 IgE（亲细胞抗体）。IgE 吸附在支气管黏膜下层肥大细胞和血液中嗜碱性粒细胞表面，使这些细胞致敏。当患者再次接触同一类抗原时，抗原抗体在致敏细胞上结合发生作用，导致肥大细胞发生破裂，释放生物活性物质，如组胺、缓激肽、前列腺素、白三烯、血小板活化因子，引起支气管平滑肌立即发生痉挛，导致速发型哮喘反应，出现哮喘症状。也有部分患者在接触抗原数小时后才发生哮喘，称为迟发性哮喘发作。此时，更多炎性细胞被激活，释放多种炎性介质而引起气道炎症，血管通透性改变，黏液分泌物增多，造成气道狭窄和阻塞，反应性增高出现呼气性呼吸困难。

二、临床表现

（一）症状与体征

1. 外源性哮喘

多数患者有明显过敏原接触史，起病较快，发作前有先兆症状，如干咳、打喷嚏、流涕。继之突然胸部紧闷，呼气性呼吸困难，患者被迫采取坐位。严重时张口耸肩、烦躁不安。持续数分钟至数小时，一般可自行或用平喘药物缓解。

2. 内源性哮喘

无明显过敏原，常继发于呼吸道感染之后，也可因吸入寒冷空气、刺激性气体及其他非致敏原因素所致，常先有咳嗽、咳痰，逐渐出现喘息。发作期较长，待炎症控制后，哮喘方可缓解。

3. 混合性哮喘

一年四季经常发作，无明显缓解季节，在哮喘长期反复发作过程中，各种因素相互作用、相互影响，故临床表现不典型或混合存在。

4. 重症哮喘

又称哮喘持续状态，指严重的哮喘发作持续 24 h 以上，经一般支气管扩张药治疗无效者。常因呼吸道感染未控制、持续接触大量的过敏原、脱水使痰液黏稠形成痰栓阻塞细支气管、治疗不当或突然停用肾上腺糖皮质激素所致。患者表现为呼吸极度困难、端坐呼吸、发绀明显、大汗淋漓、心慌、焦虑不安或意识障碍，甚至出现呼吸及循环衰竭。哮喘严重发作时可有颈静脉怒张；发绀、胸部呈过度充气状态，叩诊呈过清音，听诊有广泛的哮鸣音、呼气时间延长。

（二）并发症

急性发作的可并发气胸、纵隔气肿、肺不张。长期反复发作和继发感染可并发慢性支气管炎、阻塞性肺气肿、肺源性心脏病。

三、辅助检查

（一）血液检查

哮喘发作时，血嗜酸性粒细胞增高；合并感染时，血液白细胞总数及中性粒细胞增高。

（二）痰液检查涂片

可见大量嗜酸性粒细胞、黏液栓和透明的哮喘珠。

（三）血气分析

哮喘发作时可有不同程度的 PaO_2 降低，若 PaO_2 降低的同时伴有 $PaCO_2$ 升高，提示气道阻塞，病情危重。重症哮喘，可出现呼吸性酸中毒或合并代谢性酸中毒。

（四）影像学检查

X 线胸片：肺透亮度增加，呈过度充气状态，缓解期无明显异常。合并感染时，可见肺纹理增粗及炎症的表现。

（五）肺功能检查

呼气流速的全部指标均显著下降，第 1 秒钟用力呼气量（FEV_1）、第 1 秒钟用力呼气量占用力肺活量百分比值（FEV_1/FVC）和呼气流量峰值（PEF）均减少，缓解期可逐渐恢复。

（六）过敏原检测

用放射线过敏原吸附法（RAST）直接测定特异性 IgE 血清，哮喘患者可增高 2 ~ 6 倍；缓解期用可疑的变应原做皮肤敏感试验，有助于变应原的判断。

四、诊断要点

1. 反复发作性的喘息、呼吸困难、胸闷或咳嗽，多与接触过敏源、呼吸道感染有关。
2. 发作时两肺可闻及广泛性哮鸣音，呼气时相明显延长。
3. 气道阻塞症状经治疗缓解或自行缓解。
4. 结合临床特征和有关辅助检查，判断哮喘发作的严重程度。

五、治疗要点

治疗原则：消除病因，采取综合治疗措施，解痉平喘、消炎、保持呼吸道通畅，控制急性发作，预防复发。

（一）消除病因

迅速脱离过敏原，避免接触刺激因子。

（二）控制急性发作

急性发作时应尽快缓解哮喘症状，改善肺功能，纠正低氧血症。

1. 支气管扩张药

应用 β_2 受体激动药，兴奋支气管平滑肌细胞膜上的 β_2 受体，提高细胞内 cAMP 的浓度，舒张支气管平滑肌，增加黏液纤毛清除功能，降低血管通透性，调节肥大细胞及嗜碱性粒细胞介质释放，稳定细胞膜，如沙丁胺醇（舒喘灵）、特布他林（博利康尼）、克化特罗（氨哮素）及哌喘定气雾剂吸入；应用茶碱类药物，松弛支气管平滑肌作用，并具有强心、利尿、扩张冠状动脉作用，如氨茶碱、丙羟茶碱（喘定）、茶碱缓释片。急重症者静脉用药，注意须充分稀释后缓慢注射，以减少不良反应。

2. 抗胆碱能药物

可抑制分布于气道平滑肌的迷走神经释放乙酰胆碱，使平滑肌松弛，并防止吸入刺激物引起反射性支气管痉挛，尤其适用于夜间哮喘及痰多哮喘。如东莨菪碱、阿托品、山莨菪碱、异丙托溴胺等。

3. 抗炎药物

肾上腺糖皮质激素如泼尼松，是目前治疗哮喘最有效的抗炎药物。也可选用炎性细胞稳定药，如色甘酸二钠气雾剂，能稳定肥大细胞膜，降低炎性反应。

4. 钙拮抗药

常用硝苯地平，主要通过阻止钙离子进入肥大细胞，抑制生物活性物质释放，缓解支气管痉挛。

5. 控制感染

常用青霉素、氨苄西林、庆大霉素、头孢菌素等。

（三）预防复发

1. 避免接触过敏源和刺激物，经常参加体育锻炼，增强体质，预防感冒。

2. 发作期病情缓解后，应继续吸入维持量肾上腺糖皮质激素至少 3～6 个月。

3. 色甘酸二钠雾化吸入、酮替芬口服有抗过敏作用，对外源性哮喘有一定预防作用。

六、护理评估

（一）健康史

注意了解患者饮食起居情况、生活习惯、家庭和工作环境；有无饲养动物，接触动物皮毛或长期吸烟、酿酒；在工作中是否接触刺激性气体、化学物质、工业粉尘及吸入花粉、香料、尘螨等致敏原；有无鱼、虾、蛋类食物及青霉素、阿司匹林、磺胺类等药物摄入或过敏史；哮喘发作前有无先兆症状，如干咳、打喷嚏、流涕；哮喘发作时有无气温剧变、剧烈运动、情绪激动或食入过冷食物等诱因的存在。

（二）身体状况

哮喘发作时，注意观察生命体征变化，有无呼吸困难、发绀、端坐呼吸；胸部检查有无肺气肿体征及双肺哮鸣音、湿性啰音；若出现脉搏细速、血压下降，并伴有嗜睡、昏睡等意识障碍，提示有呼吸衰竭的可能。

（三）心理及社会因素

哮喘反复发作或发作时出现呼吸困难、濒死感，易导致患者精神紧张、烦躁，甚至恐惧，而不良的情绪常会诱发或加重哮喘发作。注意发作时患者的精神情状况，有无焦虑、恐惧、烦躁不安或濒死感，了解患者家属对疾病的认识和对患者的关心程度。

（四）辅助检查

血液常规检查，嗜酸性粒细胞是否增高，血液白细胞总数及中性粒细胞有无变化；血气分析、胸部 X 线检查、肺功能检查有无异常变化；血清 IgE 是否增高。

七、护理诊断及合作性问题

1. 低效性呼吸型态：与支气管平滑肌痉挛，气道炎症、阻塞和气道高反应性有关。

2. 清理呼吸道无效：与支气管平滑肌痉挛、痰液黏稠、无效咳嗽、疲乏无力有关。

3. 焦虑：与哮喘发作时呼吸困难、濒死感及反复发作有关。

4. 潜在并发症：自发性气胸、肺气肿、支气管扩张、肺源性心脏病。

八、护理目标

1. 呼吸型态恢复正常，呼吸困难缓解，能平卧。
2. 能进行有效咳嗽，排痰顺利。
3. 焦虑减轻或消失，情绪稳定。
4. 及时发现并发症，并发症状减轻或消失。

九、护理措施

（一）一般护理

（1）保持病室适宜的温湿度、注意室内空气流通，室内不放置花草，不用羽毛枕头、羊毛毯，避免接触一切可疑的变应原；晨间护理时应防止尘土飞扬，床单位采用湿式打扫，以免患者吸入尘埃而诱发或加重哮喘。

（2）协助患者采取合适的体位，可取半卧位或坐位，并较舒适地伏在床旁小桌上休息，以减轻体力消耗，采用背部按摩的办法使患者感觉通气轻松。

（3）给予营养丰富、高维生素的流质或半流质，少食油腻食物，忌食易过敏的食物，如鱼、虾、蛋等；对有明显体液不足、痰液黏稠的患者鼓励其多饮水，或遵医嘱给予静脉补液。

（二）给氧

急性期遵医嘱给予氧气吸入，给宜采用鼻导管低流量氧气吸入，吸氧时应注意呼吸道湿化、保暖和气道通畅，避免引起气道干燥痉挛。必要时给予人工呼吸机辅助呼吸，缓解患者呼吸困难，改善肺通气，维持正常呼吸功能。

（三）用药护理

遵医嘱使用支气管舒张药、肾上腺糖皮质激素和抗生素等药物，并注意观察疗效和不良反应。

1. 重度哮喘患者使用氨茶碱静脉治疗时，首次剂量为 4 ~ 6 g/kg，一定要稀释后缓慢推注，注射时间应超过 10 min，以免引起恶心、呕吐、头痛、失眠、心律失常、血压骤降或猝死。

2. 正确使用肾上腺糖皮质激素类气雾剂，如吸入丙酸培氯米松的正确方法是：喷雾与吸气同步、吸入后屏气数秒钟，吸药后应立即漱口、洗脸，以防口咽部真菌感染。

3. 输液是纠正失水、稀释痰液的重要措施，补液速度以每分钟 40 ~ 50 滴为宜，避免单位时间内输入过多液体诱发心功能不全。

（四）病情观察

哮喘常在夜间发作，夜班护士应加强巡视与观察。

1. 密切观察患者呼吸的频率、深度、类型、呼吸困难程度及意识状态。对重度哮喘患者应专人护理，每隔 10 ~ 20 min 监测血压、脉搏、呼吸 1 次。

2. 注意痰液的颜色、量及黏稠度，咳嗽的能力和方法；如出现嗜睡或意识障碍，常提示并发呼吸衰竭的可能。

3. 监测实验室检查结果，观察有无电解质紊乱。

（五）对症护理

对咳嗽，痰液黏稠不易咳出者，可用蒸馏水或生理盐水加抗生素（庆大霉素）和湿化痰液的药物（α-糜蛋白酶）雾化吸入，以湿化呼吸道，促进排痰。哮喘患者不宜用超声雾化吸入，因颗粒过小，较多的雾滴易进入肺泡或过饱和的雾液进入支气管作为异物刺激，引起支气管痉挛导致哮喘症状加重。

（六）心理护理

对患者出现的紧张、烦躁、恐惧心理表示理解和同情，尽量守护在患者床旁，体贴安慰患者，提供良好的心理支持，使其产生信任和安全感。通过暗示、诱导方法分散患者的注意力，使患者身心放松，情绪稳定，有利于症状缓解。

十、护理评价

1. 呼吸困难是否缓解。
2. 能否进行有效咳嗽、排痰。
3. 焦虑是否减轻或消失，情绪是否稳定。
4. 能否及时发现并发症，经治疗护理并发症有无减轻或消失。

十一、健康指导

（一）树立信心、控制哮喘

向患者介绍哮喘的基本知识和自我管理的技巧，提高患者对疾病的正确认识，增强战胜疾病的信心。使患者及家属了解哮喘的诱因、控制发作及治疗的方法。了解哮喘病虽不能彻底治愈，但可以完全控制，减少发作。

（二）调整环境、避免接触过敏源和刺激因素

室内空气宜新鲜，防止吸入花粉、烟尘、异味气体等，必要时采用脱敏疗法。对日常生活中存在的诱发因素，如情绪紧张、温度突变、煤气、油烟、室内地毯、油漆、家庭中饲养的宠物等均应尽量避免。

（三）改善饮食、增强体质及预防感染

指导患者建立良好的生活方式和生活习惯，摄入营养丰富的清淡饮食，戒烟、戒酒，避免暴饮暴食，不宜摄入能诱发哮喘的食物，如鱼虾、胡椒、生姜等。鼓励多饮水，有计划地进行体育锻炼和耐寒锻炼，增强体质，预防上呼吸道感染。

（四）保持有规律的生活和乐观情绪

向患者说明发病与精神因素和生活压力的关系，避免身心过劳。

（五）重视自我护理

指导患者做缓慢的深呼吸，学会在急性发作时及时，正确的药物吸入技术。嘱患者随身携带止喘气雾剂，出现哮喘发作先兆时，立即吸入并保持平静，以减轻哮喘的发作。

第二节　支气管扩张

支气管扩张是指因支气管及其周围肺组织的慢性炎症使管壁受损，导致支气管管腔扩张和变形的一种慢性化脓性炎症。临床特点是慢性咳嗽、大量脓痰和反复咯血。随着人民生活的改善，麻疹、百日咳疫苗的预防接种和抗生素的应用，本病的发病率已经明显下降。本病的基本病因是支气管－肺组织感染和支气管阻塞，其中婴幼儿期支气管－肺组织感染是最常见的病因。另外，支气管结核、肿瘤及异物引起管腔狭窄及阻塞，也是导致支气管扩张的原因之一。治疗原则是控制感染，促进痰液的引流。必要时，行手术治疗。

一、护理评估

（一）健康史

询问患者幼儿期有无麻疹、百日咳、支气管肺炎迁延不愈的病史和呼吸道感染反复发作史；有无肺结核、慢性肺脓肿病史；有无肿瘤、异物、肿大淋巴结阻塞或压迫支气管病史；肺有无囊性纤维化、遗传性 α_1－抗胰蛋白酶缺乏症、先天性免疫缺陷症等病史。

（二）身体状况

1. 症状

（1）慢性咳嗽、大量脓痰：咳嗽多为阵发性，与体位变化有关。晨起及晚间躺下时，咳嗽和咳痰增多。急性感染发作时，每天痰量可达数百毫升，将痰放置数小时后分3层：上层为泡沫黏液，中层为浆液，

下层为脓性物和坏死组织。若合并厌氧菌感染，则痰及呼气时具有臭味。

（2）反复咯血：50% ~ 70% 的患者有不同程度的反复咯血，咯血量与病情严重程度、病变范围不完全一致，可由痰中带血到大咯血。少数患者平时无明显咳嗽、咳痰，而以咯血为唯一的症状，一般情况较好，临床称此类型为"干性支气管扩张"，其病变多位于引流良好的上叶支气管，常见于结核性支气管扩张。

（3）反复肺部感染：同一肺段反复发生感染并迁延不愈。

（4）慢性感染中毒症状：反复感染，可出现发热、乏力、食欲缺乏、消瘦和贫血等，影响儿童生长发育。

2. 体征

早期或病变轻者，可无异常发现；病变严重或有继发感染者，常在病变部位，尤其在下胸、背部可闻及固定而持久的局限性湿啰音，有时可闻及哮鸣音。长期反复感染多伴有营养不良和肺功能障碍，并可见发绀和杵状指（趾）。

（三）心理 – 社会状况

由于疾病迁延不愈，患者极易产生悲观、焦虑心理；咯血时，自我感到生命受到威胁，会出现紧张，甚至极度恐惧心理。

（四）辅助检查

1. 影像学检查

典型的 X 线表现为轨道征和卷发样阴影。感染时，阴影内出现液平面。胸部 CT 检查，显示管壁增厚的柱状扩张或成串、成簇的囊状改变，支气管造影可明确病变部位、性质、范围和程度，为手术治疗提供依据。高分辨 CT 已基本取代支气管造影。

2. 纤维支气管镜检查

有助于发现患者出血的部位，鉴别腔内的异物、肿瘤或其他支气管阻塞的原因。

二、护理诊断及合作性问题

1. 清理呼吸道无效：与痰多黏稠、无效咳嗽、咳嗽无力有关。

2. 有窒息的危险：与痰多、痰液黏稠、大咯血而不能及时排出有关。

3. 营养失调：低于机体需要量，与反复感染导致机体消耗增加有关。

三、预期目标

咳嗽咳痰减轻或消失；患者能摄入足够营养，体重增加；无窒息等并发症。

四、护理措施

（一）一般护理

1. 休息

急性感染或咯血时，应卧床休息；大咯血时，需绝对卧床，取患侧卧位。室内保持空气流通，温度、湿度适宜。

2. 饮食护理

提供高热量、高蛋白和高维生素饮食，发热患者给予高热量流质或半流质饮食，避免刺激性饮食。鼓励患者多饮水，每天 1 500 mL 以上，稀释痰液。保持口腔清洁，咳嗽后及进食前后，用清水或漱口液漱口，以减少感染，并增进食欲。

（二）心理护理

护理人员应以亲切的态度，多与患者交谈，介绍支气管扩张反复发作的原因及治疗进展，以帮助患者树立战胜疾病的信心，缓解其焦虑不安的情绪。咯血时，医护人员应陪伴及安慰患者，保持其情绪稳定。

（三）病情观察

观察咳嗽、咳痰及痰量、颜色、气味以及与体位的关系，记录 24 小时痰量；定期测量生命体征，记录咯血量。严重者，密切观察有无窒息先兆及窒息的发生，及时报告医师，并配合抢救。

（四）对症护理

1. 注意排痰及体位引流

指导患者有效咳嗽及正确排痰的方法，对痰量多或痰液黏稠者，需进行体位引流（见下文体位引流的护理）。

2. 咯血的护理

（1）休息：少量咯血，宜静卧休息；大量咯血，应绝对卧床休息。协助患者取患侧卧位，有利于健侧通气，对肺结核患者而言还可防止病灶向健侧扩散。

（2）饮食护理：大量咯血者暂禁食，小量咯血者给少量温凉流质饮食，避免饮用浓茶、咖啡、酒等刺激性饮料。多饮水，多食富含纤维素的饮食，以保持大便通畅。

（3）当发现患者大咯血时，护士应守护在床旁，使患者有安全感。解释咯血的原因，安慰患者，说明情绪放松有利于止血，屏气非但无助于止血，且会诱发喉头痉挛，使血液引流不畅而发生窒息。密切观察患者咯血的量、次数，监测血压、脉搏、呼吸、心率、神志等变化，一旦发现窒息征兆，立即报告医师，并协助抢救。

（4）遵医嘱使用加压素（别名：垂体后叶激素），宜缓慢静脉推注或静脉滴注。用药过程中和用药后需注意观察患者有无恶心、便意、心悸、腹痛等不良反应。高血压、冠心病、心力衰竭、妊娠者慎用或禁用。对烦躁不安者常应用地西泮 5 ~ 10 mg 肌内注射或 10% 水合氯醛 10 mL，保留灌肠，但禁用吗啡、哌替啶。大咯血伴剧烈咳嗽时，常用小剂量止咳剂，年老体弱、肺功能不全者慎用。

（5）发现窒息先兆或窒息者，立即置患者于头低足高 45° 角俯卧，脸侧向一边，轻拍背部。用手指缠上纱布将咽喉、鼻腔内血凝块清除。若效果不明显，用鼻导管接吸引器置入气管内抽吸，以清除呼吸道内积血。否则，行气管置管或气管镜直视下吸取血块。气管血块清除后，若患者自主呼吸未恢复，应行人工呼吸，给高流量吸氧，遵医嘱应用呼吸中枢兴奋剂，监测血气分析和凝血机制，密切观察病情，警惕窒息的再次发生。

（6）积极防治原发病，避免精神因素的刺激、发怒、兴奋、恐惧、活动过度和受凉等诱因，保持情绪稳定，配合治疗。给予高蛋白、高热量、高维生素和易消化饮食，保持大便通畅。学会自我监测病情，定期随访。

（五）用药护理

遵医嘱使用抗生素、祛痰剂、支气管舒张剂和止血药，掌握药物剂量和用法，观察药物疗效及不良反应。

五、健康教育

（一）疾病知识介绍

向患者及家属介绍疾病发生、发展、治疗和护理等知识，说明防治百日咳、麻疹、支气管肺炎、肺结核等呼吸道感染的重要性。及时清除上呼吸道慢性感染灶（如龋齿、扁桃体炎、鼻旁窦炎）。避免受凉，预防感冒。戒烟，减少刺激性气体的吸入。

（二）保健知识指导

注意口腔卫生，可用复方硼酸液漱口，一天数次。痰液需经灭菌处理，痰具用消毒液浸泡或煮沸消毒。学会自我监测病情，掌握有效咳嗽、胸部叩击、雾化吸入和体位引流的方法。了解抗生素的作用、用法和不良反应。

（三）给予生活指导

生活起居要有规律，注意劳逸结合，强调营养补充对机体康复的重要性，使患者能主动摄入必需的营养素，每天总热量以 12 552 kJ（3 000 kcal）为宜，以增强机体的抗病能力。鼓励患者参加体育锻炼，增强体质。

六、体位引流的护理

体位引流是将患者安置适当体位，利用地心引力引流，特别需要引流的肺段，同时借咳嗽或抽吸技术来清除分泌物。

（一）适应证

1. 慢性支气管炎、支气管扩张、肺脓肿等有大量痰液而排出不畅者。
2. 支气管碘油造影术前和术后。

（二）禁忌证

1. 呼吸功能不全，有明显呼吸困难和发绀者。
2. 近 1～2 周内曾有大咯血史者。
3. 严重心血管疾病、高龄患者不能耐受者。

（三）操作前准备

1. 患者准备

向患者解释体位引流的目的、操作过程和注意事项。了解有无适应证和禁忌证。协助患者进行胸部 X 线检查，明确病变位置。

2. 环境准备

安静、整洁、空气清新，温度、湿度适宜。

3. 用物准备

靠背架、小饭桌、纱布、痰杯、漱口水、吸引器及复苏设备。

（四）操作方法及护理配合

1. 安置体位

使病肺处于高处，引流支气管开口向下（图 3-1）。

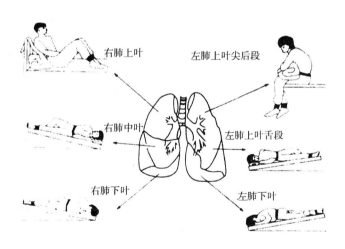

图 3-1 体位引流示意图

2. 指导有效引流

指导患者做有效咳嗽。无力咳痰时，辅以背部叩击等措施；对痰液黏稠者，引流前 15 min 先遵医嘱用生理盐水超声雾化吸入或用祛痰剂如氯化铵、溴己新等稀释痰液，提高引流效果；引流时间可从每次 5～10 min 逐渐延长到每次 15～30 min，每天 2～3 次；观察患者反应，如有面色苍白、发绀、心悸、出汗、呼吸困难和咯血等异常表现，应立即停止引流。

（五）操作后护理

1. 一般护理

安置患者休息，给予清水或漱口液漱口。

2. 病情观察记录排出的痰量及性质。必要时送检。复查生命体征、肺部体征，观察引流效果。

（六）注意事项

1. 引流宜在餐前 1 小时进行，因饭后易致呕吐。

2. 引流的体位不宜刻板执行，应采用患者能够接受而又易于排痰的体位。

微信扫码

◆ 临床科研
◆ 医学前沿
◆ 临床资讯
◆ 临床笔记

第四章　心内科疾病护理

第一节　心绞痛

心绞痛是冠状动脉供血不足，心肌急剧的、暂时的缺血与缺氧所引起的临床综合征。其特点为阵发性的前胸压榨性疼痛感觉，主要位于胸骨后部，可放射至心前区和左上肢，常发生于劳动或情绪激动时，持续数分钟，休息或用硝酸酯制剂后消失。

一、病因和发病机制

本病多见于男性，多数患者在40岁以上，劳累、情绪激动、饱食、受寒、阴雨天气、急性循环衰竭等为常见诱因。除冠状动脉粥样硬化外，本病还可由主动脉瓣狭窄或关闭不全、梅毒性主动脉炎、原发性肥厚型心肌病、先天性冠状动脉畸形、风湿性冠状动脉炎等引起。

对心脏予以机械性刺激并不引起疼痛，但心肌缺血与缺氧则引起疼痛。当冠状动脉的供血与心肌的需血之间发生矛盾，冠状动脉血流量不能满足心肌代谢的需要，引起心肌急剧的、暂时的缺血与缺氧时，即产生心绞痛。

心肌耗氧的多少由心肌张力、心肌收缩强度和心率所决定。心肌张力＝左室收缩压（动脉收缩压）×心室半径。心肌收缩强度和心室半径经常不变，因此常用"心率×收缩压"（即二重乘积）作为估计心肌氧耗的指标。心肌能量的产生要求大量的氧供，心肌细胞摄取血液氧含量的65%～75%，而身体其他组织则仅摄取10%～25%，因此心肌平时对血液中氧的吸收已接近于最大量，氧需要增加时已难以从血液中更多地摄取氧，只能依靠增加冠状动脉的血流量来提供。在正常情况下，冠状循环有很大的储备力，其血流量可增加到休息时的6～7倍。缺氧时，冠状动脉也扩张，能使其流量增加4～5倍。动脉粥样硬化而致冠状动脉狭窄或部分分支闭塞时，其扩张性减弱，血流量减少，且对心肌的供血量相对地比较稳定。心肌的血液供给如减低到尚能应付心脏平时的需要，则休息时可无症状。一旦心脏负荷突然增加，如劳累、激动、左心衰竭等，使心肌张力增加（心腔容积增加、心室舒张末期压力增高）、心肌收缩力增加（收缩压增高、心室压力曲线量大压力随时间变化率增加）和心率增快等而致心肌氧耗量增加时，心肌对血液的需求增加；或当冠状动脉发生痉挛（如吸烟过度或神经体液调节障碍）时，冠状动脉血流量进一步减少；或在突然发生循环血流量减少的情况下（如休克、极度心动过速等），心肌血液供求之间的矛盾加深，心肌血液供给不足，遂引起心绞痛。严重贫血的患者，在心肌供血量虽未减少的情况下，可由于红细胞减少，血液携氧量不足而引起心绞痛。

在多数情况下，劳累诱发的心绞痛常在同一"心率×收缩压"值的水平上发生，

产生疼痛的直接因素，可能是在缺血缺氧的情况下，心肌内积聚过多的代谢产物，如乳酸、丙酮酸、磷酸等酸性物质；或类似激肽的多肽类物质，刺激心脏内自主神经的传入纤维末梢，经第1～5胸交感

神经节和相应的脊髓段，传至大脑，产生疼痛的感觉。这种痛觉反应在与自主神经进入水平相同脊髓的脊神经所分布的皮肤区域，即胸骨后及两臂的前内侧与小指，尤其是在左侧，而多不在心脏解剖位置处。有人认为，在缺血区内富有神经供应的冠状血管的异常牵拉和收缩，可以直接产生疼痛冲动。

病理解剖检查显示心绞痛的患者，至少有一支冠状动脉的主支管腔显著狭窄达横切面的75%以上。有侧支循环形成者，则冠状动脉的主支有更严重的阻塞才会发生心绞痛。另一方面，冠状动脉造影发现5%~10%的心绞痛患者，其冠状动脉的主要分支无明显病变，提示这些患者的心肌血供和氧供不足，可能是冠状动脉痉挛、冠状循环的小动脉病变、血红蛋白和氧的离解异常、交感神经过度活动、儿茶酚胺分泌过多或心肌代谢异常等所致。

患者在心绞痛发作之前，常有血压增高、心率增快、肺动脉压增高和肺毛细血管压增高的变化，反映心脏和肺的顺应性减低，发作时可有左心室收缩力和收缩速度降低、喷血速度减慢、左心室收缩压下降、心搏量和心排血量降低、左心室舒张末期压和血容量增加等左心衰竭的病理生理变化。左心室壁可呈收缩不协调或部分心室壁有收缩减弱的现象。

二、临床表现

（一）症状

1. 典型发作

突然发生的胸骨后上、中段可波及心前区压榨性、闷胀性或窒息性疼痛，可放射至左肩、左上肢前内侧及无名指和小指。重者有濒死的恐惧感和冷汗，往往迫使患者停止活动。疼痛历时1~5 min，很少超过15 min，休息或含化硝酸甘油多在1~2 min内（很少超过5 min）缓解。

2. 不典型发作

（1）疼痛部位可出现在上腹部、颈部、下颌、左肩胛部或右前胸、左大腿内侧等。

（2）疼痛轻微或无疼痛，而出现胸部闷感、胸骨后烧灼感等，称心绞痛得相当症状。上述症状亦应为发作型，休息或含化硝酸甘油可缓解。

心前区刺痛，手指能明确指出疼痛部位，以及持续性疼痛或胸闷，多不是心绞痛。

（二）体征

平时一般无异常体征。心绞痛发作时可出现心率增快、血压增高、表情焦虑、出汗，有时出现第四或第三心音奔马律，可有暂时性心尖区收缩期杂音（乳头肌功能不全）。

（三）心绞痛严重程度的分级

根据加拿大心血管学会分类分为4级。①Ⅰ级：一般体力活动（如步行和登楼）不受限，仅在强、快或长时间劳力时发生心绞痛。②Ⅱ级：一般体力活动轻度受限。快步、饭后、寒冷或刮风中、精神应激或醒后数小时内步行或登楼；步行两个街区以上、登楼一层以上和爬山，均引起心绞痛。③Ⅲ级：一般体力活动明显受限，步行1~2个街区，登楼一层引起心绞痛。④Ⅳ级：一切体力活动都引起不适，静息时可发生心绞痛。

三、分型

（一）劳累性心绞痛

由活动和其他可引起心肌耗氧增加的情况下而诱发。又可分为：

1. 稳定型劳累性心绞痛特点

（1）病程>1个月。

（2）胸痛发作与心肌耗氧量增加多有固定关系，即心绞痛阈值相对不变。

（3）诱发心绞痛的劳力强度相对固定，并可重复。

（4）胸痛发作在劳力当时，被迫停止活动，症状可缓解。

（5）心电图运动试验多呈阳性。

此型冠脉固定狭窄度超过管径70%，多支病变居多，冠脉动力性阻塞多不明显，粥样斑块无急剧增大或破裂出血，故临床病情较稳定。

2. 初发型劳力性心绞痛特点

（1）病程 <1 个月。

（2）年龄较轻。

（3）男性居多。

（4）临床症状差异大。①轻型：中等度劳力时偶发。②重型：轻微用力或休息时频发；梗死前心绞痛为回顾性诊断。

此型单支冠脉病变多，侧支循环少，因冠脉痉挛或粥样硬化进展迅速，斑块破裂出血，血小板聚集，甚至有血栓形成，导致病情不稳定。

3. 恶化型劳累性心绞痛特点

（1）心绞痛发作次数、持续时间、疼痛程度在短期内突然加重。

（2）活动耐量较以前明显降低。

（3）日常生活中轻微活动均可诱发，甚至安静睡眠时也可发作。

（4）休息或用硝酸甘油对缓解疼痛作用差。

（5）发作时心电图有明显的缺血性 ST-T 改变。

（6）血清心肌酶正常。

此型多属多支冠脉严重粥样硬化，并存在左主干病变，病情突然恶化可能因斑块脂质浸润急剧增大或破裂或出血，血小板凝聚血栓形成，使狭窄管腔更堵塞，至活动耐量减低。

（二）自发性心绞痛

心绞痛发作与心肌耗氧量增加无明显关系，而与冠状血流储备量减少有关，可单独发生或与劳累性心绞痛并存。与劳累性心绞痛相比，疼痛持续时间一般较长，程度较重，且不易为硝酸甘油所缓解。包括：

1. 卧位型心绞痛

（1）有较长的劳累性心绞痛史。

（2）平卧时发作，多在午夜前，即入睡 1 ~ 2 h 内发作。

（3）发作时需坐起甚至需站立。

（4）疼痛较剧烈，持续时间较长。

（5）发作时 ST 段下降显著。

（6）预后差，可发展为急性心肌梗死或发生严重心律失常而死亡。

此型发生机制尚有争论，可能与夜梦、夜间血压降低或发生未被察觉的左心室衰竭，以致狭窄的冠状动脉远端心肌灌注不足；或平卧时静脉回流增加，心脏工作量增加，需氧增加等有关。

2. 变异型心绞痛

（1）发病年龄较轻。

（2）发作与劳累或情绪多无关。

（3）易于午夜到凌晨时发作。

（4）几乎在同一时刻呈周期性发作。

（5）疼痛较重，历时较长。

（6）发作时心电图示有关导联的 ST 段抬高，与之相对应的导联则 ST 段可压低。

（7）含化硝酸甘油可使疼痛迅速缓解，抬高的 ST 段随之恢复。

（8）血清心肌酶正常。

本型心绞痛是由于在冠状动脉狭窄的基础上，该支血管发生痉挛，引起一片心肌缺血所致。冠状动脉造影正常的患者，也可由于该动脉痉挛而引起。冠状动脉痉挛可能与 α 肾上腺素能受体受到刺激有关，患者迟早会发生心肌梗死。

3. 中间综合征

亦称急性冠状动脉功能不全。

（1）心绞痛发作持续时间长，可达 30 min 至 1 h 以上。

（2）常在休息或睡眠中发作。

（3）心电图、放射性核素和血清学检查无心肌坏死的表现。本型心绞痛其性质介于心绞痛与心肌梗死之间，常是心肌梗死的前奏。

4. 梗死后心绞痛

梗死后心绞痛是急性心肌梗死发生后 1 月内（不久或数周）又出现的心绞痛。由于供血的冠状动脉阻塞发生心肌梗死，但心肌尚未完全坏死，一部分未坏死的心肌处于严重缺血状态下又发生疼痛，随时有再发生梗死的可能。

（三）混合性心绞痛

混合性心绞痛的特点有以下几种：

（1）劳累性与自发性心绞痛并存，如兼有大支冠状动脉痉挛，除劳累性心绞痛外可并存变异型心绞痛，如兼有中等大冠脉收缩则劳累性心绞痛可在通常能耐受的劳动强度以下发生。

（2）心绞痛阈值可变性大，临床表现为在当天不同时间、当年不同季节的心绞痛阈值有明显变化，如伴有 ST 段压低的心绞痛患者运动能力的昼夜变化，或一天中首次劳累性发作的心绞痛。劳累性心绞痛患者遇冷诱发及餐后发作的心绞痛多属此型。

此类心绞痛为一支或多支冠脉有临界固定狭窄病变限制了最大冠脉储备力，同时有冠脉痉挛收缩的动力性阻塞使血流减少，故心肌耗氧量增加与心肌供氧量减少两个因素均可诱发心绞痛。

近年"不稳定型心绞痛"一词在临床上被广泛应用，指介于稳定型劳累性心绞痛与急性心肌梗死和猝死之间的中间状态。它包括了除稳定型劳累性心绞痛外的上述所有类型的心绞痛，还包括冠状动脉成形术后心绞痛、冠状动脉旁路术后心绞痛等新近提出的心绞痛类型。其病理基础是在原有病变基础上发生冠状动脉内膜下出血、粥样硬化斑块破裂、血小板或纤维蛋白凝集、形成血栓、冠状动脉痉挛等。

四、辅助检查

（一）心电图

1. 静息时心电图

约半数患者在正常范围，也可有非特异性 ST-T 异常或陈旧性心肌梗死图形，有时有房室或束支传导阻滞、期前收缩等。

2. 心绞痛发作时心电图

绝大多数患者可出现暂时性心肌缺血引起的 ST 段移位；ST 段水平或下斜压低 ≥ 1 mm，ST 段抬高 ≥ 2 mm（变异型心绞痛）；T 波低平或倒置，平时 T 波倒置者发作时变直立（伪改善）。可出现各种心律失常。

3. 心电图负荷试验

用于心电图正常或可疑时。有双倍二级梯运动试验（master 试验）、活动平板运动试验、蹬车试验、潘生丁试验、心房调搏和异丙肾上腺素静脉滴注试验等。

4. 动态心电图

24 h 持续记录以证实胸痛时有无心电图缺血改变及无痛性禁忌缺血发作。

（二）放射性核素检查

1. ^{201}铊（^{201}T1）心肌显像或兼作负荷（运动）试验

休息时铊显像所示灌注缺损主要见于心肌梗死后瘢痕部位。而缺血心肌常在心脏负荷后显示灌注缺损，并在休息后复查出现缺损区再灌注现象。近年用 ^{99m}Tc-MIBI 作心肌灌注显像（静息或负荷）取得良好效果。

2. 放射性核素心腔造影

静脉内注射焦磷酸亚锡被细胞吸附后，再注射 ^{99m}Tc，即可使红细胞被标记上放射性核素，得到心腔内血池显影。可测定左心室射血分数及显示室壁局部运动障碍。

（三）超声心动图

二维超声心动图可检出部分冠状动脉左主干病变，结合运动试验可观察到心室壁节段性运动异常，有助于心肌缺血的诊断，静息状态下心脏图像阴性，尚可通过负荷试验确定，近年三维、经食管、血管内和心内超声检查增加了其诊断的阳性率和准确性。

（四）心脏 X 线检查

无异常发现或见心影增大、肺充血等。

（五）冠状动脉造影

可直接观察冠状动脉解剖及病变程度与范围是确诊冠心病的最可靠方法。但它是一种有一定危险的有创检查，不宜作为常规诊断手段。其主要指征为：

1. 胸痛疑似心绞痛不能确诊者。
2. 内科治疗无效的心绞痛，需明确冠状病变情况而考虑手术者。

（六）激发试验

为诊断冠脉痉挛，常用冷加压、过度换气及麦角新碱作激发试验，前两种试验较安全，但敏感性差，麦角新碱可引起冠脉剧烈收缩，仅适用于造影时冠脉正常或固定狭窄病变 <50% 的可疑冠脉痉挛患者。

五、诊断要点

根据典型的发作特点和体征，含用硝酸甘油后缓解，结合年龄和存在冠心病易患因素，除外其他原因所致的心绞痛，一般即可建立诊断。下列几方面有助于临床上判别心绞痛。

（一）性质

心绞痛应是压榨紧缩、压迫窒息、沉重闷胀性疼痛，而非刀割样尖锐痛或抓痛、短促的针刺样或触电样痛或昼夜不停地胸闷感觉。其实也并非"绞痛"。在少数患者可为烧灼感、紧张感或呼吸短促伴有咽喉或气管上方紧窄感。疼痛或不适感开始时较轻，逐渐增剧，然后逐渐消失，很少为体位改变或呼吸所影响。

（二）部位

疼痛或不适处常位于胸骨或其邻近，也可发生在上腹部至咽部之间的任何水平处，但极少在咽部以上。有时可位于左肩或左臂，偶尔也可位于右臂、下颌、下颈椎、上胸椎、左肩胛骨间或肩胛骨上区，然而位于左腋下或左胸下者很少。对于疼痛或不适感分布的范围，患者常需用整个手掌或拳头来指示，仅用一手指的指端来指示者极少。

（三）时限

为 1 ~ 15 min，多数 3 ~ 5 min，偶有达 30 min 的（中间综合征除外）。疼痛持续仅数秒钟或不适（多为闷感）持续整天或数天者均不似心绞痛。

（四）诱发因素

以体力劳累为主，其次为情绪激动，再次为寒冷环境、进冷饮及身体其他部位的疼痛。在体力活动后而不是在体力活动的当时发生的不适感，不似心绞痛。体力活动再加情绪激动，则更易诱发，自发性心绞痛可在无任何明显诱因下发生。

（五）硝酸甘油的效应

舌下含用硝酸甘油片如有效，心绞痛应于 1 ~ 2 min 内缓解（也有需 5 min 的，要考虑到患者可能对时间的估计不够准确），对卧位型的心绞痛，硝酸甘油可能无效。在评定硝酸甘油的效应时，还要注意患者所用的药物是否已经失效或接近失效。

（六）心电图

发作时心电图检查可见以 R 波为主的导联中，ST 段压低，T 波平坦或倒置（变异型心绞痛者则有关导联 ST 段抬高），发作过后数分钟内逐渐恢复。心电图无改变的患者可考虑做负荷试验。发作不典型者，诊断要依靠观察硝酸甘油的疗效和发作时心电图的改变；如仍不能确诊，可多次复查心电图、心电图负荷试验或 24 h 动态心电图连续监测，如心电图出现阳性变化或负荷试验诱致心绞痛发作时亦可确诊。

六、鉴别诊断

（一）X 综合征

目前临床上被称为 X 综合征的有两种情况：一是 1973 年 Kemp 所提出的原因未明的心绞痛；二是 1988 年 Keaven 所提出的与胰岛素抵抗有关的代谢失常。心绞痛需与 Kemp 的 X 综合征相鉴别。X 综合征（Kemp）目前被认为是小的冠状动脉舒缩功能障碍所致，以反复发作劳累性心绞痛为主要表现，疼痛亦可在休息时发生，发作时或负荷后心电图可示心肌缺血表现、核素心肌灌注可示灌注缺损、超声心动图可示节段性室壁运动异常。但本病多见于女性，冠心病的易患因素不明显，疼痛症状不甚典型，冠状动脉造影阴性，左心室无肥厚表现，麦角新碱试验阴性，治疗反应不稳定而预后良好则与冠心病心绞痛不同。

（二）心脏神经官能症

多发于青年或更年期的女性患者，心前区刺痛或经常性胸闷，与体力活动无关，常伴心悸及叹息样呼吸，手足麻木等。过度换气或自主神经功能紊乱时可有 T 波低平或倒置，但心电图心得安试验或氯化钾试验时 T 波多能恢复正常。

（三）急性心肌梗死

本病疼痛部位与心绞痛相仿，但程度更剧烈，持续时间多在半小时以上，硝酸甘油不能缓解。常伴有休克、心律失常及心衰；心电图面向梗死部位的导联 ST 段抬高，常有异常 Q 波；血清心肌酶增高。

（四）其他心血管病

如主动脉夹层形成、主动脉窦瘤破裂、主动脉瓣病变、肥厚型心肌病、急性心包炎等。

（五）颈胸疾患

如颈椎病、胸椎病、肋软骨炎、肩关节周围炎、胸肌劳损、肋间神经痛、带状疱疹等。

（六）消化系统疾病

如食管裂孔疝、贲门痉挛、胃及十二指肠溃疡、急性胰腺炎、急性胆囊炎及胆石症等。

七、治疗

预防主要是防止动脉粥样硬化的发生和发展。治疗原则是改善冠状动脉的供血和减轻心肌的耗氧，同时治疗动脉粥样硬化。

（一）发作时的治疗

1. 休息

发作时立刻休息，一般患者在停止活动后症状即可消除。

2. 药物治疗

较重的发作，可使用作用快的硝酸酯制剂。这类药物除扩张冠状动脉、降低其阻力、增加其血流量外，还通过对周围血管的扩张作用，减少静脉回心血量，降低心室容量、心腔内压、心排血量和血压，减低心脏前后负荷和心肌的需氧，从而缓解心绞痛。

（1）硝酸甘油：可用 0.3 ~ 0.6 mg 片剂，置于舌下含化，使其迅速为唾液所溶解而吸收，1 ~ 2 min 即开始起作用，约半小时后作用消失，对约 92% 的患者有效，其中 76% 在 3 min 内见效。延迟见效或完全无效时提示患者并非患冠心病或患严重的冠心病，也可能所含的药物已失效或未溶解，如属后者可嘱患者轻轻嚼碎之继续含化。长期反复应用可由于产生耐药性而效力减低，停用 10 d 以上，可恢复有效性。近年还有喷雾剂和胶囊制剂，能达到更迅速起效的目的。不良反应有头昏、头胀痛、头部跳动感、面红、心悸等，偶尔有血压下降，因此第一次用药时，患者宜取平卧位，必要时吸氧。

（2）硝酸异山梨酯（消心痛）：可用 5 ~ 10 mg，舌下含化，2 ~ 5 min 见效，作用维持 2 ~ 3 h。或用喷雾剂喷到口腔两侧黏膜上，每次 1.25 mg，1 min 见效。

（3）亚硝酸异戊酯：为极易气化的液体，盛于小安瓿内，每安瓿 0.2 mL，用时以小手帕包裹敲碎，立即盖于鼻部吸入。作用快而短，在 10 ~ 15 s 内开始，几分钟即消失。本药作用与硝酸甘油相同，其降低血压的作用更明显，有引起晕厥的可能，目前多数学者不推荐使用。同类制剂还有亚硝酸辛酯。

在应用上述药物的同时，可考虑用镇静药。

（二）缓解期的治疗

宜尽量避免各种确知足以诱致发作的因素。调节饮食，特别是一次进食不应过饱，禁绝烟酒。调整日常生活与工作量；减轻精神负担；保持适当的体力活动，但以不致发生疼痛症状为度；有血脂质异常者积极调整血脂；一般不需卧床休息。在初次发作（初发型）或发作增多、加重（恶化型）或卧位型、变异型、中间综合征、梗死后心绞痛等，疑为心肌梗死前奏的患者，应予休息一段时间。

使用作用持久的抗心绞痛药物，应防止心绞痛发作，可单独选用、交替应用或联合应用下列作用持久的药物。

（一）硝酸酯制剂

（1）硝酸异山梨酯。①硝酸异山梨酯：口服后半小时起作用，持续 3~5 h，常用量为 10~20 mg/4~6 h，初服时常有头痛反应，可将单剂改为 5 mg，以后逐渐加量。②单硝酸异山梨酯（异乐定）：口服后吸收完全，解离缓慢，药效达 8 h，常用量为 20~40 mg/8~12 h。近年倾向于应用缓释制剂减少服药次数，硝酸异山梨酯的缓释制剂 1 次口服作用持续 8 h，可用 20~60 mg/8 h；单硝酸异山梨酯的缓释制剂用量为 50 mg，每天 1~2 次。

（2）长效硝酸甘油制剂。①硝酸甘油缓释制剂：口服后使硝酸甘油部分药物得以逃逸肝脏代谢，进入体循环而发挥其药理作用。一般服后半小时起作用，时间可长达 8~12 h，常用剂量为 2.5 mg，每天 2 次。②硝酸甘油软膏和贴片制剂：前者为 2% 软膏，均匀涂于皮肤上，每次直径 2~5 厘米，涂药 60~90 min 起作用，维持 4~6 h；后者每贴含药 20 mg，贴于皮肤上后 1 h 起作用，维持 12~24 h。胸前或上臂皮肤为最合适于涂或贴药的部位。

患青光眼、颅内压增高、低血压或休克者不宜选用本类药物。

2.　β 肾上腺素能受体阻滞剂（β 受体阻滞剂）

β 受体有 β1 和 β2 两个亚型。心肌组织中 β1 受体占主导地位而支气管和血管平滑肌中以 β2 受体为主。所有 β 受体阻滞剂对两型 β 受体都能抑制，但对心脏有些制剂有选择性作用。它们具有阻断拟交感胺类对心率和心收缩力受体的刺激作用，减慢心率，降低血压，减低心肌收缩力和氧耗量，从而缓解心绞痛的发作。此外，还减低运动时血流动力的反应，使在同一运动量水平上心肌耗氧量减少；使不缺血的心肌区小动脉（阻力血管）缩小，从而使更多的血液通过极度扩张的侧支循环（输送血管）流入缺血区。国外学者建议用量要大。不良反应有心室射血时间延长和心脏容积增加，这虽可能使心肌缺血加重或引起心力衰竭，但其使心肌耗氧量减少的作用远超过其不良反应。常用制剂有：

（1）普萘洛尔（心得安）：每天 3~4 次，开始时每次 10 mg，逐步增加剂量，达每天 80~200 mg；其缓释制剂用 160 mg，1 次/日。

（2）氧烯洛尔（心得平）：每天 3~4 次，每次 20~40 mg。

（3）阿普洛尔（心得舒）：每天 2~3 次，每次 25~50 mg。

（4）吲哚洛尔（心得静）：每天 3~4 次，每次 5 mg，逐步增至 60 mg/d。

（5）索他洛尔（心得怡）：每天 2~3 次，每次 20 mg，逐步增至 200 mg/d。

（6）美托洛尔（美多心安）：每天 2 次，每次 25~100 mg；其缓释制剂用 200 mg，1 次/日。

（7）阿替洛尔（氨酰心安）：每天 2 次，每次 12.5~75 mg。

（8）醋丁洛尔（醋丁酰心安）：每天 200~400 mg，分 2~3 次服。

（9）纳多洛尔（康加多尔）：每天 1 次，每次 40~80 mg。

（10）噻吗洛尔（噻吗心安）：每天 2 次，每次 5~15 mg。

本类药物有引起心动过缓、降低血压、抑制心肌收缩力、引起支气管痉挛等作用，长期应用有些可以引起血脂增高，故选用药物时和用药过程中要加以注意和观察。新的一代制剂中赛利洛尔具有心脏选择性 β1 受体阻滞作用，同时部分的激动 β2 受体。其减缓心率的作用较轻，甚至可使夜间心率增快；有轻度兴奋心脏的作用；有轻度扩张支气管平滑肌的作用；使血胆固醇、低密度脂蛋白和甘油三酯降低而高密度脂蛋白胆固醇增高；使纤维蛋白降低而纤维蛋白原增高；长期应用对血糖无影响，因而更适用于老年冠心患者。剂量为 200 ～ 400 mg，每天 1 次。我国患者对降受体阻滞剂的耐受性较差宜用低剂量。

β 受体阻滞剂可与硝酸酯合用，但要注意：① β 受体阻滞剂可与硝酸酯有协同作用，因而剂量应偏小，开始剂量尤其要注意减小，以免引起体位性低血压等不良反应。②停用 β 受体阻滞剂时应逐步减量，如突然停用有诱发心肌梗死的可能。③心功能不全，支气管哮喘以及心动过缓者不宜用。由于其有减慢心律的不良反应，因而限制了剂量的加大。

3. 钙通道阻滞剂亦称钙拮抗剂

此类药物抑制钙离子进入细胞内，也抑制心肌细胞兴奋，收缩耦联中钙离子的利用。因而抑制心肌收缩，减少心肌耗氧；扩张冠状动脉，解除冠状动脉痉挛，改善心内膜下心肌的血供；扩张周围血管，降低动脉压，减轻心脏负荷；还降低血液黏度，抗血小板聚集，改善心肌的微循环。常用制剂有：

（1）苯烷胺衍生物：最常用的是维拉帕米（异搏定）80 ～ 120 mg，每天 3 次；其缓释制剂240 ～ 480 mg，每天 1 次。不良反应有头晕、恶心、呕吐、便秘、心动过缓、PR 间期延长、血压下降等。

（2）二氢吡啶衍生物。①硝苯地平（心痛定）：10 ～ 20 mg，每 4 ～ 8 h 1 次口服；舌下含用 3 ～ 5 min 后起效；其缓释制剂用量为 20 ～ 40 mg，每天 1 ～ 2 次。②氨氯地平（络活喜）：5 ～ 10 mg，每天 1 次。③尼卡地平：10 ～ 30 mg，每天 3 ～ 4 次。④尼索地平：10 ～ 20 mg，每天 2 ～ 3 次。⑤非洛地平（波依定）：5 ～ 20 mg，每天 1 次。⑥伊拉地平：2.5 ～ 10 mg，每 12 h 1 次。

本类药物的不良反应有头痛、头晕、乏力、面部潮红、血压下降、心率增快、下肢水肿等，也可有胃肠道反应。

（3）苯噻氮唑衍生物：最常用的是地尔硫䓬（恬尔心、合心爽），30 ～ 90 mg，每天 3 次，其缓释制剂用量为 45 ～ 90 mg，每天 2 次。

不良反应有头痛、头晕、皮肤潮红、下肢水肿、心率减慢、血压下降、胃肠道不适等。

以钙通道阻滞剂治疗变异型心绞痛的疗效最好。本类药可与硝酸酯同服，其中二氢吡啶衍生物类如硝苯地平尚可与 β 阻滞剂同服，但维拉帕米和地尔硫䓬与 β 阻滞剂合用时则有过度抑制心脏的危险。停用本类药时也宜逐渐减量然后停服，以免发生冠状动脉痉挛。

4. 冠状动脉扩张剂

冠状动脉扩张剂为能扩张冠状动脉的血管扩张剂，从理论上说将能增加冠状动脉的血流，改善心肌的血供，缓解心绞痛。但由于冠心病时冠状动脉病变情况复杂，有些血管扩张剂如双嘧达莫，可能扩张无病变或轻度病变的动脉较扩张重度病变的动脉远为显著，减少侧支循环的血流量，引起所谓"冠状动脉窃血"，增加了正常心肌的供血量，使缺血心肌的供血量反而更减少，因而不再用于治疗心绞痛。目前仍用的有：

（1）吗多明：1 ～ 2 mg，每天 2 ～ 3 次，不良反应有头痛、面红、胃肠道不适等。

（2）胺碘酮：100 ～ 200 mg，每天 3 次，也用于治疗快速心律失常，不良反应有胃肠道不适、药疹、角膜色素沉着、心动过缓、甲状腺功能障碍等。

（3）乙氧黄酮：30 ～ 60 mg，每天 2 ～ 3 次。

（4）卡波罗孟：75 ～ 150 mg，每天 3 次。

（5）奥昔非君：8 ～ 16 mg，每天 3 ～ 4 次。

（6）氨茶碱：100 ～ 200 mg，每天 3 ～ 4 次。

（7）罂粟碱：30 ～ 60 mg，每天 3 次等。

（三）中医中药治疗

根据中国医学辨证论治，采用治标和治本两法。治标，主要在疼痛期应用，以"通"为主，有活血、化瘀、理气、通阳、化痰等法；治本，一般在缓解期应用，以调整阴阳、脏腑、气血为主，有补阳、滋阴、补气血、调理脏腑等法。其中以"活血化瘀"法（常用丹参、红花、川芎、蒲黄、郁金等）和"芳香温通"法（常用苏合香丸、苏冰滴丸、宽胸丸、保心丸、麝香保心丸等）最为常用。此外，针刺或穴位按摩治疗也有一定疗效。

（四）其他药物和非药物治疗

右旋糖酐 40 或羟乙基淀粉注射液：250 ~ 500 mL/d，静脉滴注 14 ~ 30 d 为一疗程，作用为改善微循环的灌流，可能改善心肌的血流灌注，可用于心绞痛的频繁发作。高压氧治疗增加全身的氧供应，可使顽固的心绞痛得到改善，但疗效不易巩固。体外反搏治疗可能增加冠状动脉的血供，也可考虑应用。兼有早期心力衰竭者，治疗心绞痛的同时宜用快速作用的洋地黄类制剂。鉴于不稳定型心绞痛的病理基础是在原有冠状动脉粥样硬化病变上发生冠状动脉内膜下出血、斑块破裂、血小板或纤维蛋白凝集形成血栓，近年对之采用抗凝血、溶血栓和抗血小板药物治疗，收到较好的效果。

（五）冠状动脉介入性治疗

1. 经皮冠状动脉腔内成形术（PTCA）

为用带球囊的心导管经周围动脉送到冠状动脉，在导引钢丝的引导下进入狭窄部位，向球囊内注入造影剂使之扩张，在有指征的患者中可收到与外科手术治疗同样的效果。过去认为理想的括征为：①心绞痛病程（<1 年）药物治疗效果不佳，患者失健。②1 支冠状动脉病变，且病变在近端、无钙化或痉挛。③有心肌缺血的客观证据。④患者有较好的左心室功能和侧支循环。施行本术如不成功需作紧急主动脉 – 冠状动脉旁路移植手术。

近年随着技术的改进，经验的累积，手术指征已扩展到：①治疗多支或单支多发病变。②治疗近期完全闭塞的病变，包括发病 6 h 内的急性心肌梗死。③治疗病情初步稳定 2 ~ 3 周后的不稳定型心绞痛。④治疗主动脉 – 冠状动脉旁路移植术后血管狭窄。无血供保护的左冠状动脉主干病变为用本手术治疗的禁忌。本手术即时成功率在 90% 左右，但术后 3 ~ 6 个月内，25% ~ 35% 患者可再发生狭窄。

2. 冠状动脉内支架安置术（ISI）

以不锈钢、钴合金或钽等金属和高分子聚合物制成的筛网状、含槽的管状和环绕状的支架，通过心导管置入冠状动脉，由于支架自行扩张或借球囊膨胀作用使其扩张，支撑在血管壁上，从而维持血管内血流畅通。用于：①改善 PTCA 的疗效，降低再狭窄的发生率，尤其适于 PTCA 扩张效果不理想者。②PTCA 术时由于冠状动脉内膜撕脱、血管弹性而回缩、冠状动脉痉挛或血栓形成而出现急性血管闭塞者。③慢性病变冠状动脉近于完全阻塞者。④旁路移植血管段狭窄者。⑤急性心肌梗死者。术后使用抗血小板治疗预防支架内血栓形成，目前认为新一代的抗血小板制剂 – 血小板 GP Ⅱ b/ Ⅲ 受体阻滞剂有较好效果，可用 abciximab 静脉注射，0.25 mg/kg，然后每小时静脉滴注 10 µg/kg，共 12 h；或 eptifibatibe 静脉注射，180 µg/kg，然后，静脉滴注每分钟 2 µg/kg，共 96 h；或 tirofiban，静脉滴注每分钟 0.4 µg/kg，共 30 min，然后每分钟 0.1 µg/kg，滴注 48 h。口服制剂有 xemilofiban，5 ~ 20 mg，每天 2 次等。也可口服常用的抗血小板药物如阿司匹林、双嘧达莫、噻氯吡啶或较新的氯吡格雷等。

3. 其他介入性治疗

尚有冠状动脉斑块旋切术、冠状动脉斑块旋切吸引术、冠状动脉斑块旋磨术、冠状动脉激光成形术等，这些在 PTCA 的基础上发展的方法，期望使冠状动脉再通更好，使再狭窄的发生率降低。近年还有用冠状动脉内超声、冠状动脉内放射治疗的介入性方法，其结果有待观察。

（六）运动锻炼疗法

谨慎安排进度适宜的运动锻炼有助于促进侧支循环的发展，提高体力活动的耐受量，改善症状。

（七）不稳定型心绞痛的处理

各种不稳定型心绞痛的患者均应住院卧床休息，在密切监护下，进行积极的内科治疗，尽快控制症状和防止发生心肌梗死。需取血测血清心肌酶和观察心电图变化以除外急性心肌梗死，并注意胸痛发作时的 ST 段改变。胸痛时可先含硝酸甘油 0.3 ~ 0.6 mg，如反复发作可舌下含硝酸异山梨酯 5 ~ 10 mg，每 2 h 1 次，必要时加大剂量，以收缩压不过于下降为度，症状缓解后改为口服。如无心力衰竭可加用 β 受体阻滞剂和 / 或钙通道阻滞剂，剂量可偏大些。胸痛严重而频繁或难以控制者，可静脉内滴注硝酸甘油，以 1 mg 溶于 5% 葡萄糖液 50 ~ 100 mL 中，开始时 10 ~ 20 µg/min，需要时逐步增加至 100 ~ 200 µg/min；也可用硝酸异山梨酯 10 mg 溶于 5% 葡萄糖 100 mL 中，以 30 ~ 100 µg/min 静脉滴注。

对发作时 ST 段抬高或有其他证据提示其发作主要由冠状动脉痉挛引起者，宜用钙通道阻滞剂取代 β 受体阻滞剂。鉴于本型患者常有冠状动脉内粥样斑块破裂、血栓形成、血管痉挛以及血小板聚集等病变基础，近年主张用阿司匹林口服和肝素或低分子肝素皮下或静脉内注射以预防血栓形成。情况稳定后行选择性冠状动脉造影，考虑介入或手术治疗。

八、护理

（一）护理评估

1. 病史

询问有无高血压、高脂血症、吸烟、糖尿病、肥胖等危险因素，及劳累、情绪激动、饱食、寒冷、吸烟、心动过速、休克等诱因。

2. 身体状况

主要评估胸痛的特征，包括诱因、部位、性质、持续时间、缓解方式及心理感受等。典型心绞痛的特征为：①发作在劳力等诱因的当时。②疼痛部位在胸骨体上段或中段之后，可波及心前区约手掌大小范围，甚至横贯前胸，界限不很清楚，常放射至左肩臂内侧达无名指和小指，或至颈、咽、下颌部。③疼痛性质为压迫、紧缩性闷痛或烧灼感，偶伴濒死感，迫使患者立即停止原来的活动，直至症状缓解。④疼痛一般持续 3 ~ 5 min，经休息或舌下含化硝酸甘油，几分钟内缓解，可数日或数周发作 1 次，或一日发作多次。⑤发作时多有紧张或恐惧，发作后有焦虑、多梦。

发作时体检常有心率加快、血压升高、面色苍白、冷汗，部分患者有暂时性心尖部收缩期杂音、舒张期奔马律、交替脉。

3. 实验室及其他检查

（1）心电图检查：主要是在 R 波为主的导联上，ST 段压低，T 波平坦或倒置等。

（2）心电图负荷试验：通过增加心脏负荷及心肌氧耗量，激发心肌缺血性 ST-T 改变，有助于临床诊断和疗效评定等。常用的方法有：饱餐试验、双倍阶梯运动试验及次极量运动试验（蹬车运动试验、活动平板运动试验）等。

（3）动态心电图：可以连续 24 h 记录心电图，观察缺血时的 ST-T 改变，有助于诊断、观察药物治疗效果以及有无心律失常。

（4）超声波检查：二维超声显示：左主冠状动脉及分支管腔可能变窄，管壁不规则增厚及回声增强。心绞痛发作时或运动后局部心肌运动幅度减低或无运动及心功能减低。超声多普勒于二尖瓣上取样，可测出舒张早期血液速度减低，舒张末期流速增加，表示舒张早期心肌顺应性减低。

（5）X 线检查：冠心病患者在合并有高血压病或心功能不全时，可有心影扩大、主动脉弓屈曲延长；心衰重时，可合并肺充血改变；有陈旧心肌梗死合并室壁瘤时，X 线下可见心室反向搏动（记波摄影）。

（6）放射性核素检查：静脉注射 $^{201}T1$，心肌缺血区不显像。$^{201}T1$ 运动试验以运动诱发心肌缺血，可使休息时无异常表现的冠心病患者呈现不显像的缺血区。

（7）冠状动脉造影：可发现中动脉粥样硬化引起的狭窄性病变及其确切部位、范围和程度，并能估计狭窄处远端的管腔情况。

（二）护理目标

1. 患者主诉疼痛次数减少，程度减轻。

2. 患者能够掌握活动规律并保持最佳活动水平，表现为活动后不出现心律失常和缺氧表现。心率、血压、呼吸维持在预定范围。

3. 患者能够运用有效的应对机制减轻或控制焦虑。

4. 患者能了解本病防治常识，说出所服用药物的名称、用法、作用和不良反应。

5. 无并发症发生。

（三）护理措施

1. 一般护理

（1）患者应卧床休息，嘱患者避免突然用力的动作，饭后不宜进行体力活动，防止精神紧张、情绪激动、受寒、饱餐及吸烟酗酒，宜少量多餐，用清淡饮食，不宜进含动物脂肪及高胆固醇的食物。

对有恐惧和焦虑心理的患者，应向患者解释冠心病的性质，只要注意生活保健，坚持治疗，可以防止病情的发展；对情绪不稳者，可适当应用镇静剂。

（2）保持大小便通畅，做好皮肤及口腔的护理。

2. 病情观察与护理

（1）不稳定型心绞痛患者应放监护室予以监护，密切观察病情和心电图变化，观察胸痛持续的时间、次数，并注意观察硝酸盐类等药物的不良反应。发现异常，及时报告医师，并协助相应的处理。

（2）患者心绞痛发作时，嘱其安静卧床休息，做心电图检查观察其 ST-T 的改变，并给予舌下含化硝酸甘油 0.6 mg，吸氧。对有频繁发作的心绞痛或属自发型心绞痛的患者，需提高警惕，用心电监护观察有无发展为心肌梗死。如有上述变化，应及时报告医生。

（四）健康教育

（1）患者及家属讲解有关疾病的病因及诱发因素，防止过度脑力劳动，适当参加体力活动；合理搭配饮食结构；肥胖者需限制饮食；戒烟酒。积极防治高血压、高脂血症和糖尿病。有上述疾病家族史的青年，应早期注意血压及血脂变化，争取早期发现，及时治疗。

（2）心绞痛症状控制后，应坚持服药治疗。避免导致心绞痛发作的诱因。对不经常发作者，需鼓励作适当的体育锻炼如散步、打太极拳等，这样有利于冠状动脉侧支循环的建立。随身携带硝酸甘油片或亚硝酸异戊酯等药物，以备心绞痛发作时自用。

（3）出院时指导患者根据病情调整饮食结构，坚持医生、护士建议的合理化饮食。教会家属正确测量血压、脉搏、体温的方法。教会患者及家属识别与自身有关的诱发因素，如吸烟，情绪激动等。

（4）出院带药，给患者提供有关的书面材料，指导患者正确用药。

（5）教会患者门诊随访知识。

第二节 急性心肌梗死

急性心肌梗死（acute myocardial infarction，AMI）是急性心肌缺血性坏死。是在冠状动脉病变的基础上，发生冠状动脉血供急剧减少或中断，使相应的心肌严重而持久地急性缺血所致。原因通常是在冠状动脉样硬化病变的基础上继发血栓形成所致。非动脉粥样硬化所导致的心肌梗死可由感染性心内膜炎、血栓脱落、主动脉夹层形成、动脉炎等引起。

本病在欧美常见，20 世纪 50 年代美国本病死亡率 > 300/10 万人口，20 世纪 70 年代以后降到 <200/10 万人口。美国 35 ~ 84 岁人群中年发病率男性为 71‰，女性为 22‰；每年约有 80 万人发生心肌梗死，45 万人再梗死。在我国本病远不如欧美多见，70 年代和 80 年代北京、河北、哈尔滨、黑龙江、上海、广州等省市年发病率仅 0.2‰ ~ 0.6‰，其中以华北地区最高。

一、病因和发病机制

急性心肌梗死绝大多数（90% 以上）是由于冠状动脉粥样硬化所致。由于冠状动脉有弥漫而广泛的粥样硬化病变，使管腔有 >75% 的狭窄。侧支循环尚未充分建立。一旦由于管腔内血栓形成、劳力、情绪激动、休克、外科手术或血压剧升等诱因而导致血供进一步急剧减少或中断，使心肌严重而持久急性缺血达 1 小时以上，即可发生心肌梗死。

冠状动脉闭塞后约半小时，心肌开始坏死，1 小时后心肌凝固性坏死，心肌间质充血、水肿、炎性细胞浸润。以后坏死心肌逐渐溶解，形成肌溶灶，随后渐有肉芽组织形成，坏死组织约有 1 ~ 2 周后开始吸收，逐渐纤维化，在 6 ~ 8 周形成瘢痕而愈合，即为陈旧性心肌梗死。坏死心肌波及心包可引起心包炎。心肌全层坏死，可产生心室壁破裂，游离壁破裂或室间隔穿孔，也可引起乳头肌断裂。若仅有心内膜下心肌坏死，在心室腔压力的冲击下，外膜下层向外膨出，形成室壁膨胀瘤，造成室壁运动障碍甚至矛盾运动，严重影响左心室射血功能。冠状动脉可有一支或几支闭塞而引起所供血区部位的梗死。

急性心肌梗死时，心脏收缩力减弱，顺应性减低，心肌收缩不协调，心排出量下降，严重时发生泵衰竭、心源性休克及各种心律失常，病死率高。

二、病理生理

主要出现左心室舒张和收缩功能障碍的一些血流动力学变化，其严重度和持续时间取决于梗死的部位、程度和范围。心脏收缩力减弱、顺应性减低、心肌收缩不协调，左心室压力曲线最大上升速度（dp/dt）减低，左心室舒张末期压增高、舒张和收缩末期容量增多。射血分数减低，心搏量和心排血量下降，心率增快或有心律失常，血压下降，静脉血氧含量降低。心室重构出现心壁厚度改变、心脏扩大和心力衰竭（先左心衰竭然后全心衰竭），可发生心源性休克。右心室梗死在心肌梗死患者中少见，其主要病理生理改变是右心衰竭的血流动力学变化，右心房压力增高，高于左心室舒张末期压，心排血量减低，血压下降。

急性心肌梗死引起的心力衰竭称为泵衰竭，按 Killip 分级法可分为：Ⅰ级尚无明显心力衰竭；Ⅱ级有左心衰竭；Ⅲ级有急性肺水肿；Ⅳ级有心源性休克等不同程度或阶段的血流动力学变化。心源性休克是泵衰竭的严重阶段。但如兼有肺水肿和心源性休克则情况最严重。

三、临床表现

（一）痛史

发病前常有明显诱因，如精神紧张、情绪激动、过度体力活动、饱餐、高脂饮食、糖尿病未控制、感染、手术、大出血、休克等。少数在睡眠中发病。约有半数以上的患者过去有高血压及心绞痛史。部分患者则无明确病史及先兆表现，首次发展即是急性心肌梗死。

（二）症状

1. 先兆症状

急性心肌梗死多突然发病，少数患者起病症状轻微。约 1/2 ~ 2/3 的患者起病前 1 ~ 2 d 至 1 ~ 2 周或更长时间有先兆症状，其中最常见的是稳定性心绞痛转变为不稳定型；或既往无心绞痛，突然出现心绞痛，且发作频繁，程度较重，用硝酸甘油难以缓解，持续时间较长。伴恶心、呕吐、血压剧烈波动。心电图显示 ST 段一时性明显上升或降低，T 波倒置或增高。这些先兆症状如诊断及时，治疗得当，约半数以上患者可免于发生心肌梗死；即使发生，症状也较轻，预后较好。

2. 胸痛

为最早出现而突出的症状。其性质和部位多与心绞痛相似，但程度更为剧烈，呈难以忍受的压榨、窒息，甚至"濒死感"，伴有大汗淋漓及烦躁不安。持续时间可长达 1 ~ 2 h 甚至 10 h 以上，或时重时轻达数天之久。用硝酸甘油无效，需用麻醉性镇痛药才能减轻。疼痛部位多在胸骨后，但范围较为广泛，常波及整个心前区，约 10% 的病例波及剑突下及上腹部或颈、背部，偶尔到下颌、咽部及牙齿处。约 25% 病例无明显的疼痛，多见于老年、糖尿病（由于感觉迟钝）或神志不清患者，或有急性循环衰竭者，疼痛被其他严重症状所掩盖。15% ~ 20% 病例在急性期无症状。

3. 心律失常

见于 75% ~ 95% 的患者，多发生于起病后 1 ~ 2 周内，而以 24 h 内最多见。经心电图观察可出现各种心律失常，可伴乏力、头晕、晕厥等症状，且为急性期引起死亡的主要原因之一。其中最严重的心律失常是室性异位心律（包括频发性期前收缩、阵发性心动过速和颤动）。频发（>5 次 / 分），多源，成对出现，或 R 波落在 T 波上的室性早搏可能为心室颤动的先兆。房室传导阻滞和束支传导阻滞也较多见，严重者可出现完全性房室传导阻滞。室上性心律失常则较少见，多发生于心力衰竭患者。前壁心肌梗死易发生室性心律失常。下壁（膈面）梗死易发生房室传导阻滞。

4. 心力衰竭

主要是急性左心衰竭，为心肌梗死后收缩力减弱或不协调所致，可出现呼吸困难、咳嗽、烦躁及紫绀等症状。严重时两肺满布湿啰音，形成肺水肿，进一步则导致右心衰竭。右心室心肌梗死者可一开始就出现右心衰竭。

5. 低血压和休克

仅于疼痛剧烈时血压下降，未必是休克。但如疼痛缓解而收缩压仍低于 10.7 kPa（80 mmHg），伴有烦躁不安、大汗淋漓、脉搏细快、尿量减少（20 mL/h）、神志恍惚甚至晕厥时，则为休克，主要为心源性，由于心肌广泛坏死、心输出量急剧下降所致。而神经反射引起的血管扩张尚属次要，有些患者还有血容量不足的因素参与。

6. 胃肠道症状

疼痛剧烈时，伴有频繁的恶心呕吐、上腹胀痛、肠胀气等，与迷走神经张力增高有关。

7. 坏死物质吸收引起的症状

主要是发热，一般在发病后 1 ~ 3 d 出现，体温 38℃左右，持续约 1 周。

（三）体征

1. 约半数患者心浊音界轻度至中度增大，有心力衰竭时较显著。

2. 心率多增快，少数可减慢。

3. 心尖区第一心音减弱，有时伴有奔马律。

4. 10% ~ 20% 的患者在病后 2 ~ 3 d 出现心包摩擦音，多数在几天内又消失，是坏死波及心包面引起的反应性纤维蛋白性心包炎所致。

5. 心尖区可出现粗糙的收缩期杂音或收缩中晚期喀喇音，为二尖瓣乳头肌功能失调或断裂所致。

6. 可听到各种心律失常的心音改变。

7. 常见到血压下降到正常以下（病前高血压者血压可降至正常），且可能不再恢复到起病前水平。

8. 还可有休克、心力衰竭的相应体征。

（四）并发症

心肌梗死除可并发心力衰竭及心律失常外，还可有下列并发症。

1. 动脉栓塞

主要为左室壁血栓脱落所引起。根据栓塞的部位，可能产生脑部或其他部位的相应症状，常在起病后 1 ~ 2 周发生。

2. 心室膨胀瘤

梗死部位在心脏内压的作用下，显著膨出。心电图常示持久的 ST 段抬高。

3. 心肌破裂

少见。可在发病 1 周内出现，患者常突然休克甚至造成死亡。

4. 乳头肌功能不全

乳头肌功能不全的病变可分为坏死性与纤维性两种，在发生心肌梗死后，心尖区突然出现响亮的全收缩期杂音，第一心音减低。

5. 心肌梗死后综合征

发生率约 10%，于心肌梗死后数周至数月内出现，可反复发生，表现为发热、胸痛、心包炎、胸膜炎或肺炎等症状、体征，可能为机体对坏死物质的变态反应。

四、诊断要点

（一）诊断标准

诊断 AMI 必须至少具备以下标准中的两条：

1. 缺血性胸痛的临床病史，疼痛常持续 30 min 以上。

2. 心电图的特征性改变和动态演变。

3. 心肌坏死的血清心肌标记物浓度升高和动态变化。

（二）诊断步骤

对疑为 AMI 的患者，应争取在 10 min 内完成：

1. 临床检查（问清缺血性胸痛病史，如疼痛性质、部位、持续时间、缓解方式、伴随症状；查明心、肺、血管等的体征）。

2. 描记 18 导联心电图（常规 12 导联加 $V_7 \sim V_9$，$V_{3R} \sim V_{5R}$），并立即进行分析、判断。

3. 迅速进行简明的临床鉴别诊断后做出初步诊断（老年人突发原因不明的休克、心衰、上腹部疼痛伴胃肠道症状、严重心律失常或较重而持续性胸痛或胸闷，应慎重考虑有无本病的可能）。

4. 对病情做出基本评价并确定即刻处理方案。

5. 继之尽快进行相关的诊断性检查和监测，如血清心肌标记物浓度的检测，结合缺血性胸痛的临床病史、心电图的特征性改变，做出 AMI 的最终诊断。此外，尚应进行血常规、血脂、血糖、凝血时间、电解质等检测，二维超声心动图检查，床旁心电监护等。

（三）危险性评估

1. 伴下列任一项者，如高龄（>70 岁）、既往有心肌梗死史、心房颤动、前壁心肌梗死、心源性休克、急性肺水肿或持续低血压等可确定为高危患者。

2. 病死率随心电图 ST 段抬高的导联数的增加而增加。

3. 血清心肌标记物浓度与心肌损害范围呈正相关，可助估计梗死面积和患者预后。

五、鉴别诊断

（一）不稳定型心绞痛

疼痛的性质、部位与心肌梗死相似，但发作持续时间短、次数频繁、含服硝酸甘油有效。心电图的改变及酶学检查是与心肌梗死鉴别的主要依据。

（二）急性肺动脉栓塞

大块的栓塞可引起胸痛、呼吸困难、咯血、休克，但多出现右心负荷急剧增加的表现如有心室增大、P2 亢进、分裂和有心衰体征。无心肌梗死时的典型心电图改变和血清心肌酶的变化。

（三）主动脉夹层

该病也具有剧烈的胸痛，有时出现休克，其疼痛常为撕裂样，一开始即达高峰，多放射至背部、腹部、腰部及下肢。两上肢的血压和脉搏常不一致是本病的重要体征。可出现主动脉瓣关闭不全的体征，心电图和血清心肌酶学检查无 AMI 时的变化。X 线和超声检查可出现主动脉明显增宽。

（四）急腹症

急性胆囊炎、胆石症、急性坏死性胰腺炎、溃疡病穿孔等常出现上腹痛及休克的表现，但应有相应的腹部体征，心电图及酶学检查有助于鉴别。

（五）急性心包炎

尤其是非特异性急性心包炎，也可出现严重胸痛、心电图 ST 段抬高，但该病发病前常有上呼吸道感染，呼吸和咳嗽时疼痛加重，早期即有心包摩擦音。无心电图的演变及酶学异常。

六、处理

（一）治疗原则

改善冠状动脉血液供给，减少心肌耗氧，保护心脏功能，挽救因缺血而濒死的心肌，防止梗死面积扩大，缩小心肌缺血范围，及时发现、处理、防治严重心律失常、泵衰竭和各种并发症，防止猝死。

（二）院前急救

流行病学调查发现，50% 的患者发病后 1 小时在院外猝死，死因主要是可救治的心律失常。因此，院前急救的重点是尽可能缩短患者就诊延误的时间和院前检查、处理、转运所用的时间；尽量帮助患者安全、迅速地转送到医院；尽可能及时给予相关急救措施，如嘱患者停止任何主动性活动和运动，舌下含化硝酸甘油，高流量吸氧，镇静止痛（吗啡或杜冷丁），必要时静脉注射或滴注利多卡因，或给予除颤治疗和心肺复苏；缓慢性心律失常给予阿托品肌内注射或静脉注射；及时将患者情况通知急救中心或医院，在严密观察、治疗下迅速将患者送至医院。

（三）住院治疗

急诊室医生应力争在 10 ~ 20 min 内完成病史、临床检数记录 18 导联心电图，尽快明确诊断。对 ST 段抬高者应在 30 min 内收住冠心病监护病房（CCU）并开始溶栓，或在 90 min 内开始行急诊 PTCA 治疗。

1. 休息

患者应卧床休息，保持环境安静，减少探视，防止不良刺激。

2. 监测

在冠心病监护室进行心电图、血压和呼吸的监测 5 ~ 7 d，必要时进行床旁血流动力学监测，以便于观察病情和指导治疗。

3. 护理

第一周完全卧床，加强护理，对进食、漱洗、大小便、翻身等，都需要别人帮助。第 2 周可从床上坐起，第三至四周可逐步离床和室内缓步走动。但病重或有并发症者，卧床时间宜适当延长。食物以易消化的流质或半流质为主，病情稳定后逐渐改为软食。便秘 3 d 者可服轻泻剂或用甘油栓等，必须防止用力大便造成病情突变。焦虑、不安患者可用地西泮等镇静剂。禁止吸烟。

4. 吸氧

在急性心肌梗死早期，即便未合并有左侧心力衰竭或肺疾病，也常有不同程度的动脉低氧血症。其原因可能由于细支气管周围水肿，使小气道狭窄，增加小气道阻力，气流量降低，局部换气量减少，特别是两肺底部最为明显。有些患者虽未测出动脉低氧血症，由于增加肺间质液体，肺顺应性一过性降低，而有气短症状。因此，应给予吸氧，通常在发病早期用鼻塞给氧 24 ~ 48 h，3 ~ 5 L/min。有利于氧气运送到心肌，可能减轻气短、疼痛或焦虑症状。在严重左侧心力衰竭、肺水肿和并有机械并发症的患者，多伴有严重低氧血症，需面罩加压给氧或气管插管并机械通气。

5. 补充血容量

心肌梗死患者，由于发病后出汗，呕吐或进食少，以及应用利尿药等因素，引起血容量不足和血液浓缩，从而加重缺血和血栓形成，有导致心肌梗死面积扩大的危险。因此，如每日摄入量不足，应适当补液，以保持出入量的平衡。一般可用极化液。

6. 缓解疼痛

AMI 时，剧烈胸痛使患者交感神经过度兴奋，产生心动过速、血压升高和心肌收缩力增强，从而增加心肌耗氧量。并易诱发快速性室性心律失常，应迅速给予有效镇痛药。本病早期疼痛是难以区分坏死心肌疼痛和可逆性心肌缺血疼痛，两者常混杂在一起。先予含服硝酸甘油，随后静脉点滴硝酸甘油，如疼痛不能迅速缓解，应即用强的镇痛药，吗啡和派替啶最为常用。吗啡是解除急性心肌梗死后疼痛最有效的药物。其作用于中枢阿片受体而发挥镇痛作用，并阻滞中枢交感神经冲动的传出，导致外周动、静脉扩张，从而降低心脏前后负荷及心肌耗氧量。通过镇痛，减轻疼痛引起的应激反应，使心率减慢。1 次给药后 10 ~ 20 min 发挥镇痛作用，1 ~ 2 h 作用最强，持续 4 ~ 6 h。通常静脉注射吗啡 3 mg，必要时每 5 min 重复 1 次，总量不宜超过 15 mg。吗啡治疗剂量时即可发生不良反应，随剂量增加，发生率增加。不良反应有恶心、呕吐、低血压和呼吸抑制。其他不良反应有眩晕，嗜睡，表情淡漠，注意力分散等。一旦出现呼吸抑制，可每隔 3 min 静脉注射纳洛酮有拮抗吗啡的作用，剂量为 0.4 mg，总量不超过 1.2 mg。一般用药后呼吸抑制症状可很快消除，必要时采用人工辅助呼吸。哌替啶有消除迷走神经作用和镇痛作用，其血流动力学作用与吗啡相似，75 mg 哌替啶相当于 10 mg 吗啡，不良反应有致心动过速和呕吐作用，但较吗啡轻。可用阿托品 0.5 mg 对抗之。临床上可肌内注射 25 ~ 75 mg，必要时 2 ~ 3 h 重复，过量出现麻醉作用和呼吸抑制，当引起呼吸抑制时，也可应用纳洛酮治疗。对重度烦躁者可应用冬眠疗法，经肌内注射哌替啶 25 mg 异丙嗪（非那根）12.5 mg，必要时 4 ~ 6 h 重复 1 次。

中药可用复方丹参滴丸，麝香保心丸口服，或复方丹参注射液 16 mL 加入 5% 葡萄糖液 250 ～ 500 mL 中静脉滴注。

（四）再灌注心肌

起病 3 ～ 6 h 内，使闭塞的冠状动脉再通，心肌得到再灌注，濒临坏死的心肌可能得以存活或使坏死范围缩小，预后改善，是一种积极的治疗措施。

1. 急诊溶栓治疗

溶栓治疗是 20 世纪 80 年代初兴起的一项新技术，其治疗原理是针对急性心肌梗死发病的基础，即大部分穿壁性心肌梗死是由于冠状动脉血栓性闭塞引起的。血栓是由于凝血酶原在异常刺激下被激活，形成凝血酶，使纤维蛋白原转化为纤维蛋白，然后与其他有形成分如红细胞、血小板一起形成的。机体内存在一个纤维蛋白溶解系统，它是由纤维蛋白溶解原和内源性或外源性激活物组成的。在激活物的作用下，纤维蛋白溶酶原被激活，形成纤维蛋白溶酶，它可以溶解稳定的纤维蛋白血栓，还可以降解纤维蛋白原，促使纤维蛋白裂解、使血栓溶解。但是纤维蛋白溶酶的半衰期很短，要想获得持续的溶栓效果，只有依靠连续输入外源性补给激活物的办法。现在临床常用的纤溶激活物有两大类，一类为非选择性纤溶剂，如链激酶、尿激酶。它们除了激活与血栓相关的纤维蛋白溶酶原外，还激活循环中的纤溶酶原，导致全身的纤溶状态，因此可以引起出血并发症。另一类为选择性纤溶剂，有重组组织型纤溶酶原激活剂（rt-PA），单链尿激酶型纤溶酶原激活剂（SCUPA）及乙酰纤溶酶原—链激酶激活剂复合物（APSAC）。它们选择性的激活与血栓有关的纤溶酶原，而对循环中的纤溶酶原仅有中等度的作用。这样可以避免或减少出血并发症的发生。

（1）溶栓疗法的适应证：①持续性胸痛超过半小时，含服硝酸甘油片后症状不能缓解。②相邻两个或更多导联 ST 段抬高 >0.2 mV。③发病 6 h 内，或虽超过 6 h，患者仍有严重胸痛，并且 ST 段抬高的导联有 R 波者，也可考虑溶栓治疗。

（2）溶栓治疗的禁忌证：①近 10 d 内施行过外科手术者，包括活检、胸腔或腹腔穿刺和心脏体外按压术等。② 10 d 内进行过动脉穿刺术者。③颅内病变，包括出血、梗死或肿瘤等。④有明显出血或潜在的出血性病变，如溃疡性结肠炎、胃十二指肠溃疡或有空洞形成的肺部病变。⑤有出血性或脑栓死倾向的疾病，如各种出血性疾病、肝肾疾病、心房纤颤、感染性心内膜炎、收缩压 > 24 kPa（180 mmHg），舒张压 >14.7 kPa（110 mmHg）等。⑥妊娠期和分娩后头 10 d。⑦在半年至 1 年内进行过链激酶治疗者。⑧年龄 >65 岁，因为高龄患者溶栓疗法引起颅内出血者多，而且冠脉再通率低于中年。

链激酶（Streptokinase SK）：SK 是 C 类乙型链球菌产生的酶，在体内将前活化素转变为活化素，后者将纤溶酶原转变为纤溶酶。有抗原性，用前需做皮肤过敏试验。静脉滴注常用量为 50 ～ 100 万 U 加入 5% 葡萄糖液 100 mL 内，30 ～ 60 min 滴完，后每小时给予 10 万 U，滴注 24 h。治疗前半小时肌内注射异丙嗪 25 mg，加少量（2.5 ～ 5 mg）地塞米松同时滴注可减少变态反应的发生。用药前后进行凝血方面的化验检查，用量大时尤应注意出血倾向。冠脉内注射时先做冠脉造影，经导管向闭塞的冠状动脉内注入硝酸甘油 0.2 ～ 0.5 mg，后注入 SK 2 万 U，继之每分钟 2 000 ～ 4 000 U，共 30 ～ 90 min 至再通后继用每分钟 2 000 U 30 ～ 60 min。患者胸痛突然消失，ST 段恢复正常，心肌酶峰值提前出现为再通征象，可每分钟注入 1 次造影剂观察是否再通。

尿激酶（Urokinase UK）：作用于纤溶酶原使之转变为纤溶酶。本品无抗原性，作用较 SK 弱。50 ～ 100 万 U 静脉滴注，60 min 滴完。冠状动脉内应用时每分钟 6 000 U 持续 1 h 以上至溶栓后再维持 0.5 ～ 1 h。

组织型重组纤维蛋白溶酶原激活剂（rt-PA）：本品对血凝块有选择性，故疗效高于 SK。冠脉内滴注 0.375 mg/kg，持续 45 min。静脉滴注用量为 0.75 mg/kg，持续 90 min。

其他制剂还有单链尿激酶型纤维蛋白溶酶原激活剂（SCUPA），异化纤维蛋白溶酶原链激酶激活剂复合物（APSAC）等。

（3）以上溶栓剂的选择：文献资料显示，用药 2 ～ 3 h 的开通率 rt-PA 为 65% ～ 80%，SK 为 65% ～ 75%，UK 为 50% ～ 68%，APSAC 为 68% ～ 70%。究竟选用哪一种溶栓剂，不能根据以上的数据武断的选择，而应根据患者的病变范围、部位、年龄、起病时间的长短以及经济情况等因素选择。比较而言，如患者年轻（年龄小于 45 岁）、大面积前壁 AMI、到达医院时间较早（2 h 内）、无高血压，应首选 rt-PA。如果年龄较大（大于 70 岁）、下壁 AMI、有高血压，应选 SK 或 UK。由于 APSAC 的半衰期最长（70 ~ 120 min），因此它可在患者家中或救护车上一次性快速静脉注射；rt-PA 的半衰期最短（3 ~ 4 min），需静脉持续滴注 90 ~ 180 min；SK 的半衰期为 18 min，给药持续时间为 60 min；UK 半衰期为 40 min，给药时间为 30 min。SK 与 APSAC 可引起低血压和变态反应，UK 与 rt-PA 无这些不良反应。rt-PA 需要联合使用肝素，SK、UK、APSAC 除具有纤溶作用外，还有明显的抗凝作用，不需要积极使用静脉肝素。另外，rt-PA 价格较贵，SK、UK 较低廉。以上这些因素在临床选用溶栓剂时应予以考虑。

（4）溶栓治疗的并发症。①出血。轻度出血，皮肤、黏膜、肉眼及显微镜下血尿或小量咯血、呕血等（穿刺或注射部位少量瘀斑不作为并发症）。重度出血，大量咯血或消化道大出血，腹膜后出血等引起失血性休克或低血压，需要输血者。危及生命部位的出血，颅内、蛛网膜下隙、纵隔内或心包出血。②再灌注心律失常，注意其对血流动力学的影响。③一过性低血压及其他的变态反应。

溶栓治疗急性心梗的价值是肯定的。加速血管再通，减少和避免冠脉早期血栓性再堵塞，可望进一步增加疗效。已证实有效的抗凝治疗可加速血管再通和有助于保持血管畅通。今后研究应着重于改进治疗方法或使用特异性溶栓剂，以减少纤维蛋白分解、防止促凝血活动和纤溶酶原偷窃；研制合理的联合使用的药物和方法。如此，可望使现已明显降低的急性心梗死亡率进一步下降。

2. 经皮腔内冠状动脉成形术（PTCA）

（1）直接 PTCA（direct PTCA）：急性心肌梗死发病后直接做 PTCA。指征包括静脉溶栓治疗有禁忌证者；合并心源性休克者（急诊 PTCA 挽救生命是作为首选治疗）；诊断不明患者，如急性心肌梗死病史不典型或左束支传导阻滞（LBBB）者，可从直接冠状动脉造影和 PTCA 中受益；有条件在发病后数小时内行 PTCA 者。

（2）补救性 PTCA（rescue PTCA）：在发病 24 h 内，静脉溶栓治疗失败，患者胸痛症状不缓解时，行急诊 PTCA，以挽救存活的心肌，限制梗死面积进一步扩大。

（3）半择期 PTCA（semi-elective PTCA）：溶栓成功患者在梗死后 7 ~ 10 d 内，有心肌缺血指征或冠脉再闭塞者。

（4）择期 PTCA（elective PTCA）：在急性心肌梗死后 4 ~ 6 周，用于再发心绞痛或有心肌缺血客观指征，如运动试验、动态心电图、^{201}T1 运动心肌断层显像等证实有心肌缺血。

（5）冠状动脉旁路移植术（CABG）：适用于溶栓疗法及 PTCA 无效，而仍有持续性心肌缺血；急性心肌梗死合并有左房室瓣关闭不全或室间隔穿孔等机械性障碍需要手术矫正和修补，同时进行 CABG；多支冠状动脉狭窄或左冠状动脉主干狭窄。

（五）缩小梗死面积

AMI 是心肌氧供/氧需的严重失衡，纠正这种失衡，就能挽救濒死的心肌，限制梗死的扩大，有效地减少并发症和改善患者的预后。控制心律失常，适当补充血容量和治疗心力衰竭，均有利于减少梗死区。目前多主张采用以下几种药物：

1. 扩血管药物

扩血管药物必须应用于梗死初期的发展阶段，即起病后 4 ~ 6 h 之内。一般首选硝酸甘油静脉滴注或消心痛舌下含化，也可在皮肤上用硝酸甘油贴片或软膏。使用时应注意：静脉给药时，最好有血流动力学监测，当肺动脉楔嵌压小于 2 ~ 2.4 kPa，动脉压正常或增高时，其疗效较好，反之，则可使病情恶化；应从小剂量开始，在应用过程中保持肺动脉楔嵌压不低于 2 kPa（2 ~ 2.4 kPa 之间），且动脉压不低于正常低限，以保证必需的冠状动脉灌注。

2. β 受体阻滞剂

大量临床资料表明，在 AMI 发生后的 4 ~ 12 h 内，给普萘洛尔（心得安）或阿普洛尔（心得舒）、氨酰心安、美多心安等药治疗（最好是早期静脉内给药），常能达到明显降低患者的最高血清酶（CPK，CK-MB 等）水平，提示有限制梗死范围扩大的作用。但因这些药的负性肌力、负性频率作用，临床应用时，当心率低于每分钟 60 次，收缩压 ≤ 14.6 kPa，有心衰及下壁心梗者应慎用。

3. 低分子右旋糖酐及复方丹参等活血化瘀药物

一般可选用低分子右旋糖酐每日静脉滴注 250 ~ 500 mL，7 ~ 14 d 为 1 个疗程。在低分子右旋糖酐内加入活血化瘀药物如血栓通 4 ~ 6 mL、川芎嗪 80 ~ 160 mg 或复方丹参注射液 12 ~ 30 mL，疗效更佳。心功能不全者低分子右旋糖酐者慎用。

4. 极化液（GIK）

可减少心肌坏死，加速缺血心肌的恢复。但近几年因其效果不显著，已趋向不用，仅用于 AMI 伴有低血容量者。其他改善心肌代谢的药物有维生素 C（3 ~ 4 g）、辅酶 A（50 ~ 100 U）、肌苷（0.2 ~ 0.6 g）、维生素 B_6（50 ~ 100 mg），每日 1 次静脉滴注。

5. 其他

有人提出用大量激素（氢化可的松 150 mg/kg）或透明质酸酶（每次 500 U/kg，每 6 h 1 次，日 4 次），或用钙拮抗剂（心痛定 20 mg，每 4 h 1 次）治疗 AMI，但对此分歧较大，尚无统一结论。

（六）严密观察，及时处理并发症

1. 左心功能不全

AMI 时左心功能不全因病理生理改变的程度不同，可表现轻度肺瘀血、急性左心衰（肺水肿）、心源性休克。

（1）急性左心衰（肺水肿）的治疗：可选用吗啡、利尿剂（呋塞米等）、硝酸甘油（静脉滴注），尽早口服 ACEI 制剂（以短效制剂为宜）。肺水肿合并严重高血压时应静脉滴注硝普钠，由小剂量（10 μg/min）开始，据血压调整剂量。伴严重低氧血症者可行人工机械通气治疗。洋地黄制剂在 AMI 发病 24 h 内不主张使用。

（2）心源性休克：在严重低血压时应静脉滴注多巴胺 5 ~ 15 μg/（kg·min），一旦血压升至 90 mmHg 以上，则可同时静脉滴注多巴酚丁胺 3 ~ 10 μg/（kg·min），以减少多巴胺用量。如血压不升应使用大剂量多巴胺 [≥ 15 μg/（kg·min）]。大剂量多巴胺无效时，可静脉滴注去甲肾上腺素 2 ~ 8 μg/min。轻度低血压时，可用多巴胺或与多巴酚丁胺合用。药物治疗无效者，应使用主动脉内球囊反搏（IABP）。AMI 合并心源性休克提倡 PTCA 再灌注治疗。中药可酌情选用独参汤、参附汤、生脉散等。

2. 抗心律失常

急性心肌梗死约有 90% 以上出现心律失常，绝大多数发生在梗死后 72 h 内，不论是快速性或缓慢性心律失常，对急性心肌梗死患者均可引起严重后果。因此，及早发现心律失常，特别是严重的心律失常前驱症状，并给予积极的治疗。

（1）对出现室性早搏的急性心肌梗死患者，均应严密心电监护及处理。频发的室性早搏或室速，应以利多卡因 50 ~ 100 mg 静脉注射，无效时 5 ~ 10 min 可重复，控制后以每分钟 1 ~ 3 mg 静脉滴注维持，情况稳定后可改为药物口服；美西律 150 ~ 200 mg，普鲁卡因酰胺 250 ~ 500 mg，溴苄胺 100 ~ 200 mg 等，6 h 1 次维持。

（2）对已发生室颤应立即行心肺复苏术，在进行心脏按压和人工呼吸的同时争取尽快实行电除颤，一般首次即采取较大能量（200 ~ 300 J）争取 1 次成功。

（3）对窦性心动过缓如心率小于每分钟 50 次，或心率在每分钟 50 ~ 60 次但合并低血压或室性心律失常，可以阿托品每次 0.3 ~ 0.5 mg 静脉注射，无效时 5 ~ 10 min 重复，但总量不超过 2 mg。也可以氨茶碱 0.25 g 或异丙基肾上腺素 1 mg 分别加入 300 ~ 500 mL 液体中静脉滴注，但这些药物有可能增加心肌氧耗或诱发室性心律失常，故均应慎用。以上治疗无效症状严重时可采用临时起搏措施。

（4）对房室传导阻滞Ⅰ度和Ⅱ度量型者，可应用肾上腺皮质激素、阿托品、异丙肾上腺素治疗，但应注意其不良反应。对Ⅲ度及Ⅱ度Ⅱ型者宜行临时心脏起搏。

（5）对室上性快速心律失常可选用 β 阻滞剂、洋地黄类（24 h 内尽量不用）、维拉帕米（异搏定）、乙胺碘呋酮、奎尼丁、普鲁卡因酰胺等治疗，对阵发性室上性、房颤及房扑药物治疗无效可考虑直流同步电转复或人工心脏起搏器复律。

3. 机械性并发症的处理

（1）心室游离壁破裂：可引起急性心包填塞致突然死亡，临床表现为电－机械分离或心脏停搏，常因难以即时救治而死亡。亚急性心脏破裂应积极争取冠状动脉造影后行手术修补及血管重建术。

（2）室间隔穿孔：伴血流动力学失代偿者，提倡在血管扩张剂和利尿剂治疗及 IABP 支持下，早期或急诊手术治疗。如穿孔较小，无充血性心衰，血流动力学稳定，可保守治疗，6 周后择期手术。

（3）急性二尖瓣关闭不全：急性乳头肌断裂时突发左心衰和（或）低血压，主张用血管扩张剂、利尿剂及 IABP 治疗，在血流动力学稳定的情况下急诊手术。因左心室扩大或乳头肌功能不全者，应积极应用药物治疗心衰，改善心肌缺血并行血管重建术。

（七）恢复期处理

住院 3 ~ 4 周后，如病情稳定，体力增进，可考虑出院。近年主张出院前作症状限制性运动负荷心电图、放射性核素和（或）超声显像检查，如显示心肌缺血或心功能较差，宜行冠状动脉造影检查考虑进一步处理。心室晚电位检查有助于预测发生严重室性心律失常的可能性。

七、护理

（一）护理评估

1. 病史

发病前常有明显诱因，如精神紧张、情绪激动、过度体力活动、饱餐、高脂饮食、糖尿病未控制、感染、手术、大出血、休克等。少数在睡眠中发病。约有半数以上的患者过去有高血压及心绞痛史。部分患者则无明确病史及先兆表现，首次发展即是急性心肌梗死。

2. 身体状况

（1）先兆：约半数以上患者在梗死前数日至数周，有乏力、胸部不适、活动时心悸、气急、心绞痛等，最突出为心绞痛发作频繁，持续时间较长，疼痛较剧烈，甚至伴恶心、呕吐、大汗、心动过缓，硝酸甘油疗效差等，特称为梗前先兆。应警惕近期内发生心肌梗死的可能，要及时住院治疗。

（2）症状：急性心肌梗死的临床表现与梗死的大小、部位、发展速度及原来心脏的功能情况等有关。①疼痛：是最常见的起始症状。典型的疼痛部位和性质与心绞痛相似，但疼痛更剧烈，诱因多不明显，持续时间较长，多在 30 min 以上，也可达数小时或更长，休息和含服硝酸甘油多不能缓解。患者常烦躁不安、出汗、恐惧，或有濒死感。老年人、糖尿病患者以及脱水、休克患者常无疼痛。少数患者以休克、急性心力衰竭、突然晕厥为始发症状。部分患者疼痛位于上腹部，或者疼痛放射至下颌、颈部、背部上方，易被误诊，应与相关疾病鉴别。②全身症状：有发热和心动过速等。发热由坏死物质吸收所引起，一般在疼痛后 24 ~ 48 h 出现，体温一般在 38℃左右，持续约 1 周。③胃肠道症状：常伴有恶心、呕吐、肠胀气和消化不良，特别是下后壁梗死者。重症者可发生呃逆。④心律失常：见于 75% ~ 95% 的患者，以发病 24 h 内最多见，可伴心悸、乏力、头晕、晕厥等症状。其中以室性心律失常居多，可出现室性期前收缩、室性心动过速、心室颤动或加速性心室自主心律。如出现频发的、成对的、多源的和 R 落在 T 的室性期前收缩，或室性心动过速，常为心室颤动的先兆。室颤是急性心肌梗死早期主要的死因。室上性心律失常则较少，多发生在心力衰竭者中。缓慢型心律失常中以房室传导阻滞最为常见，束支传导阻滞和窦性心动过缓也较多见。⑤低血压和休克：见于约 20% ~ 30% 的患者。疼痛期的血压下降未必是休克。如疼痛缓解后收缩压仍低于 10.7 kPa（80 mmHg），伴有烦躁不安、面色苍白、皮肤湿冷、大汗淋漓、脉细而快、少尿、精神迟钝、甚或昏迷者，则为休克表现。休克多在起病后数小时至 1 周内发生，主要是心源性，为心肌收缩力减弱、心排血量急剧下降所致，尚有血容量不足、严重心律失常、周围血管舒缩功能障碍和酸中毒等因素参与。⑥心力衰竭：主要为急性左心衰竭。可在发病最初的几天内发生，或在疼痛、休克好转阶段出现。是因为心肌梗死后心脏收缩力显著减弱或不协调所致。患者可突然出现呼吸困难、咳泡沫痰、紫绀等，严重时可发生急性肺水肿，也可继而出现全心衰竭。

（3）体征。①一般情况：患者常呈焦虑不安或恐惧，手抚胸部，面色苍白，皮肤潮湿，呼吸增快；如左心功能不全时呼吸困难，常采半卧位或咯粉红色泡沫痰；发生休克时四肢厥冷，皮肤有蓝色斑纹。

多数患者于发病第 2 d 体温升高，一般在 38℃左右，1 周内退至正常。②心脏：心脏浊音界可轻至中度增大；心率增快或减慢；可有各种心律失常；心尖部第一心音常减弱，可出现第三或第四音奔马律；一般听不到心脏杂音，二尖瓣乳头肌功能不全或腱索断裂时心尖部可听到明显的收缩期杂音；室间隔穿孔时，胸骨左缘可闻及响亮的全收缩期杂音；发生严重的左心衰竭时，心尖部也可闻及收缩期杂音；约 1% ~ 20% 的患者可在发病 1 ~ 3 d 内出现心包摩擦音，持续数天，少数可持续 1 周以上。③肺部：发病早期肺底可闻及少数湿啰音，常在 1 ~ 2 d 内消失，啰音持续存在或增多常提示左心衰竭。

3. 实验室及其他检查

（1）心电图：可起到定性、定位、定期的作用。①透壁性心肌梗死典型改变是：出现异常、持久的 Q 波或 os 波。损伤型 ST 段的抬高，弓背向上与 T 波融合形成单向曲线，起病数小时之后出现，数日至数周回到基线。②T 波改变：起病数小时内异常增高，数日至 2 周左右变为平坦，继而倒置。但约有 5% ~ 10% 病例心电图表现不典型，其原因有小灶梗死，多处或对应性梗死，再发梗死，心内膜下梗死以及伴室内传导阻滞，心室肥厚或预激综合征等。以上情况可不出现坏死性 Q 波，只表现为 QRS 波群高度、ST 段、T 波的动态改变。另外，右心肌梗死，真后壁和局限性高侧壁心肌梗死，常规导联中不显示梗死图形，应加做特殊导联以明确诊断。

（2）心向量图：当心电图不能肯定诊断为心肌梗死时，往往可通过心向量图得到证实。

（3）超声心动图：超声心动图并不用来诊断急性心肌梗死，但对探查心肌梗死的各种并发症极有价值，尤其是室间隔穿孔破裂，乳头肌或腱索断裂或功能不全造成的二尖瓣关闭不全、脱垂、室壁瘤和心包积液。

（4）放射性核素检查：放射性核素心肌显影及心室造影 ^{99m}Tc 及 ^{131}I 等形成热点成像或 ^{201}T1、^{42}K 等冷点成像可判断梗死的部位和范围。用门电路控制 γ 闪烁照相法进行放射性核素血池显像，可观察壁动作及测定心室功能。

（5）心室晚电位（LPs）：心肌梗死时 LPs 阳性率 28% ~ 58%，其出现不似陈旧性心梗稳定，但与室速与室颤有关，阳性者应进行心电监护及予以有效治疗。

（6）磁共振成像（MRI 技术）：易获得清晰的空间隔像，故对发现间隔段运动障碍、间隔心肌梗死并发症较其他方法优越。

（7）实验室检查。

血常规：白细胞计数上升，达（10 ~ 20）× 10^9 g/L，中性粒细胞增至 75% ~ 90%。

红细胞沉降率：增快，可持续 1 ~ 3 周。

血清酶学检查：心肌细胞内含有大量的酶，受损时这些酶进入血液，测定血中心肌酶谱对诊断及估计心肌损害程度有十分重要的价值。常用的有：①血清肌酸磷酸激酶（CPK）。发病 4 ~ 6 h 在血中出现，24 h 达峰值，后很快下降，2 ~ 3 d 消失。②乳酸脱氢酶（LDH）。在起病 8 ~ 10 h 后升高，达到高峰时间在 2 ~ 3 d，持续 1 ~ 2 周恢复正常。其中 CPK 的同工酶 CPK-MB 和 LDH 的同工酶 CDH，诊断的特异性最高，其增高程度还能更准确地反映梗死的范围。

肌红蛋白测定：血清肌红蛋白升高出现时间比 CPK 略早，约在 4 h 左右，多数 24 h 即恢复正常；尿肌红蛋白在发病后 5 ~ 40 h 开始排泄，持续时间平均达 83 h。

（二）护理目标

1. 患者疼痛减轻。

2. 患者能遵医嘱服药，说出治疗的重要性。

3. 患者的活动量增加、心率正常。

4. 生命体征维持在正常范围。

5. 患者看起来放松。

（三）护理措施

1. 一般护理

（1）安置患者于冠心病监护病房（CCU），连续监测心电图、血压、呼吸 5 ~ 7 d，对行漂浮导管

检查者做好相应护理，询问患者有无心悸、胸闷、胸痛、气短、乏力、头晕等不适。

（2）病室保持安静、舒适，限制探视，有计划地护理患者，减少对患者的干扰，保证患者充足的休息和睡眠时间，防止任何不良刺激。据病情安置患者于半卧位或平卧位。第 1 ~ 3 d 绝对卧床休息，翻身、进食、洗漱、排便等均由护理人员帮助料理；第 4 ~ 6 d 可在床上活动肢体，无并发症者可在床上坐起，逐渐过渡到坐在床边或椅子上，每次 20 min，每日 3 ~ 5 次，鼓励患者深呼吸；第 1 ~ 2 周后开始在室内走动，逐步过渡到室外行走；第 3 ~ 4 周可试着上下楼梯或出院。病情严重或有并发症者应适当延长卧床时间。

（3）介绍本病知识和监护室的环境。关心、尊重、鼓励、安慰患者，以和善的态度回答患者提出的问题，帮助其树立战胜疾病的信心。

（4）给予低钠、低脂、低胆固醇、无刺激、易消化的饮食，少量多餐，避免进食过饱。

（5）心肌梗死患者由于卧床休息、消化功能减退、哌替啶或吗啡等止痛药物的应用，使胃肠功能和膀胱收缩无力抑制，易发生便秘和尿潴留。应予以足够的重视，酌情给予轻泻剂，嘱患者排便时勿屏气，避免增加心脏负担和导致附壁血栓脱落。排便不畅时宜加用开塞露，对 5 d 无大便者可保留灌肠或给低压盐水灌肠。对排尿不畅者，可采用物理或诱导法，协助排尿，必要时行导尿。

（6）吸氧：氧治疗可提高改善低氧血症，有利于心肌梗死的康复。急性期给患者高流量吸氧，持续 48 h。氧流量在每分钟 3 ~ 5 L，病情变化可延长吸氧时间。待疼痛减轻，休克解除，可减低氧流量。注意鼻导管的通畅，24 h 更换 1 次。如果合并急性左心衰竭，出现重度低氧血症时。死亡率较高，可采用加压吸氧或酒精除泡沫吸氧。

（7）防止血栓性静脉炎或深部静脉血栓形成：血栓性静脉炎表现为受累静脉局部红、肿、痛，可延伸呈条索状，多因反复静脉穿刺输液和多种药物输注所致。所以行静脉穿刺时应严格无菌操作，患者感觉输液局部皮肤疼痛或红肿，应及时更换穿刺部位，并予以热敷或理疗。下肢静脉血栓形成一般在血栓较大引起阻塞时才出现患肢肤色改变，皮肤温度升高和可凹性水肿。应注意每日协助患者做被动下肢活动 2 ~ 3 次，注意下肢皮肤温度和颜色的变化避免选用下肢静脉输液。

2. 病情观察与护理

急性心肌梗死系危重疾病、应早期发现危及患者生命的先兆表现，如能得到及时处理，可使病情转危为安。故需严密观察以下情况。

（1）血压：始发病时应 0.5 ~ 1 h 测量一次血压，随血压恢复情况逐步减少测量次数为每日 4 ~ 6 次，基本稳定后每日 1 ~ 2 次。若收缩压在 12 kPa（90 mmHg）以下，脉压减小，且音调低落，要注意患者的神志状态、脉搏、面色、皮肤色泽及尿量等，是否有心源性休克的发生。此时，在通知医生的同时，对休克者采取抗休克措施，如补充血容量，应用升压药、血管扩张剂以及纠正酸中毒，避免脑缺氧，保护肾功能等。有条件者应准备好中心静脉压测定或漂浮导管测定肺微血管楔嵌压设备，以正确应用输液量及调节液体滴速。

（2）心率、心律：在冠心病监护病房（CCU）进行连续的心电、呼吸监测，在心电监测示波屏上，应注意观察心率及心律变化。及时检出可能作为恶性心动过速先兆的任何室性期前收缩，以及室颤或完全性房室传导阻滞，严重的窦性心动过缓，房性心律失常等，如发现室性早搏为：①每分钟 5 次以上。②呈二、三联律。③多原性期前收缩。④室性早搏的 R 波落在前一次主搏的 T 波之上，均为转变阵发性室性心动过速及心室颤动的先兆，易造成心搏骤停。遇有上述情况，在立即通知医生的同时，需应用相应的抗心律失常药物，并准备好除颤器和人工心脏起搏器，协同医生抢救处理。

（3）胸痛：急性心肌梗死患者常伴有持续剧烈的胸痛，因此，应注意观察患者的胸痛程度，因剧烈胸痛可导致低血压，加重心肌缺氧，扩大梗死面积，引起心力衰竭、休克及心律失常。常用的止痛剂有罂粟碱肌肉注射或静脉滴注，硝酸甘油 0.6 mg 含服，疼痛较重者可用哌替啶或吗啡。在护理中应注意可能出现的药物不良反应，同时注意观察血压、尿量、呼吸及一般状态，确保用药的安全。

（4）呼吸急促：注意观察患者的呼吸状态，对有呼吸急促的患者应注意观察血压，皮肤黏膜的血循环情况,肺部体征的变化以及血流动力学和尿量的变化。发现患者有呼吸急促，不能平卧，烦躁不安，咳嗽，咯泡沫样血痰时，立即取半坐位，给予吸氧，准备好快速强心、利尿剂，配合医生按急性心力衰竭处理。

（5）体温：急性心肌梗死患者可有低热，体温在 37 ~ 38.5℃，多持续 3 d 左右。如体温持续升高，1 周后仍不下降，应疑有继发肺部或其他部位感染，及时向医生报告。

（6）意识变化：如发现患者意识恍惚，烦躁不安，应注意观察血流动力学及尿量的变化。警惕心源性休克的发生。

（7）器官栓塞：在急性心肌梗死第 1、2 周内，注意观察组织或脏器有无发生栓塞现象。因左心室内附壁血栓可脱落，而引起脑、肾、四肢、肠系膜等动脉栓塞，应及时向医生报告。

（8）心室膨胀瘤：在心肌梗死恢复过程中，心电图表现虽有好转，但患者仍有顽固性心力衰竭或心绞痛发作，应疑有心室膨胀瘤的发生。这是由于在心肌梗死区愈合过程中，心肌被结缔组织所替代，成为无收缩力的薄弱纤维瘢痕区。该区内受心腔内的压力而向外呈囊状膨出，造成心室膨胀瘤。应配合医生进行 X 线检查以确诊。

（9）心肌梗死后综合征：需注意在急性心肌梗死后 2 周、数月甚至 2 年内，可并发心肌梗死后综合征。表现为肺炎、胸膜炎和心包炎征象，同时也有发热、胸痛、血沉和白细胞升高现象，酷似急性心肌梗死的再发。这是由于坏死心肌引起机体自身免疫变态反应所致。如心肌梗死的特征性心电图变化有好转现象又有上述表现时，应做好 X 线检查的准备，配合医生做出鉴别诊断。因本病应用激素治疗效果良好，若因误诊而用抗凝药物，可导致心腔内出血而发生急性心包填塞。故应严密观察病情，在确诊为本病后，应向患者及家属做好解释工作，解除顾虑，必要时给患者应用镇痛及镇静剂；做好休息、饮食等生活护理。

（四）健康教育

1. 注意劳逸结合，根据心功能进行适当的康复锻炼。
2. 避免紧张、劳累、情绪激动、饱餐、便秘等诱发因素。
3. 节制饮食，禁忌烟酒、咖啡、酸辣刺激性食物，多吃蔬菜、蛋白质类食物，少食动物脂肪、胆固醇含量较高的食物。
4. 按医嘱服药，随身常备硝酸甘油等扩张冠状动脉药物，定期复查。
5. 指导患者及家属，病情突变时，采取简易应急措施。

第三节　原发性高血压

原发性高血压的病因复杂，不是单个因素引起，与遗传有密切关系，是环境因素与遗传相互作用的结果。要诊断高血压，必须根据患者与血压对照规定的高血压标准，在未服降压药的情况下，测两次或两次以上非同日多次重复的血压所得的平均值为依据，偶然测得一次血压增高不能诊断为高血压，必须重复和进一步观察。测得高血压时。要做相应的检查以排除继发性高血压，若患者是继发性高血压，未明确病因即当成原发性高血压而长期给予降压治疗，不但疗效差，而且原发性疾病严重发作常可危及生命。

一、一般表现

原发性高血压通常起病缓慢，早期常无症状，可以多年自觉良好而偶于体格检查时发现血压升高，少数患者则在发生心、脑、肾等并发症后才被发现。高血压患者可有头痛、眩晕、气急、疲劳、心悸、耳鸣等症状，但并不一定与血压水平呈正比。往往是在患者得知患有高血压后才注意到。

高血压病初期只是在精神紧张、情绪波动后血压暂时升高，随后可恢复正常，以后血压升高逐渐趋于明显而持久，但一天之内白昼与夜间血压水平仍可有明显的差异。

高血压病后期的临床表现常与心、脑、肾功能不全或器官并发症有关。

二、实验室检查

1. 为了原发性高血压的诊断、了解靶器官（主要指心、脑、肾、血管）的功能状态并指导正确选择药物治疗，必须进行下列实验室检查：血、尿常规、肾功能、血尿酸、脂质、糖、电解质、心电图、胸部 X 线和眼底检查。早期患者上述检查可无特殊异常，后期高血压患者可出现尿蛋白增多及尿常规异常，肾功能减退，胸部 X 线可见主动脉弓迂曲延长、左室增大，心电图可见左心室肥大劳损。部分患者可伴有血清总胆固醇、甘油三酯、低密度脂蛋白胆固醇的增高和高密度脂蛋白胆固醇的降低，亦常有血糖或尿酸水平增高。目前认为，上述生化异常可能与原发性高血压的发病机制有一定的内在联系。

2. 眼底检查有助于对高血压严重程度的了解，眼底分级法标准如下：Ⅰ级，视网膜动脉变细、反光增强；Ⅱ级，视网膜动脉狭窄、动静脉交叉压迫；Ⅲ级，上述血管病变基础上有眼底出血、棉絮状渗出；Ⅳ级，上述基础上出现视神经盘水肿。大多数患者仅为Ⅰ、Ⅱ级变化。

3. 动态血压监测（ABPM）与通常血压测量不同，动态血压监测是由仪器自动定时测量血压，可每隔 15 ~ 30 min 自动测压（时间间隔可调节），连续 24 h 或更长。可测定白昼与夜间各时间段血压的平均值和离散度，能较敏感、客观地反映实际血压水平。

正常人血压呈明显的昼夜波动，动态血压曲线呈双峰 - 谷，即夜间血压最低，清晨起床活动后血压迅速升高，在上午 6 ~ 10 时及下午 4 ~ 8 时各有一高峰，继之缓慢下降。中、轻度高血压患者血压昼夜波动曲线与正常类似，但血压水平较高。早晨血压升高可伴有血儿茶酚胺浓度升高，血小板聚集增加及纤溶活性增高会变化，可能与早晨较多发生心脑血管急性事件有关。

血压变异性和血压昼夜节律与靶器官损害及预后有较密切的关系，即伴明显靶器官损害或严重高血压患者其血压的昼夜节律可消失。

目前尚无统一的动态血压正常值，但可参照采用以下正常上限标准：24 h 平均血压值 <17.33/10.66 kPa，白昼均值 <18/11.33 kPa，夜间 <16.66/10 kPa。夜间血压均值比白昼降低 >10%，如降低不及 10%，可认为血压昼夜节律消失。

动态血压监测可用于：诊断"白大衣性高血压"，即在诊所内血压升高，而诊所外血压正常；判断高血压的严重程度，了解其血压变异性和血压昼夜节律；指导降压治疗和评价降压药物疗效；诊断发作性高血压或低血压。

三、原发性高血压危险度的分层

原发性高血压的严重程度并不单纯与血压升高的水平有关，必须结合患者总的心血管疾病危险因素及合并的靶器官损害做全面的评价，治疗目标及预后判断也必须以此为基础。心血管疾病危险因素包括吸烟、高脂血症、糖尿病、年龄 >60 岁、男性或绝经后女性、心血管疾病家族史（发病年龄女性 <65 岁，男性 <55 岁）。靶器官损害及合并的临床疾病包括心脏疾病（左心室肥大、心绞痛、心肌梗死、既往曾接受冠状动脉旁路手术、心力衰竭），脑血管疾病（脑卒中或短暂性脑缺血发作），肾脏疾病（蛋白尿或血肌肝升高），周围动脉疾病，高血压视网膜病变（大于等于Ⅲ级）。危险度的分层是把血压水平及危险因素及合并的器官受损情况相结合分为低、中、高和极高危险组。治疗时不仅要考虑降压，还要考虑危险因素及靶器官损害的预防及逆转。

低度危险组：高血压 1 级，不伴有上列危险因素，治疗以改善生活方式为主，如 6 个月后无效，再给药物治疗。

中度危险组：高血压 1 级伴 12 个危险因素或高血压 2 级不伴有或伴有不超过 2 个危险因素者。治疗除改善生活方式外，给予药物治疗。

高度危险组：高血压 1 ~ 2 级伴至少 3 个危险因素者，必须药物治疗。

极高危险组：高血压 3 级或高血压 1 ~ 2 级伴靶器官损害及相关的临床疾病者（包括糖尿病），必须尽快给予强化治疗。

四、临床类型

原发性高血压大多起病及进展均缓慢，病程可长达十余年至数十年，症状轻微，逐渐导致靶器官损害。但少数患者可表现为急进重危，或具特殊表现而构成不同的临床类型。

（一）高血压急症

是指高血压患者血压显著的或急剧的升高 [收缩压 >26.66 kPa（200 mmHg），舒张压 >17.33 kPa（130 mmHg）]，常同时伴有心、脑、肾及视网膜等靶器官功能损害的一种严重危及生命的临床综合征，其舒张压 >18.67 ~ 20 kPa 和（或）收缩压 >29.33 kPa，无论有无症状，也应视为高血压急症。高血压急症包括高血压脑病、高血压危象、急进型高血压、恶性高血压，高血压合并颅内出血、急性冠状动脉功能不全、急性左心衰竭、主动脉夹层血肿以及子痫、嗜铬细胞瘤危象等。

（二）恶性高血压

约 1% ~ 5% 的中、重度高血压患者可发展为恶性高血压，其发病机制尚不清楚，可能与不及时治疗或治疗不当有关。病理上以肾小动脉纤维样坏死为突出特征。临床特点：①发病较急骤；多见于中、青年。②血压显著升高，舒张压持续 >17.33 kPa，③头痛、视力模糊、眼底出血、渗出和乳头水肿。④肾脏损害突出，表现为持续蛋白尿、血尿及管型尿，并可伴肾功能不全。⑤进展迅速，如不给予及时治疗，预后不佳，可死于肾衰竭、脑卒中或心力衰竭。

（三）高血压危重症

1. 高血压危象

在高血压病程中，由于周围血管阻力的突然上升，血压明显升高，出现头痛、烦躁、眩晕、忍心、呕吐、心悸、气急及视力模糊等症状。伴靶器官病变者可出现心绞痛、肺水肿或高血压脑病。血压以收缩压显著升高为主，也可伴舒张压升高。发作一般历时短暂、控制血压后病情可迅速好转；但易复发。危象发作时交感神经活动亢进，血中儿茶酚胺升高。

2. 高血压脑病

高血压脑病是指在高血压病程中发生急性脑血液循环障碍，引起脑水肿和颅内压增高而产生的临床征象。发生机制可能为过高的血压突破了脑血管的自身调节机制，导致脑灌注过多，液体渗入脑血管周围组织，引起脑水肿。临床表现有严重头痛、呕吐、神志改变，较轻者可仅有烦躁、意识模糊，严重者可发生抽搐、昏迷。

（四）急进型高血压

约占高血压患者中 1% ~ 8%，多见于年轻人，男性居多。临床特点：①收缩压，舒张压均持续升高，舒张压常持续 ≥ 17.3 kPa（130 mmHg），很少有波动。②症状多而明显进行性加重，有一些患者高血压是缓慢病程，但后突然迅速发展，血压显著升高。③出现严重的内脏器官的损害，常在 1 ~ 2 年内发生心、脑、肾损害和视网膜病变，出现脑卒中、心梗、心衰、尿毒症及视网膜病变（眼底Ⅲ级以上改变）。

（五）缓进型高血压

这种类型占 95% 以上，临床上又称之为良性高血压。因其起病隐匿，病情发展缓慢，病程较长，可达数十年，多见于中老年人。临床表现：①早期可无任何明显症状，仅有轻度头痛或不适，休息之后可自行缓解。偶测血压时才发现高血压。②逐渐发展，患者表现为头痛、头晕、失眠、乏力、记忆力减退症状，血压也随着病情发展是逐步升高并趋向持续性，波动幅度也随之减小并伴随着心、脑、肾等器官的器质性损害。

此型高血压病由于病程长，早期症状不明显所以患者容易忽视其治疗，思想上不重视，不能坚持服药，最终造成不可逆的器官损害，危及生命。

（六）老年人高血压

年龄超过 60 岁达高血压诊断标准者即为老年人高血压。临床特点：①半数以上以收缩压为主；即单纯收缩期高血压（收缩压 >18.66 kPa；舒张压 <12 kPa），此与老年人大动脉弹性减退、顺应性下降有关，使脉压增大。流行病资料显示，单纯收缩压的升高也是心血管病致死的重要危险因素。②部分老年人高血压是由中年原发性高血压延续而来，属收缩压和舒张压均增高的混合型。③老年人高血压患者心、脑、肾器官常有不同程度损害，靶器官并发症如脑卒中、心衰、心肌梗死和肾功能不全较为常见。④老年人压力感受路敏感性减退；对血压的调节功能降低、易造成血压波动及体位性低血压，尤其在使用降压药物治疗时要密切观察。老年人选用高血压药物时宜选用平和、缓慢的制剂，如利尿剂和长效钙拮抗

剂及 ACEI 等；常规给予抗凝剂治疗；定期测量血压以予调整剂量。

（七）难治性高血压

难治性高血压又称顽固性或有抵抗性的高血压。临床特点：①治疗前血压 ≥ 24/15.32 kPa，经过充分的、合理的、联合应用三种药物（包括利尿剂），血压仍不能降至 21.33/7.5 kPa 以下。②治疗前血压 <24/15.33 kPa，而适当的三联药物治疗仍不能达到：<18.66/12 kPa，则被认为是难治性高血压，③对于老年单纯收缩期高血压，如治疗前收缩压 >26.66 kPa，经三联治疗，收缩压不能降至 22.66 kPa 以下，或治疗前收缩压 21.33 ~ 26.66 kPa，而治疗后不能降至 21.33 kPa 以下及至少低 1.33 kPa，亦称为难治性高血压。

充分的合理的治疗应包括至少三种不同药理作用的药物，包括利尿剂并加之以下两种：β 阻断剂、直接的血管扩张药，钙拮抗剂或血管紧张素转化酶抑制剂。应当说明的是，并不是所有严重的高血压都是难治性高血压，也不是难治性高血压都是严重高血压。

诊断难治性高血压应排除假性高血压及白大衣高血压，并排除继发性高血压，如嗜铬细胞瘤、原发性醛固酮增生症、肾血管性高血压等；中年或老年患者过去有效的治疗以后变得无效，则强烈提示肾动脉硬化及狭窄，肾动脉造影可确定诊断肾血管再建术可能是降低血压的唯一有效方法。

难治性高血压的主要原因可能有以下几种：①患者的依从性不好即患者没有按医生的医嘱服药，这可能是最主要的原因。依从性不好的原因可能药物方案复杂或服药次数频繁，患者未认识到控制好血压的重要性，药物费用及不良反应等。②患者食盐量过高（>5 g/d），或继续饮酒，体重控制不理想。应特别注意来自加工食品中的盐，如咸菜、罐头、腊肉、香肠、酱油、酱制品、咸鱼、成豆制品等，应劝说患者戒烟、减肥，肥胖者减少热量摄入量。③医生不愿使用利尿药或使用多种作用机制相同的药物。④药物相互作用，如阿司匹林或非类固醇消炎药因抑制前列腺素合成而干扰高血压的控制，拟交感胺类可使血压升高，麻黄素、口服避孕药、雄性激素、过多的甲状腺素、糖皮质激素等可使血压升高或加剧原先的高血压；消胆胺可妨碍抗高血压药物的经肠道吸收。三环类抗忧郁药，苯异丙胺、抗组胺、单胺氧化酶抑制剂及可卡因干扰胍乙啶的药理作用。

（八）儿童高血压

关于儿童高血压的诊断标准尚未统一。WHO 规定：13 岁以上正常上限为 18.66/12 kPa，13 岁以下则为 18/11.33 kPa。

儿童血压测量方法与成年人有所不同：①舒张压以 Korotloff 第四音为准。②根据美国心脏病协会规定，使用袖带的宽度为：1 岁以下为 2.5 cm，1 ~ 4 岁 5 ~ 6 cm，5 ~ 8 岁 8 ~ 9 cm，成人 12.5 cm，否则将会低估或高估血压的高度。

诊断儿童高血压应十分慎重，特别是轻度高血压者应加强随访。一经确诊为儿童高血压后，首先除外继发性高血压。继发性高血压中最常见的病因是肾脏疾病，其次是肾动脉血栓、肾动脉狭窄、先天性肾动脉异常、主动脉缩窄、嗜铬细胞瘤等。

临床特点：①5% 的患者有高血压的家族史。②早期一般无明显症状，部分患者可有头痛，尤在剧烈运动时易发生。③超体重肥胖者达 50%。④平素心动过速，心前区搏动明显，呈现高动力循环状态。⑤尿儿茶酚胺水平升高，尿缓激肽水平降低，血浆肾素活性轻度升高，交感神经活性增高。⑥对高血压的耐受力强，一般不引起心、肾、脑及眼底的损害。

（九）青少年高血压

青少年时期高血压的研究已越来越被人们重视。大量调查发现，青少年原发性高血压起源于儿童期，并认为青少年高血压与成人高血压及并发症有密切关系，同儿童期高血压病因相似，常见于继发性高血压，在青春期继发性高血压病例中，肾脏疾病仍然是主要的病因。大量的调查发现青少年血压与年龄有直接相关，青少年高血压诊断标准在不同时间（每次间隔 3 个月以上）三次测量坐位血压，收缩压和（或）舒张压高于 95 百分位以上可诊断为高血压，见（表 4-1）。

表 4-1　我国青少年年龄血压百分位值表

年龄	男性 /P95	女性 /P95
1 ~ 12	128/81	119/82
13 ~ 15	133/84	124/81
16 ~ 18	136/89	127/82

（十）精神紧张性高血压

交感神经系统在发病中起着重要作用。交感神经系统活性增强可导致：①血浆容量减少，血小板聚集，因而易诱发血栓形成。②激活肾素 – 血管紧张素系统，再加上儿茶酚胺的作用，引起左室肥厚的血管肥厚，肥厚的血管更易引起血管痉挛。③副交感神经系统活性较低和交感神经系统活性增强，是易引起心律失常，心动过速的因素。④降低骨骼肌对胰岛素的敏感性，其主要机制为：在紧急情况下；交感神经系统活性增高引起血管收缩，导致运输至肌肉的葡萄糖减少；去甲肾上腺素刺激 β 受体也可引起胰岛素耐受，持续的交感神经系统还可以造成肌肉纤维类型由胰岛素耐受性慢收缩纤维转变成胰岛素耐受性快收缩纤维，这些变化可致血浆胰岛素浓度水平升高，并促进动脉粥样硬化。

（十一）白大衣性高血压

白大衣性高血压（WCH）是指在诊疗单位内血压升高，但在诊疗单位外血压正常。有人估计，在高血压患者中，约有 20% ~ 30% 为白大衣高血压，故近年来提出患者自我血压监测（HBPM）。HBPM有下列好处：①能更全面更准确地反应患者的血压。②没有"白大衣效应"。③提高患者服药治疗和改变生活方式的顺从性。④无观察者的偏倚现象。自测血压可使用水银柱血压计，亦可使用动态血压监测（ABPM）的方法进行判断。有人认为"白大衣高血压"也应予以重视，它可能是早期高血压的表现之一。我国目前的参考诊断标难为 WCH 患者诊室收缩压 >21.33 kPa 和（或）舒张压 >12 kPa 并且白昼动态血压收缩压 <18 kPa，舒张压 <10.66 kPa，这还需要经过临床的验证和评价。

"白大衣性高血压"多见于女性、年轻人、体型瘦以及诊所血压升高、病程较短者。在这类患者中，规律性的反复出现的应激方式。例如，上班工作，不会引起血压升高。ABPM有助于诊断"白大衣性高血压"。其确切的自然史与预后还不很清楚。

（十二）应激状态

偏快的心率是处于应激状态的一个标志，心动过速是交感神经活性增高的一个可靠指标，同时也是心血管病死亡率的一个独立危险因素。心率增快与血压升高、胆固醇升高、甘油三酯升高、血球压积升高、体重指数升高、胰岛素抵抗、血糖升高、高密度脂蛋白—胆固醇降低等密切相关。

（十三）夜间高血压

24 h 动态血压监测发现部分患者的血压正常节律消失，夜间收缩压或舒张压的降低小于日间血压平均值的 10%，甚至夜间血压反高于日间血压。夜间高血压常见于某些继发性高血压（如嗜铬细胞瘤、原发性醛固酮增多症、肾性高血压）、恶性高血压和合并心肌梗死、脑卒中的原发性高血压。夜间高血压的产生机制与神经内分泌正常节律障碍、夜间上呼吸道阻塞、换气过低和睡眠觉醒有关，其主要症状是响而不规则的打鼾、夜间呼吸暂停及日间疲乏和嗜睡。这种患者常伴有超重、易发生脑卒中、心肌梗死、心律失常和猝死。

（十四）肥胖型高血压

肥胖者易患高血压，其发病因素是多方面的，伴随的危险因素越多，则预后越差。本型高血压患者心、肾、脑、肺功能均较无肥胖者更易受损害，且合并糖尿病、高脂血症、高尿酸血症者多，患冠心病、心力衰竭、肾功能障碍者明显增加。

（十五）夜间低血压性高血压

夜间低血压性高血压是指日间为高血压（特别是老年收缩期性高血压），夜间血压过度降低，即夜间较日间血压低超过 20%。其发病机制与血压调节异常、血压节律改变有关。该型高血压易发生腔隙性脑梗死，可能与夜间脑供血不足、高凝状态有关。治疗应注意避免睡前使用降压药（尤其是能使夜间血压明显降低的药物）。

（十六）顽固性高血压

顽固性高血压是指高血压患者服用三种以上的不同作用机制的全剂量降压药物，测量血压仍不能控制在 18.66/12.66 kPa 以下或舒张压（DBP）≥ 13.33 kPa，老年患者血压仍 >21.33/12 kPa，或收缩压（SBP）不能降至 18.66 kPa 以下。顽固性高血压的原因：①治疗不当。应采用不同机制的降压药物联合应用。②对药物的不能耐受。由于降压药物引起不良反应；而中断用药，常不服药或间断服药，造成顺应性差。③继发性高血压。当患者血压明显升高并对多种治疗药物呈抵抗状态的，应考虑排除继发因素。常见肾动脉狭窄、肾动脉粥样斑块形成、肾上腺疾病等。④精神因素。工作繁忙造成白天血压升高，夜间睡眠时血压正常。⑤过度摄钠。尤其对高血压人群中，约占 50% 的盐敏感性高血压。例如，老年患者和肾功能减退者，盐摄入量过高更易发生顽固性高血压，而低钠饮食可改善其对药物的抵抗性。

五、护理评估

（一）病史

应注意询问患者有无高血压家族史，个性特征，职业、人际关系、环境中有无引发本病的应激因素，生活与饮食习惯、烟酒嗜好，有无肥胖、心脏病、肾脏病、糖尿病、高脂血症、痛风、支气管哮喘等病史及用药情况。

（二）身体状况

高血压病根据起病和病情进展缓急分为缓进型和急进型两类，前者多见，后者约占高血压病的 1% ～ 5%。

1. 一般表现

缓进型原发性高血压起病隐匿，病程进展缓慢，早期多无症状，偶在体格检查时发现血压升高，少数患者在发生心、脑、肾等并发症后才被发现。高血压患者可在精神紧张、情绪激动或劳累后有头晕、头痛、眼花、耳鸣、失眠、乏力、注意力不集中等症状，但症状与血压增高程度并不一定一致。

患者血压随季节、昼夜、情绪等因素有较大波动，表现为冬季较夏季高、清晨较夜间高、激动时较平静时高等特点。体检时可听到主动脉瓣区第二心音亢进、主动脉瓣区收缩期杂音，少数患者在颈部或腹部可听到血管杂音。长期持续高血压可有左心室肥厚。

高血压病早期血压仅暂时升高，去除原因和休息后可恢复，称为波动性高血压阶段。随病情进展，血压呈持久增高，并有脏器受损表现。

2. 并发症

主要表现心、脑、肾等重要器官发生器质性损害和功能性障碍。

（1）心脏：血压长期升高，增加了左心室的负担。左室因代偿而心肌肥厚，继而扩张，形成高血压性心脏病。在心功能代偿期，除有劳累性心悸外，其他症状不明显。心功能失代偿时，则表现为心力衰竭。由于高血压后期可并发动脉粥样硬化，故部分患者可并发冠心病，发生心绞痛、心肌梗死。

（2）脑：重要的脑血管病变表现有，一时性（间歇性）脑血管痉挛：可使脑组织缺血，产生头痛、一时性失语、失明、肢体活动不灵或偏瘫。可持续数分钟至数日，一般在 24 h 内恢复。①脑出血：一般在紧张的体力或脑力劳动时容易发生。例如，情绪激动、搬重物等时突然发生。其临床表现因出血部位不同而异，最常见的部位在脑基底节豆状核，故常损及内囊，又称内囊出血。其主要表现为突然摔倒，迅速昏迷，头、眼转向出血病灶的同侧，出血病灶对侧的"三偏"症状，即偏瘫、偏身感觉障碍和同侧偏盲。呼吸深沉而有鼾声，大小便失禁。瘫痪肢体开始完全弛缓，腱反射常引不出。数日后瘫痪肢体肌张力增高，反射亢进，出现病理反射。脑动脉血栓形成：多在休息睡眠时发生，常先有头晕、失语、肢体麻木等症状，然后逐渐发生偏瘫，一般无昏迷。随病情进展，可发生昏迷甚至死亡。上述脑血管病变的表现，祖国医学统称为"中风"或"卒中"，现代医学统称为"脑血管意外"。②高血压脑病：是指脑小动脉发生持久而严重的痉挛、脑循环发生急性障碍，导致脑水肿和颅内压增高，可发生于急进型或严重的缓进型高血压病患者。表现血压持续升高，常超过 26.7/16.0 kPa（200/120 mmHg），剧烈头痛、恶心、呕吐、眩晕、抽搐、视力模糊、意识障碍直至昏迷。发作可短至数分钟，长者可达数小时或数日。

（3）肾的表现：长期高血压可致肾小动脉硬化，当肾功能代偿时，临床上无明显肾功能不全表现。当肾功能转入失代偿期时，可出现多尿、夜尿增多、口渴、多饮，提示肾浓缩功能减低，尿比重固定在1.010左右，称为等渗尿。当肾功能衰退时，可发展为尿毒症，血中肌肝、尿素氮增高。

（4）眼底视网膜血管改变：目前我国采用Keith-Wegener 4级眼底分级法。Ⅰ级，视网膜动脉变细；Ⅱ级，视网膜动脉狭窄，动脉交叉压迫；Ⅲ级，眼底出血或棉絮状渗出；Ⅳ级，视神经盘水肿。眼底的改变可反映高血压的严重程度。

3. 急进型高血压病

急进型高血压占高血压病的1%左右，可由缓进型突然转变而来，也可起病即为急进型。多见于青年和中年。基本的临床表现与缓进型高血压病相似，但各种症状更为突出，具有病情严重、发展迅速、肾功能急剧恶化和视网膜病变（眼底出血、渗出、乳头水肿）等特点。血压显著增高，舒张压持续在17.3 ~ 18.6 kPa（130 ~ 140 mmHg）或更高，常于数月或1 ~ 2年内出现严重的心、脑、肾损害、最后常为尿毒症死亡，也可死于急性脑血管疾病或心力衰竭。经治疗后，少数病情亦可转稳定。

高血压危象：是指短期内血压急剧升高的严重临床表现。它是在高血压的基础上，交感神经亢进致周围小动脉强烈痉挛，这是血压进一步升高的结果，常表现为剧烈头痛、神志改变、恶心、呕吐、心悸、呼吸困难等。收缩压可高达34.7 kPa（260 mmHg），舒强压16 kPa（120 mmHg）以上。

（三）实验室及其他检查

1. 尿常规检查

可阴性或有少量蛋白和红细胞，急进型高血压患者尿中常有大量蛋白、红细胞和管型，肾功能减退时尿比重降低，尿浓缩和稀释功能减退，血中肌酐和尿素氮增高。

2. X线检查

轻者主动脉迂曲延长或扩张、并发高血压性心脏病时，左心室增大，心脏至靴形样改变。

3. 超声波检查

心脏受累时，二维超声显示：早期左室壁搏动增强，第Ⅱ期多见室间隔肥厚，继则左心室后型肥厚；左心房轻度扩大；超声多普勒于二尖瓣上可测出舒张期血流速度减慢，舒张末期速度增快。

4. 心电图和心向量图检查

心脏受累的患者又可见左心室增厚或兼有劳损，P波可增宽或有切凹，P环振幅增大，特别终末向后电力更为明显。偶有心房颤动或其他心律失常。

5. 血浆肾素活性和血管紧张素Ⅱ浓度测定

两者可增高，正常或降低。

6. 血浆心钠素浓度测定

心钠素浓度降低。

六、护理目标

1. 头痛减轻或消失。
2. 焦虑减轻或消失。
3. 血压维持在正常水平，未发生意外伤害。
4. 能建立良好的生活方式，合理膳食。

七、护理措施

（一）一般护理

1. 头痛、眩晕、视力模糊的患者应卧床休息，抬高床头，保证充足的睡眠。指导患者使用放松技术，如缓慢呼吸、心理训练、音乐治疗等，避免精神紧张、情绪激动和焦虑，保持情绪平稳。保持病室安静，减少声光刺激和探视，护理操作动作要轻巧并集中进行，少打扰患者。对因焦虑而影响睡眠的患者遵医嘱应用镇静剂。

2. 有氧运动可降压减肥、改善脏器功能、提高活动耐力、减轻胰岛素抵抗，指导轻症患者选择适当的运动，如慢跑、健身操、骑自行车、游泳等（避免竞技性、力量型的运动），一般每周 3 ~ 5 次，每次 30 ~ 40 min，出现头晕、心慌、气短、极度疲乏等症状时应立即停止运动。

3. 合理膳食，每日摄钠量不超过 6 g，减少热量、胆固醇、脂肪摄入，适当增加蛋白质，多吃蔬菜、水果，摄入足量的钾、镁、钙，避免过饱，戒烟酒及刺激性的饮料，可以降低血压，减轻体重，防止高血脂和动脉硬化，防止便秘，减轻心脏负荷。

（二）病情观察与护理

1. 注意神志、血压、心率、尿量、呼吸频率等生命体征的变化，每日定时测量并记录血压。血压有持续升高时，密切注意有无剧烈头痛、呕吐、心动过速、抽搐等高血压脑病和高血压危象的征象。出现上述现象时应给予氧气吸入，建立静脉通路，通知病危，准备各种抢救物品及急救药物，详细书写特别护理记录单；配合医生采取紧急抢救措施，加快速降压、制止抽搐，以防脑血管疾病的发生。

2. 注意用药及观察：高血压患者服药后应注意观察服药反应，并根据病情轻重、血压的变化决定用药剂量与次数，详细做好记录。若有心、脑、肾严重并发症，则药物降压不宜过快，否则供血不足易发生危险。血压变化大时，要立即报告医师予以及时处理。要告诉患者按时服药及观察，忌乱用药或随意增减剂量与擅自停药。用降压药期间要经常测量血压并做好记录，以提供治疗参考，注意起床动作要缓慢，防止体位性低血压引起摔倒。用利尿剂降压时注意记出入量，排尿多的患者应注意补充含钾高的食物和饮料，如玉米面、海带、蘑菇、枣、桃、香蕉、橘子汁等。用普萘洛尔（心得安）药物要逐渐减量、停药，避免突然停用引起心绞痛发作。

3. 患者如出现肢体麻木，活动欠灵，或言语含糊不清时，应警惕高血压并发脑血管疾病。对已有高血压心脏病者，要注意有无呼吸困难、水肿等心力衰竭表现；同时检查心率、心律有无心律失常的发生。观察尿量及尿的化验变化，以发现肾脏是否受累。发现上述并发症时，要协助医生相应的治疗及做好护理工作。

4. 高血压急症时，应迅速准确按医嘱给予降压药、脱水剂及镇痉药物，注意观察药物疗效及不良反应，严格按药物剂量调节滴速，以免血压骤降引起意外。

5. 出现脑血管意外、心力衰竭、肾衰竭者，给予相应抢救配合。

八、健康教育

1. 向患者提供有关本病的治疗知识，注意休息和睡眠，避免劳累。

2. 同患者共同讨论改变生活方式的重要性，低盐、低脂、低胆固醇、低热量饮食，禁烟、酒及刺激性饮料。肥胖者节制饮食。

3. 教会患者进行自我心理平衡调整，自我控制活动量，保持良好的情绪，掌握劳逸适度，懂得愤怒会使舒张压升高，恐惧焦虑会使收缩压升高的道理，并竭力避免之。

4. 定期、准确、及时服药，定期复查。

5. 保持排便通畅，规律的性生活，避免婚外性行为。

6. 教会患者怎样测量血压及记录。让患者掌握药物的作用及不良反应，告诉患者不能突然停药。

7. 指导患者适当地进行运动，可增加患者的健康感觉和松弛紧张的情绪，增高 HDL-C。推荐作渐进式的有氧运动，如散步、慢跑；也可打太极拳、练气功；避免举高重物及做等长运动（如举重、哑铃）。

第五章　消化内科疾病护理

第一节　反流性食管炎

反流性食管炎（reflux esophagitis，RE）是指胃、十二指肠内容物反流入食管所引起的食管黏膜炎症、糜烂、溃疡和纤维化等病变，甚至引起咽喉、气道等食管以外的组织损害。其发病男性多于女性，男女比例大约为（2～3）：1，发病率为1.92%。随着年龄的增长，食管下段括约肌收缩力的下降，胃、十二指肠内容物自发性反流，而使老年人反流性食管炎的发病率有所增加。

一、病因与发病机制

（一）抗反流屏障削弱

食管下括约肌是指食管末端3～4 cm长的环形肌束。正常人静息时压力为10～30 mmHg（1.3～4.0 kPa），为一高压带，防止胃内容物反流入食管。由于年龄的增长，机体老化导致食管下括约肌的收缩力下降引起食物反流。一过性食管下括约肌松弛也是反流性食管炎的主要发病机制。

（二）食管清除作用减弱

正常情况下，一旦发生食物的反流，大部分反流物通过1～2次食管自发和继发性的蠕动性收缩将食管内容物排入胃内，即容量清除，剩余的部分则由唾液缓慢地中和。老年人食管蠕动缓慢和唾液产生减少，影响了食管的清除作用。

（三）食管黏膜屏障作用下降

反流物进入食管后，可以凭借食管上皮表面黏液、不移动水层和表面HCO_3^-、复层鳞状上皮等构成上皮屏障，以及黏膜下丰富的血液供应构成的后上皮屏障，发挥其抗反流物对食管黏膜损伤的作用。随着机体老化，食管黏膜逐渐萎缩，黏膜屏障作用下降。

二、护理评估

（一）健康史
询问患者的饮食结构及习惯、有无长期服用药物史。

（二）身体评估
1. 反流症状

反酸、反食、反胃（指胃内容物在无恶心和不用力的情况下涌入口腔）、暖气等，多在餐后明显或加重，平卧或躯体前屈时易出现。

2. 反流物引起的刺激症状

胸骨后或剑突下烧灼感、胸痛、吞咽困难等。常由胸骨下段向上伸延，常在餐后1 h出现，平卧、弯腰或腹压增高时可加重。反流物刺激食管痉挛导致胸痛，常发生在胸骨后或剑突下。严重时可为剧烈刺痛，可放射到后背、胸部、肩部、颈部、耳后，有的酷似心绞痛的特点。

3. 其他症状

咽部不适，有异物感、棉团感或堵塞感，可能与酸反流引起食管上段括约肌压力升高有关。

4. 并发症

（1）上消化道出血：因食管黏膜炎症、糜烂及溃疡可以导致上消化道出血。

（2）食管狭窄：食管炎反复发作致使纤维组织增生，最终导致瘢痕性狭窄。

（3）Barrett 食管：在食管黏膜的修复过程中，食管 – 贲门交界处 2 cm 以上的食管鳞状上皮被特殊的柱状上皮取代，称之为 Barrett 食管。Barrett 食管发生溃疡时，又称 Barrett 溃疡。Barrett 食管是食管癌的主要癌前病变，其腺癌的发生率较正常人高 30 ~ 50 倍。

（三）辅助检查

1. 内镜检查

内镜检查是反流性食管炎最准确、最可靠的诊断方法，能判断其严重程度和有无并发症，结合活检可与其他疾病相鉴别。

2. 24 h 食管 pH 监测

应用便携式 pH 记录仪在生理状态下对患者进行 24 h 食管 pH 连续监测，可提供食管是否存在过度酸反流的客观依据。在进行该项检查前 3 日，应停用抑酸药与促胃肠动力的药物。

3. 食管吞钡 X 线检查

对不愿意接受或不能耐受内镜检查者行该检查。严重患者可发现阳性 X 线征。

（四）心理社会状况

反流性食管炎长期持续存在，病情反复、病程迁延，因此患者会出现食欲缺乏，体重下降，导致患者心情烦躁、焦虑；合并消化道出血时会使患者紧张、恐惧。应注意评估患者的情绪状态及对本病的认知程度。

三、常见护理诊断及问题

（一）疼痛：胸痛

与胃食管黏膜炎性病变有关。

（二）营养失调：低于机体需要量

与害怕进食、消化吸收不良等有关。

（三）有体液不足的危险

与合并消化道出血引起活动性体液丢失、呕吐及液体摄入量不足有关。

（四）焦虑

与病情反复、病程迁延有关。

（五）知识缺乏

缺乏对反流性食管炎病因和预防知识的了解。

四、诊断要点与治疗原则

（一）诊断要点

临床上有明显的反流症状，内镜下有反流性食管炎的表现，食管过度酸反流的客观依据即可做出诊断。

（二）治疗原则

以药物治疗为主，对药物治疗无效或发生并发症者可做手术治疗。

1. 药物治疗

目前多主张采用递减法，即开始使用质子泵抑制剂加促胃肠动力药，迅速控制症状，待症状控制后再减量维持。

（1）促胃肠动力药：目前主要常用的药物是西沙必利。常用量为每次 5 ～ 15 mg，每天 3 ～ 4 次，疗程 8 ～ 12 周。

（2）抑酸药。①H_2受体拮抗剂（H_2RA）：西咪替丁 400 mg、雷尼替丁 150 mg、法莫替丁 20 mg，每日 2 次，疗程 8 ～ 12 周。②质子泵抑制剂（PPI）：奥美拉唑 20 mg、兰索拉唑 30 mg、泮托拉唑 40 mg、雷贝拉唑 10 mg 和埃索美拉唑 20 mg，一日 1 次，疗程 4 ～ 8 周。③抗酸药：仅用于症状轻、间歇发作的患者作为临时缓解症状用。反流性食管炎有并发症或停药后很快复发者，需要长期维持治疗。H_2RA、西沙必利、PPI 均可用于维持治疗，其中以 PPI 效果最好。维持治疗的剂量因患者而异，以调整至患者无症状的最低剂量为合适剂量。

2. 手术治疗

手术为不同术式的胃底折叠术。手术指征为：①严格内科治疗无效。②虽经内科治疗有效，但患者不能忍受长期服药。③经反复扩张治疗后仍反复发作的食管狭窄。④确证由反流性食管炎引起的严重呼吸道疾病。

3. 并发症的治疗

（1）食管狭窄：大部分狭窄可行内镜下食管扩张术治疗。扩张后予以长程 PPI 维持治疗可防止狭窄复发。少数严重瘢痕性狭窄需行手术切除。

（2）Barrett 食管：药物治疗是预防 Barrett 食管发生和发展的重要措施，必须使用 PPI 治疗及长期维持。

五、护理措施

（一）一般护理

为减少平卧时及夜间反流可将床头抬高 15 ～ 20 cm。避免睡前 2 h 内进食，白天进餐后亦不宜立即卧床。应避免食用使食管下括约肌压力降低的食物和药物，如高脂肪、巧克力、咖啡、浓茶及硝酸甘油、钙拮抗剂等。应戒烟及禁酒。减少一切影响腹压增高的因素，如肥胖、便秘、紧束腰带等。

（二）用药护理

遵医嘱给予药物治疗，注意观察药物的疗效及不良反应。

1. H_2受体拮抗剂

药物应在餐中或餐后即刻服用，若需同时服用抗酸药，则两药应间隔 1 h 以上。若静脉给药应注意控制速度，过快可引起低血压和心律失常。西咪替丁对雄性激素受体有亲和力，可导致男性乳腺发育、阳痿以及性功能紊乱，应做好解释工作。该药物主要通过肾排泄，用药期间应监测肾功能。

2. 质子泵抑制剂

奥美拉唑可引起头晕，应嘱患者用药期间避免开车或做其他必须高度集中注意力的工作。兰索拉唑的不良反应包括荨麻疹、皮疹、瘙痒、头痛、口苦、肝功能异常等，轻度不良反应不影响继续用药，较严重时应及时停药。泮托拉唑的不良反应较少，偶可引起头痛和腹泻。

3. 抗酸药

该药在饭后 1 h 和睡前服用。服用片剂时应嚼服，乳剂给药前应充分摇匀。

抗酸剂应避免与奶制品、酸性饮料及食物同时服用。

（三）饮食护理

1. 指导患者有规律地定时进餐，饮食不宜过饱，选择营养丰富，易消化的食物。避免摄入过咸、过甜、过辣的刺激性食物。

2. 制定饮食计划：与患者共同制定饮食计划，指导患者及家属改进烹饪技巧，增加食物的色、香、味，刺激患者食欲。

3. 观察并记录患者每天进餐次数、量、种类，以了解其摄入营养素的情况。

六、健康指导

（一）疾病知识的指导

向患者及家属介绍本病的有关病因，避免诱发因素。保持良好的心理状态，平时生活要有规律，合理安排工作和休息时间，注意劳逸结合，积极配合治疗。

（二）饮食指导

指导患者加强饮食卫生和饮食营养，养成有规律的饮食习惯；避免过冷、过热、辛辣等刺激性食物及浓茶、咖啡等饮料；嗜酒者应戒酒。

（三）用药指导

根据病因及病情进行指导，嘱患者长期维持治疗，介绍药物的不良反应，如有异常及时复诊。

第二节　慢性胃炎

慢性胃炎是由不同原因引起的胃黏膜慢性炎症。病变可局限于胃的一部分（常见于胃窦部），也可累及整个胃部。慢性胃炎一般可分为慢性浅表性胃炎、慢性萎缩性胃炎两大类，前者是慢性胃炎中最常见的一种，约占 60% ~ 80%，后者则由于易发生癌变而受到人们的关注。慢性胃炎的发病率随年龄增长而增加。

一、护理要点

合理应用药物，及时对症处理；戒除烟酒嗜好，养成良好的饮食习惯；做好健康指导，保持良好心理状态；重视疾病变化，定期检查随访。

二、护理措施

1. 慢性胃炎的患者应立即解除疲劳的工作状态而加强休息，必要时卧床休息。患者应撇开一切烦恼，保持安详、乐观的人生态度。周围环境应保持清洁、卫生和安静。可以听一点轻音乐，将有助于慢性胃炎的康复。

2. 改变不规律进食、过快进食或暴饮暴食等不良习惯，养成定时、定量规律进食的好习惯。进食宜细嚼慢咽，使食物与唾液充分混合，减少对胃黏膜的刺激。

3. 停止进食过冷、过烫、辛辣、高钠、粗糙的食物。患者最好以细纤维素，易消化的面食为主食。

4. 慢性胃炎的患者必须彻底戒除烟酒，最好也不要饮用浓茶。

5. 停止服用水杨酸类药物。对胃酸减少或缺乏者，可适当喝米醋。

三、用药及注意事项

（一）保护胃黏膜

1. 硫糖铝

它能与胃黏膜中的黏蛋白结合，形成一层保护膜，是一种很好的胃黏膜保护药。同时，它还可以促进胃黏膜的新陈代谢。每次 10 g，每日 3 次。

2. 生胃酮

能促使胃黏液分泌增加和胃黏膜上皮细胞寿命延长，从而形成保护黏膜的屏障，增强胃黏膜的抵抗力。每次 50 ~ 100 mg，每日 3 次，对高血压患者不宜应用。

3. 胃膜素

为猪胃黏膜中提取的抗胃酸多糖质，遇水变为具有附着力的黏浆，附贴于胃黏膜而起保护作用，并有制酸作用。每次 2 ~ 3 g，每日 3 次。

4. 麦滋林 –S 颗粒

此药具有胃黏膜保护功能，最大的优点是不被肠道吸收入血，故几乎无任何不良反应。每次 0.67 g，每日 3 次。

（二）调整胃运动功能

1. 甲氧氯普胺（胃复安）

能抑制延脑的催吐化学感受器，有明显的镇吐作用；同时能调整胃窦功能，增强幽门括约肌的张力，防止和减少碱性反流。每次 5 ~ 10 mg，每日 3 次。

2. 吗丁啉

作用较胃复安强而不良反应少，且不透过血脑屏障，不会引起锥体外系反应，是目前较理想的促进胃蠕动的药物。每次 10 ~ 20 mg，每日 3 次。

3. 西沙比利（普瑞博斯）

作用类似吗丁啉，但不良反应更小，疗效更好。每次 5 mg，每日 3 次。

（三）抗酸或中和胃酸

1. 甲氰咪胍

它能使基础胃酸分泌减少约 80%，使各种刺激引起的胃酸分泌减少约 70%。每次 200 mg，每日 3 次。

2. 泰胃美

作用比较温和，而且能符合胃的生理功能，是比较理想的治疗胃酸增多的慢性浅表性胃炎的药物。每次 400 mg，每日 3 次。

（四）促胃酸分泌

1. 康胃素

能促进胃肠功能，使唾液、胃液、胆液、胰液及肠液等的分泌增加，从而加强消化功能，有利于低酸的恢复。

2. 多酶片

每片内含淀粉酶 0.12 g、胃蛋白酶 0.04 g、胰酶 0.12 g，作用也是加强消化功能。每次 2 片，每日 3 次。

（五）抗感染

1. 庆大霉素

庆大霉素口服每次 4 万 U，每日 3 次；对于治疗诸如上呼吸道炎症、牙龈炎、鼻炎等慢性炎症，有较快较好的疗效。

2. 德诺

其主要成分是胶体次枸橼酸铋，具有杀灭幽门螺杆菌的作用。每次 240 mg，每日 2 次。服药时间最长不得超过 3 个月，因为久服胶体铋，有引起锥体外系中毒的危险。

3. 三联疗法

即胶体枸橼酸铋＋甲硝唑＋四环素或羟氨苄青霉素，是当前根治幽门螺杆菌的最佳方案，根治率可达 96%。用法为：德诺每次 240 mg，每日 2 次；甲硝唑每次 0.4 g，每日 3 次；四环素每次 500 mg，每日 4 次；羟氨苄青霉素每次 1.0 g，每日 4 次。此方案连服 14 d 为 1 个疗程。

四、健康指导

慢性胃炎由于病程较长，治疗进展缓慢，而且可能反复发作，所以患者常有严重焦虑，而焦虑不安、精神紧张，又是慢性胃炎病情加重的重要因素之一。如此恶性循环，必将严重影响慢性胃炎的治疗。因此，对患者进行心理疏导治疗，往往能收到良好的效果。告诫患者生活要有规律，保持乐观情绪；饮食应少食多餐，戒烟酒，以清淡无刺激性易消化为宜；禁用或慎用阿司匹林等可致溃疡的药物；定期复诊，如上腹疼痛节律发生变化或出现呕血、黑便时应立即就医。

第六章　肾内科疾病护理

第一节　急性肾衰竭

急性肾衰竭（acute renal failure，ARF）是由于各种病因引起的短期内（数小时或数日）肾功能急剧、进行性减退而出现的临床综合征。当肾衰竭发生时，原来应由尿液排出的废物，因为尿少或无尿而积存于体内，导致血肌酐（Cr）、尿素氮（BUN）升高，水、电解质和酸碱平衡失调，以及全身各系统并发症。

一、病因及发病机制

1. 病因分三类：①肾前性：主要病因包括有效循环血容量减少和肾内血流动力学改变（包括肾前小动脉收缩或肾后小动脉扩张）等。②肾后性：肾后性肾衰竭的原因是急性尿路梗阻，梗阻可发生于从肾盂到尿道的任一水平。③肾性：肾性肾衰竭有肾实质损伤，包括急性肾小管坏死（acute tubular necrosis，ATN）、急性肾间质病变及肾小球和肾血管病变。其中急性肾小管坏死是最常见的急性肾衰竭类型，可由肾缺血或肾毒性物质损伤肾小管上皮细胞引起，其结局高度依赖于并发症的严重程度。如无并发症，肾小管坏死的死亡率为 7%～23%，而在手术后或合并多器官功能衰竭时，肾小管坏死的死亡率高达 50%～80%。在此主要以急性肾小管坏死为代表进行叙述。

2. 发病机制

不同病因、病理类型的急性肾小管坏死有不同的发病机制。中毒所致的急性肾小管坏死，是年龄、糖尿病等多种因素的综合作用。对于缺血所致急性肾小管坏死的发病机制，当前主要有三种解释：①肾血流动力学异常：主要表现为肾皮质血流量减少，肾髓质瘀血等。目前认为造成以上结果最主要的原因为：血管收缩因子产生过多，舒张因子产生相对过少。②肾小管上皮细胞代谢障碍：缺血引起缺氧，进而影响到上皮细胞的代谢。③肾小管上皮脱落，管腔中管型形成：肾小管管型造成管腔堵塞，使肾小管内压力过高，进一步降低了肾小球滤过，加剧了肾小管间质缺血性障碍。

二、临床表现

临床典型病程可分为三期：

1. 起始期

此期急性肾衰竭是可以预防的，患者常有诸如低血压、缺血、脓毒病和肾毒素等病因，无明显的肾实质损伤。但随着肾小管上皮损伤的进一步加重，GFR 下降，临床表现开始明显，进入维持期。

2. 维持期

又称少尿期。典型持续 7～14 d，也可短至几日，长达 4～6 周。患者可出现少尿，也可没有少尿，称非少尿型急性肾衰竭，其病情较轻，预后较好。但无论尿量是否减少，随着肾功能减退，可出现一系列尿毒症表现。

（1）全身并发症

①消化系统症状：食欲降低、恶心、呕吐、腹胀、腹泻等，严重者有消化道出血。

②呼吸系统症状：除感染的并发症外，尚可因容量负荷增大出现呼吸困难、咳嗽、憋气、胸闷等。

③循环系统症状：多因尿少和未控制饮水，导致体液过多，出现高血压和心力衰竭；可因毒素滞留、电解质紊乱、贫血及酸中毒引起各种心律失常及心肌病变。

④其他：常伴有肺部、尿路感染，感染是急性肾衰竭的主要死亡原因之一，死亡率高达70%。此外，患者也可出现神经系统表现，如意识不清、昏迷等。严重患者可有出血倾向，如DIC等。

（2）水、电解质和酸碱平衡失调：其中高钾血症、代谢性酸中毒最为常见。

①高钾血症：其发生与肾排钾减少、组织分解过快、酸中毒等因素有关。高钾血症对心肌细胞有毒性作用，可诱发各种心律失常，严重者出现心室颤动、心搏骤停。

②代谢性酸中毒：主要因酸性代谢产物排出减少引起，同时急性肾衰竭常合并高分解代谢状态，又使酸性产物明显增多。

③其他：主要有低钠血症，由水潴留过多引起。还可有低钙、高磷血症，但远不如慢性肾衰竭明显。

3. 恢复期

肾小管细胞再生、修复，肾小管完整性恢复，肾小球滤过率逐渐恢复正常或接近正常范围。患者开始利尿，可有多尿表现，每日尿量可达 3 000 ~ 5 000 mL，通常持续 1 ~ 3 周，继而再恢复正常。少数患者可遗留不同程度的肾结构和功能缺陷。

三、辅助检查

1. 血液检查

少尿期可有轻、中度贫血；血肌酐每日升高 44.2 ~ 88.4 μmol/L（0.5 ~ 1.0 mg/dL），血 BUN 每日可升高 3.6 ~ 10.7 mmol/L（10 ~ 30 mg/dL）；血清钾浓度常大于 5.5 mmol/L，可有低钠、低钙、高磷血症；血气分析提示代谢性酸中毒。

2. 尿液检查

尿常规检查尿蛋白多为 + ~ + +，尿沉渣可见肾小管上皮细胞，少许红、白细胞，上皮细胞管型，颗粒管型等；尿比重降低且固定，多在 1.015 以下；尿渗透浓度低于 350 mmol/L；尿钠增高，多在 20 ~ 60 mmol/L。

3. 其他

尿路超声显像对排除尿路梗阻和慢性肾功能不全很有帮助。如有足够理由怀疑梗阻所致，可做逆行性或下行性肾盂造影。另外，肾活检是进一步明确致病原因的重要手段。

四、诊断要点

患者尿量突然明显减少，肾功能急剧恶化（即血肌酐每天升高超过 44.2 μmol/L 或在 24 ~ 72 h 内血肌酐值相对增加 25% ~ 100%），结合临床表现、原发病因和实验室检查，一般不难做出诊断。

五、治疗要点

1. 起始期治疗

治疗重点是纠正可逆的病因，预防额外的损伤。对于严重外伤、心力衰竭、急性失血等都应进行治疗，同时停用影响肾灌注或肾毒性的药物。

2. 维持期治疗

治疗重点为调节水、电解质和酸碱平衡、控制氮质潴留、供给足够营养和治疗原发病。

（1）高钾血症的处理：当血钾超过 6.5 mmol/L，心电图表现异常变化时，应紧急处理如下：① 10% 葡萄糖酸钙 10 ~ 20 mL 稀释后缓慢静注。② 5% $NaHCO_3$ 100 ~ 200 mL 静滴。③ 50% 葡萄糖液 50 mL 加普通胰岛素 10 U 缓慢静脉注射。④用钠型离子交换树脂 15 ~ 30 g，每日 3 次口服。⑤透析疗法是治疗高钾血症最有效的方法，适用于以上措施无效和伴有高分解代谢的患者。

（2）透析疗法：凡具有明显尿毒症综合征者都是透析疗法的指征，具体包括：心包炎、严重脑病、高钾血症、严重代谢性酸中毒及容量负荷过重对利尿剂治疗无效。重症患者主张早期进行透析。对非高分解型、尿量正常的患者可试行内科保守治疗。

（3）其他：纠正水、电解质和酸碱平衡紊乱，控制心力衰竭，预防和治疗感染。

3. 多尿期治疗

此期治疗重点仍为维持水、电解质和酸碱平衡，控制氮质血症，防治各种并发症。对已进行透析者，应维持透析，当一般情况明显改善后可逐渐减少透析，直至病情稳定后停止透析。

4. 恢复期治疗

一般无须特殊处理，定期复查肾功能. 避免肾毒性药物的使用。

六、护理诊断／合作性问题

1. 体液过多：与急性肾衰竭所致肾小球滤过功能受损、水分控制不严等因素有关。

2. 营养失调——低于机体需要量：与患者食欲低下、限制饮食中的蛋白质、透析、原发疾病等因素有关。

3. 有感染的危险：与限制蛋白质饮食、透析、机体抵抗力降低等有关。

4. 恐惧：与肾功能急骤恶化、症状重等因素有关。

5. 潜在并发症：高血压脑病、急性左心衰竭、心律失常、心包炎、DIC、多脏器功能衰竭等。

七、护理措施

1. 一般护理

（1）休息与活动：少尿期要绝对卧床休息，保持安静，以减轻肾脏的负担，对意识障碍者，应加床护栏。当尿量增加、病情好转时，可逐渐增加活动量，但应注意利尿后的过分代谢，患者会有肌肉无力的现象，应避免独自下床。患者若因活动使病情恶化，应恢复前一日的活动量，甚至卧床休息。

（2）饮食护理

①糖及热量：对发病初期因恶心、呕吐无法由口进食者，应由静脉补充葡萄糖，以维持基本热量。少尿期应给予足够的糖类（150 g/d）。若患者能进食，可将乳糖 75 g、葡萄糖和蔗糖各 37.5 g 溶于指定溶液中，使患者在一日中饮完。多尿期可自由进食。

②蛋白质：对一般少尿期的患者，蛋白质限制为 0.5 g/（kg·d），其中 60% 以上应为优质蛋白，如尿素氮太高，则应给予无蛋白饮食。接受透析的患者予高蛋白饮食，血液透析患者的蛋白质摄入量为 1.0～1.2 g/（kg·d），腹膜透析为 1.2～1.3 g/（kg·d）。对多尿期的患者，如尿素氮低于 8.0 mmol/L 时，可给予正常量的蛋白质。

③其他：对少尿期患者，尽可能减少钠、钾、磷和氯的摄入量。多尿期时不必过度限制。

（3）维持水平衡：急性肾衰竭少尿时，对于水分的出入量应严格测量和记录，按照"量出为入"的原则补充入液量。补液量的计算一般以 500 mL 为基础补液量，加前一日的出液量。在利尿的早期，应努力使患者免于发生脱水，给予适当补充水分，以维持利尿作用。当氮质血症消失后，肾小管对盐和水分的再吸收能力改善，即不需要再供给大量的液体。

2. 病情观察

应对急性肾衰竭的患者进行临床监护。监测患者的神志、生命体征、尿量、体重，注意尿常规、肾功能、电解质及血气分析的变化。观察有无高血钾、低血钠或代谢性酸中毒的发生；有无严重头痛、恶心、呕吐及不同意识障碍等高血压脑病的表现；有无气促、端坐呼吸、肺部湿啰音等急性左心衰竭的征象；有无出现水中毒或稀释性低钠血症的症状，如头痛、嗜睡、意识障碍、共济失调、昏迷、抽搐等。

3. 用药护理

用甘露醇、呋塞米利尿治疗时应观察有无脑萎缩、溶血、耳聋等副作用；使用血管扩张剂时注意监测血压的变化，防止低血压发生；纠正高血钾及酸中毒时，要随时监测电解质；使用肝素或双嘧达莫要注意有无皮下或内脏出血；输血要禁用库血；抗感染治疗时避免选用有肾毒性的抗生素。

4. 预防感染

感染是急性肾衰竭少尿期的主要死亡原因，故应采取切实措施，在护理的各个环节预防感染的发生。具体措施为：①尽量将患者安置在单人房间，做好病室的清洁消毒，避免与有上呼吸道感染者接触。②避免任意插放保留导尿管，可利用每 24 ~ 48 h 导尿一次，获得每日尿量。③需留置尿管的患者应加强消毒、定期更换尿管和进行尿液检查以确定有无尿路感染。④卧床及虚弱的患者应定期翻身，协助做好全身皮肤的清洁，防止皮肤感染的发生。⑤意识清醒者，鼓励患者每小时进行深呼吸及有效排痰；意识不清者，定时抽取气管内分泌物，以预防肺部感染的发生。⑥唾液中的尿素可引起口角炎及腮腺炎，应协助做好口腔护理，保持口腔清洁、舒适。⑦对使用腹膜或血液透析治疗的患者，应按外科无菌技术操作。⑧避免其他意外损伤。

5. 心理护理

病情的危重会使患者产生对于死亡和失去工作的恐惧，同时因治疗费用的昂贵又会进一步加重患者及家属的心理负担。观察了解患者的心理变化及家庭经济状况，通过讲述各种检查和治疗进展信息，解除患者的恐惧，树立患者战胜疾病的信心；通过与社会机构的联系取得对患者的帮助，解除患者的经济忧虑。还应给予患者高度同情、安慰和鼓励，以高度的责任心认真护理，使患者具有安全感、信赖感及良好的心理状态。

八、健康指导

1. 生活指导

合理休息，劳逸结合、防止劳累；严格遵守饮食计划，并注意加强营养；注意个人清洁卫生，注意保暖。

2. 病情监测

学会自测体重、尿量；明确高血压脑病、左心衰竭、高钾血症及代谢性酸中毒的表现；定期门诊随访，监测肾功能、电解质等。

3. 心理指导

在日常生活中能理智调节自己的情绪，保持愉快的心境；遇到病情变化时不恐慌，能及时采取积极的应对措施。

4. 预防指导

禁用库血；慎用氨基糖苷类抗生素；避免妊娠、手术、外伤；避免接触重金属、工业毒物等；误服或误食毒物，立即进行洗胃或导泻，并采用有效解毒剂。

第二节　慢性肾衰竭

慢性肾衰竭（chronic renal failure，CRF）简称肾衰，是在各种慢性肾脏病的基础上，肾功能缓慢减退至衰竭而出现的临床综合征。据统计，每 1 万人口中，每年约有 1 人发生肾衰。

随着病情的进展，根据肾小球滤过功能降低的程度，将慢性肾衰竭分为四期：①肾储备能力下降期：GFR 减至正常的约 50% ~ 80%，血肌酐正常，患者无症状。②氮质血症期：是肾衰早期，GFR 降至正常的 25% ~ 50%，出现氮质血症，血肌酐已升高，但小于 450 μmol/L，无明显症状。③肾衰竭期：GFR 降至正常的 10% ~ 25%，血肌酐显著升高（约为 450 ~ 707 μmol/L），患者贫血较明显，夜尿增多及水电解质失调，并可有轻度胃肠道、心血管和中枢神经系统症状。④尿毒症期：是肾衰的晚期，GFR 减至正常的 10% 以下，血肌酐大于 707 μmol/L，临床出现显著的各系统症状和血生化异常。

一、病因及发病机制

任何能破坏肾的正常结构和功能的泌尿系统疾病，均可导致肾衰。国外最常见的病因依次为：糖尿病肾病、高血压肾病、肾小球肾炎、多囊肾等；在我国则为：原发性慢性肾小球肾炎、糖尿病肾病、高血压肾病、多囊肾、梗阻性肾病等。有些由于起病隐匿、到肾衰晚期才就诊的患者，往往因双侧肾已固缩而不能确定病因。

肾功能恶化的机制尚未完全明了。目前多数学者认为，当肾单位破坏至一定数量，"健存"肾单位代偿性地增加排泄负荷，因此发生肾小球内"三高"，即肾小球毛细血管的高灌注、高压力和高滤过，而肾小球内"三高"会引起肾小球硬化、肾小球通透性增加，使肾功能进一步恶化。此外，血管紧张素Ⅱ、蛋白尿、遗传因素都在肾衰的恶化中起着重要的作用。尿毒症各种症状的发生与水电解质酸碱平衡失调、尿毒症毒素、肾的内分泌功能障碍等有关。

二、临床表现

肾衰早期仅表现为基础疾病的症状，到残余肾单位不能调节适应机体的最低要求时，尿毒症使各器官功能失调的症状才表现出来。

1. 水、电解质和酸碱平衡失调

可表现为钠、水平衡失调，如高钠或低钠血症、水肿或脱水；钾平衡失调，如高钾或低钾血症；代谢性酸中毒；低钙血症、高磷血症；高镁血症等。

2. 各系统表现

（1）心血管和肺症状：心血管病变是肾衰最常见的死因，可有以下几个方面。

①高血压和左心室肥大：大部分患者存在不同程度的高血压，个别可为恶性高血压。高血压主要是由于水钠潴留引起的，也与肾素活性增高有关，使用重组人红细胞生成素（recombinant human erythropoietin，rHuEPO）、环孢素等药物也会发生高血压。高血压可引起动脉硬化、左心室肥大、心力衰竭，并可加重肾损害。

②心力衰竭：是常见死亡原因之一。其原因大多与水钠潴留及高血压有关，部分患者亦与尿毒症性心肌病有关。尿毒症心肌病的病因可能与代谢废物的潴留和贫血等有关。

③心包炎：主要见于透析不充分者（透析相关性心包炎），临床表现与一般心包炎相同，但心包积液多为血性，可能与毛细血管破裂有关。严重者有心包填塞征。

④动脉粥样硬化：本病患者常有高甘油三酯血症及轻度胆固醇升高，动脉粥样硬化发展迅速，是主要的死亡原因之一。

⑤肺症状：体液过多可引起肺水肿，尿毒症毒素可引起"尿毒症肺炎"。后者表现为肺充血，肺部X线检查出现"蝴蝶翼"征。

（2）血液系统表现

①贫血：尿毒症患者常有贫血，为正常色素性正细胞性贫血，主要原因有：a. 肾脏产生红细胞生成激素（erythropoietin，EPO）减少。b. 铁摄入不足；叶酸、蛋白质缺乏。c. 血透时失血及经常性的抽血检查。d. 肾衰时红细胞生存时间缩短。e. 有抑制血细胞生成的物质等因素。

②出血倾向：常表现为皮下出血、鼻出血、月经过多等。出血倾向与外周血小板破坏增多、出血时间延长、血小板聚集和黏附能力下降等有关。

③白细胞异常：中性粒细胞趋化、吞噬和杀菌的能力减弱，因而容易发生感染。部分患者白细胞减少。

（3）神经、肌肉系统表现：早期常有疲乏、失眠、注意力不集中等精神症状，后期可出现性格改变、抑郁、记忆力下降、谵妄、幻觉、昏迷等。晚期患者常有周围神经病变，患者可出现肢体麻木、深反射迟钝或消失、肌无力等。但最常见的是肢端袜套样分布的感觉丧失。

（4）胃肠道表现：食欲不振是常见的早期表现。另外，患者可出现口腔有尿味、恶心、呕吐、腹胀、腹泻、舌和口腔黏膜溃疡等。上消化道出血在本病患者也很常见，主要与胃黏膜糜烂和消化性溃疡有关，尤以前者常见。慢性肾衰竭患者的消化性溃疡发生率较正常人为高。

（5）皮肤症状：常见皮肤瘙痒。患者面色较深而萎黄，轻度浮肿，称尿毒症面容，与贫血、尿素霜的沉积等有关。

（6）肾性骨营养不良症：简称肾性骨病，是尿毒症时骨骼改变的总称。依常见顺序排列包括：纤维囊性骨炎、肾性骨软化症、骨质疏松症和肾性骨硬化症。骨病有症状者少见。早期诊断主要靠骨活组织检查。肾性骨病的发生与继发性甲状旁腺功能亢进、骨化三醇缺乏、营养不良、代谢性酸中毒等有关。

（7）内分泌失调：肾衰时内分泌功能出现紊乱。患者常有性功能障碍，小儿性成熟延迟，女性性欲差，晚期可闭经、不孕，男性性欲缺乏和阳痿。

（8）易于并发感染：尿毒症患者易并发严重感染，与机体免疫功能低下、白细胞功能异常等有关。以肺部和尿路感染常见，透析患者易发生动静脉瘘或腹膜入口感染、肝炎病毒感染等。

（9）其他：可有体温过低、碳水化合物代谢异常、高尿酸血症、脂代谢异常等。

三、辅助检查

1. 血液检查

血常规可见红细胞数目下降，血红蛋白含量降低，白细胞可升高或降低；肾功能检查结果为内生肌酐清除率降低，血肌酐增高；血清电解质增高或降低；血气分析有代谢性酸中毒等。

2. 尿液检查

尿比重低，为1.010。尿沉渣中有红细胞，白细胞、颗粒管型、蜡样管型等。

3. B超或X线平片

显示双肾缩小。

四、诊断要点

根据慢性肾衰竭的临床表现，内生肌酐清除率下降，血肌酐、血尿素氮升高、B超等示双肾缩小，即可做出诊断。之后应进一步查明原发病。

五、治疗要点

1. 治疗原发疾病和纠正加重肾衰竭的因素

如治疗狼疮性肾炎可使肾功能有所改善，纠正水钠缺失、控制感染、解除尿路梗阻、控制心力衰竭、停止使用肾毒性药物等可使肾功能有不同程度的恢复。

2. 延缓慢性肾衰竭的发展应在肾衰的早期进行

（1）饮食治疗：饮食治疗可以延缓肾单位的破坏速度，缓解尿毒症的症状，因此，慢性肾衰竭的饮食治疗非常关键。要注意严格按照饮食治疗方案，保证蛋白质、热量、钠、钾、磷及水的合理摄入。

（2）必需氨基酸的应用：对于因各种原因不能透析、摄入蛋白质太少的尿毒症患者，为了使其维持良好的营养状态，必须加用必需氨基酸（essential amino acid，EAA）或必需氨基酸与 α-酮酸混合制剂。α-酮酸可与氨结合成相应的 EAA，EAA 在合成蛋白过程中，可利用一部分尿素，故可减少血中的尿素氮水平，改善尿毒症症状。EAA 的适应证为肾衰晚期患者。

（3）控制全身性和（或）肾小球内高压力：肾小球内高压力会促使肾小球硬化，全身性高血压不仅会促使肾小球硬化，且能增加心血管并发症的发生，故必须控制。首选血管紧张素 II 抑制药。

（4）其他：积极治疗高脂血症、有痛风的高尿酸血症。

3. 并发症的治疗

（1）水、电解质和酸碱平衡失调

①钠、水平衡失调：对单纯水肿者，除限制盐和水的摄入外，可使用呋塞米利尿处理；对水肿伴稀释性低钠血症者，需严格限制水的摄入；透析者加强超滤并限制钠水摄入。

②高钾血症：如血钾中度升高，主要治疗引起高钾的原因，并限制钾的摄入。如血钾 >6.5 mmol/L，心电图有高钾表现，则应紧急处理。

③钙、磷失调和肾性骨病：为防止继发性甲旁亢和肾性骨病，肾衰早期应积极限磷饮食，并使用肠道磷结合物，如口服碳酸钙 2 g，每日 3 次。活性维生素 D_3（骨化三醇）主要用于长期透析的肾性骨病患者，使用过程中要注意监测血钙、磷浓度，防止异位钙化的发生。对与铝中毒有关的肾性骨病，主要是避免铝的摄入，并可通过血液透析降低血铝水平。目前对透析相关性淀粉样变骨病还没有好的治疗方案。

④代谢性酸中毒：一般口服碳酸氢钠，严重者静脉补碱。透析疗法能纠正各种水、电解质、酸碱平衡失调。

（2）心血管和肺

①高血压：通过减少水和钠盐的摄入，及对尿量较多者选用利尿剂清除水、钠潴留，多数患者的血压可恢复正常。对透析者可用透析超滤脱水降压。其他的降压方法与一般高血压相同，首选 ACEI。

②心力衰竭：除应特别强调清除水、钠潴留外，其他与一般心力衰竭治疗相同，但疗效较差。

③心包炎：积极透析可望改善，当出现心包填塞时，应紧急心包穿刺或心包切开引流。

④尿毒症肺炎：透析可迅速获得疗效。

（3）血液系统：透析、补充叶酸和铁剂均能改善肾衰贫血。而使用 rHuEPO 皮下注射疗效更为显著，同时注意补充造血原料，如铁、叶酸等。

（4）感染：治疗与一般感染相同，但要注意在疗效相近时，尽量选择对肾毒性小的药物。

（5）其他：充分透析、肾移植、使用骨化三醇和 EPO 可改善肾衰患者神经、精神和肌肉系统症状；外用乳化油剂、口服抗组胺药及强化透析对部分患者的皮肤瘙痒有效。

4. 替代治疗

透析（血液透析、腹膜透析）和肾移植是替代肾功能的治疗方法。尿毒症患者经药物治疗无效时，便应透析治疗。血液透析和腹膜透析的疗效相近，各有优缺点，应综合考虑患者的情况来选用。透析一个时期后，可考虑是否做肾移植。

六、护理评估

询问本病的有关病史，如有无各种原发性肾脏病史；有无其他导致继发性肾脏病的疾病史；有无导致肾功能进一步恶化的诱因。评估患者的临床症状，如有无出现厌食、恶心、呕吐、口臭等消化道症状；有无头晕、胸闷、气促等缺血的表现；有无出现皮肤瘙痒，及鼻、牙龈、皮下等部位出血等症状；有无兴奋、淡漠、嗜睡等精神症状。评估患者的体征，如生命体征、精神意识状态有无异常；有无出现贫血面容，尿毒症面容；皮肤有无出血点、瘀斑、尿素霜的沉积等；皮肤水肿的部位、程度、特点，有无出现胸腔、心包积液，腹水征；有无心力衰竭、心包填塞征的征象；肾区有无叩击痛；神经反射有无异常等。判断患者的辅助检查结果，如有无血红蛋白含量降低；血尿素氮及血肌酐升高的程度；肾小管功能有无异常；血电解质和二氧化碳结合力的变化；肾影像学检查的结果。此外，应注意评估患者及其家属的心理变化及社会支持情况，如有无抑郁、恐惧、绝望等负性情绪；家庭、单位、社区的支持度如何等。

七、护理诊断／合作性问题

1. 营养失调——低于机体需要量：与长期限制蛋白质摄入、消化功能紊乱、水电解质紊乱、贫血等因素有关。

2. 体液过多：与肾小球滤过功能降低导致水钠潴留，多饮水或补液不当等因素有关。

3. 活动无耐力：与心脏病变，贫血，水、电解质和酸碱平衡紊乱有关。

4. 有感染的危险：与白细胞功能降低、透析等有关。

5. 绝望：与病情危重及预后差有关。

八、护理目标

1. 患者能保持足够营养物质的摄入，身体营养状况有所改善。
2. 能遵守饮食计划，水肿减轻或消退。
3. 自诉活动耐力增强。
4. 住院期间不发生感染。
5. 能按照诊疗计划配合治疗和护理，对治疗有信心。

九、护理措施

1. 一般护理

（1）休息与活动：慢性肾衰竭患者以休息为主，尽量减少对患者的干扰，并协助其做好日常的生活护理，如对视力模糊的患者，将物品放在固定易取的地方，对因尿素霜沉积而皮肤瘙痒的患者，每日用温水擦澡。但对病情程度不同的患者还应有所区别，如症状不明显、病情稳定者，可在护理人员或亲属的陪伴下活动，活动以不出现疲劳、胸痛、呼吸困难、头晕为度；对症状明显、病情加重者，应绝对卧床休息，且应保证患者的安全与舒适，如对意识不清者，加床护栏，防止患者跌落；对长期卧床者，定时为患者翻身和做被动肢体活动，防止压疮或肌肉萎缩。

（2）饮食护理

①蛋白质：在高热量的前提下，应根据患者的 GFR 来调整蛋白质的摄入量。当 GFR<50 mL/min 时，就应开始限制蛋白质的摄入，其中 50%～60% 以上的蛋白质必须是富含必需氨基酸的蛋白（即高生物价优质蛋白），如鸡蛋、鱼、牛奶、瘦肉等。当 GFR<5 mL/min 时，每日摄入蛋白约为 20 g（0.3 g/kg），此时患者需应用 EAA 疗法；当 GFR 在 5～10 mL/min 时，每日摄入的蛋白约为 25 g（0.4 g/kg）；GFR 在 10～20 mL/min 者约为 35 g（0.6 g/kg）；GFR>20 mL/min 者，可加 5 g。尽量少摄入植物蛋白，如花生、豆类及其制品，因其含非必需氨基酸多。米、面中所含的植物蛋白也要设法去除，如可部分采用麦淀粉作主食。

静脉输入必需氨基酸应注意输液速度。输液过程中若有恶心、呕吐应给予止吐剂，同时减慢输液速度。切勿在氨基酸内加入其他药物，以免引起不良反应。

②热量与糖类：患者每日应摄取足够的热量，以防止体内蛋白质过度分解。每日供应热量至少 125.6 kJ/kg（30kcal/kg），主要由碳水化合物和脂肪供给。低蛋白摄入会引起患者的饥饿感，这时可食芋头、马铃薯、苹果、马蹄粉等补充糖类。

③盐分与水分：肾衰早期，患者无法排出浓缩的尿液，需要比正常人摄入或排出更多的水分和盐分，才能处理尿中溶质。又因肾小管对钠的重吸收能力减退，而每日从尿中流失的钠增加，所以应增加水分和盐分的摄入。到肾衰末期，由于肾小球的滤过率降低，尿量减少，钠由尿的丢失已不明显，应注意限制水分和盐分的摄入。

④其他：低蛋白饮食时，钙、铁及维生素 B_{12} 含量不足，应注意补充；避免摄取含钾量高的食物，如白菜、萝卜、梨、桃、葡萄、西瓜等；低磷饮食，不超过 600 mg/d；还应注意供给富含维生素 C、B 族维生素的食物。

2. 病情观察

认真观察身体症状和体征的变化；严密监测意识状态、生命体征；每日定时测量体重，准确记录出入水量。注意观察有无液体量过多的症状和体征：如短期内体重迅速增加、血压升高、意识改变、心率加快、肺底湿啰音、颈静脉怒张等；结合肾功能、血清电解质、血气分析结果，观察有无高血压脑病、心力衰竭、尿毒症性肺炎及电解质代谢紊乱和酸碱平衡失调等并发症的表现。观察有无感染的征象，如体温升高、寒战、疲乏无力、咳嗽、咳脓性痰，肺部湿啰音，尿路刺激征，白细胞增高等。

3. 预防感染

要注意慢性肾衰竭患者皮肤和口腔护理的特殊性。慢性肾衰竭患者由于尿素霜的刺激，常感皮肤瘙痒，注意勿用力搔抓，可每日用温水清洗后涂抹止痒剂。此外，慢性肾衰竭患者口腔容易发生溃疡、出血及口唇干裂，应加强口腔护理，保持口腔湿润，可增进食欲。

4. 用药护理

用红细胞生成激素纠正患者的贫血时，注意观察用药后副反应，如头痛、高血压、癫痫发作等，定期查血红蛋白和血细胞比容等。使用骨化三醇治疗肾性骨病时，要随时监测血钙、磷的浓度，防止内脏、皮下、关节血管钙化和肾功能恶化。用降压、强心、降脂等其他药物时，注意观察其副反应。

5. 心理护理

慢性肾衰患者的预后不佳，加上身体形象改变以及性方面的问题，常会有退缩、消极、自杀等行为。护理人员应以热情、关切的态度去接近他，使其感受到真诚与温暖。并应鼓励家属理解并接受患者的改变，安排有意义的知觉刺激环境或鼓励其参加社交活动，使患者意识到自身的价值，积极接受疾病的挑战。对于患者的病情和治疗，应使患者和家属都有所了解，因为在漫长的治疗过程中，需要家人的支持、鼓励和细心的照顾。

十、护理评价

1. 患者的贫血状况有无所好转，血红蛋白、人血白蛋白在正常范围。
2. 机体的水肿程度是否减轻或消退。
3. 自诉活动耐力是否增强。
4. 体温是否正常，有无发生感染。
5. 患者情绪稳定，生活规律，定时服药或透析。

十一、健康指导

1. 生活指导

注意劳逸结合，避免劳累和重体力活动。严格遵从饮食治疗的原则，注意水钠限制和蛋白质的合理摄入。

2. 预防指导

注意个人卫生，保持口腔、皮肤及会阴部的清洁。皮肤痒时避免用力搔抓。注意保暖，避免受凉。尽量避免妊娠。

3. 病情观察

指导准确记录每日的尿量、血压、体重。定期复查肾功能、血清电解质等。

4. 用药指导

严格遵医嘱用药，避免使用肾毒性较大的药物，如氨基糖苷类抗生素等。

5. 透析指导

慢性肾衰竭患者应注意保护和有计划地使用血管，尽量保留前臂、肘等部位的大静脉，以备用于血透治疗。已行透析治疗的患者，血液透析者应注意保护好动－静脉瘘管，腹膜透析者保护好腹膜透析管道。

6. 心理指导

注重心理调节，保持良好的心态，培养积极的应对能力。

第七章 普外科疾病护理

第一节 急性化脓性腹膜炎

一、疾病概述

（一）概念

腹膜炎（peritonitis）是发生于腹腔脏腹膜和壁腹膜的炎症，可由细菌感染、化学性（胃液、胆汁、血液）或物理性损伤等引起。急性化脓性腹膜炎是指由化脓性细菌包括需氧菌和厌氧菌或两者混合引起的腹膜急性炎症，累及整个腹腔时称为急性弥漫性腹膜炎。按发病机制分为原发性腹膜炎和继发性腹膜炎。原发性腹膜炎，又称为自发性腹膜炎，腹腔内无原发性病灶，致病菌多为溶血性链球菌、肺炎双球菌或大肠杆菌。继发性腹膜炎多由于腹腔内空腔脏器穿孔、破裂，或腹腔内脏器缺血、炎症扩散引起。临床所称急性腹膜炎（acute peritonitis）多指继发性的化脓性腹膜炎，是一种常见的外科急腹症。

（二）相关病理生理

腹膜受到刺激后立即发生充血、水肿等炎症反应，随后大量浆液渗出，可以稀释腹腔内的毒素。并逐渐出现大量中性粒细胞和吞噬细胞，可吞噬细菌及微细颗粒，加上坏死组织、细菌和凝固的纤维蛋白，使渗出液变为浑浊而成为脓液。大肠杆菌感染的脓液呈黄绿色、稠厚，并有粪臭味，在诊断上有着重要意义。

腹膜炎的转归取决于患者全身和腹膜局部的防御能力和污染细菌的性质、数量和时间。当患者身体抵抗力较弱，细菌数量多，毒力强时，炎症趋于恶化。这时细菌及其内毒素刺激机体的防御系统，激活多种炎性介质后，可导致全身炎症反应；毒素吸收可导致感染性休克；腹膜严重充血水肿并渗出大量液体后可引起水、电解质紊乱、蛋白丢失和贫血；腹腔内脏器浸泡在脓液中，肠管扩张、麻痹，膈肌上抬影响心肺功能加重休克。当患者年轻体壮，抗病能力强时可使病菌毒力减弱，使炎症局限和消散。当腹膜炎治愈后，腹腔内多有不同程度的粘连，部分肠管粘连扭曲可造成粘连性肠梗阻。

（三）病因与诱因

原发性腹膜炎多由血行播散、上行性感染、直接扩散、透壁性感染引起。

继发性腹膜炎多由腹内脏器穿孔、炎症、损伤、破裂或手术污染引起的。其主要的原因是急性阑尾炎，其次是胃、十二指肠溃疡穿孔。病原菌以大肠杆菌最多见，其次为厌氧类杆菌、肠球菌、链球菌、变形杆菌等，一般多为细菌性混合感染，毒性强。

临床表现：早期表现为腹膜刺激症状，如腹痛、压痛、腹肌紧张和反跳痛等；后期由于感染和毒素吸收，主要表现为全身感染中毒症状。

1.腹痛是最主要的症状，其程度随炎症的程度而异，但一般都很剧烈，不能忍受，且呈持续性。深呼吸、咳嗽、转动身体时都可加剧疼痛，故患者不愿意变动体位。疼痛多自原发灶开始，炎症扩散后蔓延及全腹，但仍以原发病变部位较为显著。

2. 恶心、呕吐等消化道症状为早期出现的常见症状。开始时因腹膜受刺激引起反射性的恶心、呕吐，呕吐物为胃内容物；后期出现麻痹性肠梗阻时，呕吐物转为黄绿色内含胆汁液，甚至为棕褐色粪样肠内容物。由于呕吐频繁，可呈现严重脱水和电解质紊乱。

3. 发热：开始时体温可以正常，之后逐渐升高。老年衰弱的患者，体温不一定随病情加重而升高。脉搏通常随体温的升高而加快。如果脉搏增快而体温反而下降，多为病情恶化的征象，必须及早采取有效措施。

4. 感染中毒症状：当腹膜炎进入严重阶段时，常出现高热、大汗、口干、脉快、呼吸浅促等全身中毒表现。后期由于大量毒素吸收，患者则表现为表情淡漠、面容憔悴、眼窝凹陷、口唇发绀、肢体冰冷、舌黄干裂、皮肤干燥、呼吸急促、脉搏细速、体温剧升或下降、血压下降、休克、酸中毒。若病情继续恶化，终因肝肾功能衰弱及呼吸循环衰竭而死亡。

5. 腹部体征：腹式呼吸减弱或消失，并伴有明显腹胀。腹胀加重常是判断病情发展的一个重要标志。肌紧张、压痛、反跳痛是腹膜炎的重要体征，始终存在，通常是遍及全腹而以原发病灶部位最为显著。腹肌紧张程度则随病因和患者全身状况的不同而有轻重不一。腹部叩诊可因胃肠胀气而呈鼓音。胃肠道穿孔时，叩诊时常发现心肝浊音界缩小或消失。腹腔内积液过多时，可以叩出移动性浊音。听诊常发现肠鸣音减弱或消失。直肠指诊时，如直肠前窝饱满及触痛，则表示有盆腔感染存在。

（四）辅助检查

1. 实验室检查

血常规检查提示白细胞计数和中性粒细胞比例增多，或有中毒颗粒。病情危重或机体反应能力低下者，白细胞计数可不升高。

2. X 线检查

腹部立卧位平片可见小肠普遍胀气，并有多个小液平面的肠麻痹征象；胃肠穿孔时多数可见膈下游离气体。

3. B 超检查

可显示腹内有积液。

4. 诊断性腹腔穿刺或腹腔灌洗

根据叩诊或 B 超定位穿刺，根据穿刺液性状、气味、浑浊度、涂片镜检、细菌培养以及淀粉酶测定等可判断病因。如胃十二指肠溃疡穿孔时穿刺液呈黄色、浑浊、无臭味，有时可抽出食物残渣；急性重症胰腺炎时抽出液为血性，胰淀粉酶含量高。如果腹腔穿刺抽出不凝固血液，说明有腹腔内实质脏器损伤。腹腔内液体少于 100 mL 时，腹腔穿刺往往抽不出液体，注入一定量的生理盐水后再行抽液检查。

（五）治疗原则

积极消除原发病因，改善全身状况，促进腹腔炎症局限、吸收或通过引流使炎症消除。

1. 非手术治疗

对于病情较轻或病情已经超过 24 小时，且腹部体征已经减轻；原发性腹膜炎；伴有严重心肺等脏器疾病不能耐受手术者；伴有休克、严重营养不良、电解质紊乱等需术前纠正可采取非手术治疗。主要措施包括半卧位、禁食、持续胃肠减压、输液、输血、应用抗生素、镇静、给氧等治疗措施。

2. 手术治疗

手术治疗适应证：①腹腔内原发病灶严重者，如腹内脏器损伤破裂、绞窄性肠梗阻、炎症引起肠坏死、肠穿孔、胆囊坏疽穿孔、术后肠吻合口瘘所致腹膜炎。②弥漫性腹膜炎较重而无局限趋势者。③患者一般情况差，腹腔积液多，肠麻痹重，或中毒症状明显，尤其是有休克者。④经非手术治疗 6 ~ 8 小时（一般不超过 12 小时），如腹膜炎症状与体征均不见缓解，或反而加重者。⑤原发病必须手术解决的，如阑尾炎穿孔、胃十二指肠穿孔等。

具体措施包括处理原发病因、清理腹腔、充分引流。

二、护理评估

（一）一般评估

1. 生命体征（T、P、R、BP）

每15～30分钟测定一次呼吸、脉率和血压。

2. 患者主诉

腹痛发生的时间、部位、性质、程度、范围以及伴随症状。如有呕吐，了解呕吐物性状。了解患者健康史，包括了解患者年龄、性别、职业等一般资料；了解既往病史，有无胃十二指肠溃疡或阑尾炎、胆囊炎发作史；有无腹部手术、外伤史；近期有无呼吸系统、泌尿系统感染病史或营养不良等其他导致抵抗力下降的情况。

（二）身体评估

1. 腹部情况

腹式呼吸是否减弱或消失；有无腹部压痛、反跳痛、腹肌紧张及其部位、程度、范围；有无肝浊音界缩小或消失，或移动性浊音；肠鸣音是否减弱或消失；直肠指诊时，如直肠前窝饱满及触痛，则表示有盆腔感染存在。

2. 全身情况

患者精神状态、生命体征是否稳定、饮食活动情况；有无寒战、高热、呼吸浅快、面色苍白等感染性中毒表现；有无水、电解质、酸碱失衡表现；有无口干、肢端发冷、血压下降、神志恍惚等休克表现。

（三）心理－社会评估

了解患者及家属的心理反应和心理承受能力，有无焦虑、恐惧表现。以及对本病的认识程度、治疗合作情况；家属态度，家庭经济以及社会支持情况。

（四）辅助检查阳性结果评估

1. 实验室检查血常规检查提示白细胞计数和中性粒细胞比例增多，或有中毒颗粒。病情危重或机体反应能力低下者，白细胞计数可不升高。

2. X线检查小肠普遍胀气，并有多个小液平面的肠麻痹征象；胃肠穿孔时多数可见膈下游离气体。

3. B超检查可显示腹内有积液，有助于原发病的诊断。

4. 诊断性腹腔穿刺或腹腔灌洗腹腔穿刺可判断原发病变，明确病因。如胃十二指肠溃疡穿孔时穿刺液呈黄色、浑浊、无臭味，有时可抽出食物残渣；急性重症胰腺炎时抽出液为血性，胰淀粉酶含量高。如果腹腔穿刺抽出不凝固血液，说明有腹腔内实质脏器损伤。腹腔内液体少于100 mL时，腹腔穿刺往往抽不出液体，注入一定量的生理盐水后再行抽液检查。

（五）治疗效果评估

1. 非手术治疗评估要点

患者主诉腹痛及恶心、呕吐情况是否好转；腹部压痛、反跳痛是否好转；生命体征是否平稳且趋于正常；水、电解质失衡是否纠正；患者精神状况是否好转。

2. 手术治疗评估要点

麻醉方式、手术类型，腹腔引流管放置的位置，引流的情况，切口愈合的情况。

三、主要护理诊断（问题）

（一）腹痛、腹胀

与腹壁膜受炎症刺激有关。

（二）体温过高

与腹膜炎毒素吸收有关。

（三）体液不足

与腹腔内大量渗出、高热或体液丢失过多有关。

（四）焦虑、恐惧

与病情严重、躯体不适、担心术后康复及预后有关。

（五）潜在并发症

腹腔脓肿、切口感染。

四、主要护理措施

（一）休息

休克患者采取平卧位，或头、躯干、下肢抬高20°，尽量减少搬动，以减轻疼痛。全麻术后头偏一侧，平卧位6小时，待清醒后改为半坐卧位。半坐卧位可促进腹腔内渗出液流向盆腔，有利于局限炎症和引流；可促使腹内器官下移，减轻对呼吸和循环的影响；也减轻因腹肌紧张引起的腹胀等不适。鼓励患者进行脚背、脚趾的勾、绷活动，或自下而上按摩下肢以预防下肢静脉血栓形成。

（二）饮食

胃肠穿孔患者必须禁食，并留置胃管持续胃肠减压，以抽出胃肠道内容物和积液、积气，减少消化道内容物继续流入腹腔，改善胃壁血运，利于炎症的局限和吸收，促进胃肠道恢复蠕动。手术后等肠功能恢复后才可以从流质开始逐步过渡到半流质→软食→普食，而且宜循序渐进、少量多餐，可进食富含蛋白、热量和维生素的饮食，以促进机体康复和伤口愈合。

（三）用药护理

主要为维持体液平衡和有效循环血量，保持生命体征稳定；控制感染和营养支持治疗。迅速建立静脉输液通道，遵医嘱补充液体及电解质，病情严重者，必要时输入血浆或全血等以纠正低蛋白血症和贫血，根据情况使用激素，减轻中毒症状，或使用血管活性药，以维持生命体征稳定。根据患者丢失的液体量和生理需要量计算总补液量，安排好各类液体的输注顺序，并根据患者临床表现和补液监测指标及时调整输液的成分和速度。遵医嘱合理应用抗生素，根据细菌培养及药敏结果合理选择抗生素；急性腹膜炎患者的代谢率约为正常人的140%，分解代谢增强，因此在补充热量的同时应该补充蛋白、氨基酸等。对于长期不能进食的患者应尽早实施肠外营养支持，提高机体防御和修复能力。

（四）心理护理

做好患者及家属的沟通解释工作，稳定其情绪，减轻焦虑、恐惧；鼓励帮助患者面对和接受疾病带来的变化，尽快适应患者角色，增强战胜疾病的信心和勇气。

（五）健康教育

根据患者需要介绍有关腹膜炎的基本知识，以及检查、治疗、手术、康复等方面的知识，如禁食、胃肠减压、半卧位的重要性，制订合理的健康教育计划，提高其认识和配合治疗。

五、护理效果评估

1. 患者体温、脉搏、血压、呼吸等生命体征是否稳定。
2. 患者体液、电解质是否平衡，有无脱水、休克表现。
3. 患者腹痛、腹胀有无减轻或缓解，炎症是否得到控制。
4. 患者情绪是否稳定，焦虑程度有无减轻，是否配合治疗和护理。
5. 患者是否掌握了腹膜炎的相关知识。
6. 患者未发生腹腔脓肿或切口感染，或如果发生能够得到积极有效的处理。

第二节　腹部损伤

一、疾病概述

（一）概念

腹部损伤（abdominal injury）是由于各种原因所导致的腹壁和（或）腹腔内脏器官损伤。平时多见于交通事故、空中坠落、工业劳动意外，以及打架斗殴中的刀伤、枪伤等，发病率占 0.4% ~ 1.8%，战时损伤可高达 50%。

多数腹部损伤同时伴有严重的内脏损伤，如果伴有脾、肝、胰腺等腹腔实质脏器破裂或大血管损伤，可因大出血而导致死亡；如果伴有胃、十二指肠、小肠、结肠、直肠等空腔脏器受损伤时，可发生严重的腹腔感染而威胁生命。早期正确的诊断和及时、合理的处理，是降低腹部损伤导致死亡的关键。

（二）相关病理生理

腹部损伤可分为开放性和闭合性两大类。在开放性损伤中，有腹膜破损者为穿透伤（多伴内脏损伤），无腹膜破损者为非穿透伤（有时伴内脏损伤）。有入口、出口者为贯通伤，有入口无出口者为盲管伤。

腹部损伤的严重程度，以及是否涉及内脏、涉及什么内脏多取决于暴力的强度、速度、着力部位和方向等。而且与身体解剖特点、内脏原有的病理情况和功能状态等内在因素有关。一般来说，肝、脾组织结构脆弱，血供丰富，位置固定，受到暴力打击容易发生破裂。上腹受压可使胃、十二指肠、胰腺破裂等。

常见开放性损伤容易受损的内脏依次是：肝、小肠、胃、结肠、大血管；闭合性损伤中依次是脾、肾、小肠、肝、肠系膜。

（三）病因与诱因

开放性损伤常由刀刺、枪弹、弹片等锐器或火药伤引起。闭合性损伤常是坠落、碰撞、冲击、挤压、拳打脚踢等钝性暴力所致。

（四）临床表现

由于致伤原因、受伤的器官及损伤的严重程度不同，腹部损伤的临床表现差异很大。轻微的腹部损伤，临床上可无明显症状和体征；而严重者可出现重度休克甚或处于濒死状态。

肝、脾、胰、肾等实质性器官或大血管损伤时主要临床表现为腹腔内（或腹膜后）出血。包括面色苍白、脉搏加快、细弱、脉压变小，严重时血压不稳甚至休克；腹痛呈持续性，一般不很剧烈，腹膜刺激征也并不严重。但当肝破裂伴有较大肝内或肝外胆管断裂时，可发生胆汁性腹膜炎；胰腺损伤伴有胰管断裂，胰液溢入腹腔可出现明显腹痛和腹膜刺激征。体征最明显处常是损伤所在的部位。右肩部放射痛，提示可能有肝损伤；左肩部放射痛则提示有脾损伤。肝、脾破裂出血量较多者可有明显腹胀和移动性浊音。肝、脾包膜下破裂或系膜、网膜内出血则有时可表现为腹部包块，泌尿系脏器损伤时可出现血尿。

胃肠道、胆管、膀胱等空腔脏器破裂的主要临床表现是弥漫性腹膜炎。除胃肠道症状及稍后出现的全身性感染表现外，最突出的是腹膜刺激征，通常胃液、胆液、胰液刺激最强，肠液次之，血液最轻。伤者可有气腹征，尔后可因肠麻痹而出现腹胀、严重时可发生感染性休克。腹膜后十二指肠破裂的患者有时可出现睾丸疼痛、阴囊血肿和阴茎异常勃起等症状和体征。如果实质性脏器和空腔脏器两类器官同时破裂，则出血和腹膜炎两种临床表现可以同时出现。

（五）辅助检查

1. 实验室检查

包括血、尿常规检查，血、尿淀粉酶以及生化检查。

2. B 型超声检查

B 超检查在腹部损伤的诊断中倍受重视。可发现直径 1 ~ 2 cm 的实质内血肿，并可发现脏器包膜连续性中断和实质破裂等情况。超声检查对腹腔积液的发现率很高。并可根据 B 超检查估计出腹腔积液的量，即每 1 cm 液平段，腹腔积液约有 500 mL。由于气体对超声的反射强烈，其在声像图上表现为亮区。

因此，B 超检查也可发现腹腔内的积气，有助于空腔脏器破裂或穿孔的诊断。

3. X 线检查

有选择的 X 线检查对腹部损伤的诊断是有价值的。常用的有胸片、平卧位及左侧卧位腹部平片。立位腹部平片虽然更有意义，但不适用于重伤员。根据需要拍骨盆正、侧位片。

4. CT 检查

CT 对软组织和实质性器官的分辨力较高。CT 能清晰地显示肝、脾、肾的包膜是否完整、大小及形态结构是否正常，对实质性脏器损伤的诊断有价值。

5. 诊断性腹腔穿刺术和腹腔灌洗术

抽到液体后观察其性状，推断受损器官种类；必要时行显微镜和涂片检查。严重腹内胀气、大月份妊娠、腹腔内广泛粘连和躁动不能合作者则禁忌做穿刺检查。

（六）治疗原则

1. 非手术治疗

适用于暂时不能确定有无腹腔内器官损伤；血流动力学稳定，收缩压 >90 mmHg（11.9kPa）；心律 <100 次 / 分；无腹膜炎体征；未发现其他内脏的合并伤；已证实为轻度实质性脏器损伤，生命体征稳定者。

非手术治疗期间应严密观察病情变化，包括：①每 15～30 分钟测定一次呼吸、脉率和血压；②腹部体征检查，每半小时进行一次，注意有无腹膜炎的体征及其程度和范围的改变；③每 30～60 分钟检查一次血常规，了解红细胞数、血红蛋白、血细胞比容和白细胞计数的变化；④每 30～60 分钟作一次 B 超扫查；⑤必要时可重复进行诊断性腹腔穿刺术或灌洗术，或进行 CT、血管造影等检查。

观察期间需要特别注意的是：①不要随便搬动伤者，以免加重伤情；②不注射止痛剂（诊断明确者例外），以免掩盖伤情。

非手术治疗措施包括：①输血补液，防治休克；②应用广谱抗生素，预防或治疗可能存在的腹内感染；③禁食，疑有空腔脏器破裂或有明显腹胀时应行胃肠减压；④营养支持。

2. 手术治疗

已确定腹腔内脏器破裂者，应及时进行手术治疗。对于非手术治疗者，经观察仍不能排除腹内脏器损伤，或在观察期间出现以下情况时，应终止观察，进行剖腹探查手术。①腹痛和腹膜刺激征有进行性加重或范围扩大者；②肠蠕动音逐渐减少、消失或出现明显腹胀者；③全身情况有恶化趋势，出现口渴、烦躁、脉率增快或体温及白细胞计数上升者；④膈下有游离气体表现者；⑤红细胞计数进行性下降者；⑥血压由稳定转为不稳定甚至休克者；或积极救治休克过程中，情况不见好转反而继续恶化者；⑦腹腔穿刺吸出气体、不凝血液、胆汁或胃肠内容物者；⑧胃肠出血不易控制者。

一旦决定手术，就应尽快完成手术前准备：建立通畅的输液通道、交叉配血、放置鼻胃管及尿管。如有休克，应快速输入平衡液补充血容量。由于腹部创伤患者往往处于休克状态，因此一般选择气管内麻醉，既能保证麻醉效果，又能根据需要供氧。手术原则上是先处理出血性损伤，后处理穿破性损伤；对于穿破性损伤，应先处理污染重（如下消化道）的损伤，后处理污染轻的损伤。腹腔内损伤处理完后，彻底清除腹内残留的异物（如遗留的纱布等）、组织碎块、食物残渣或粪便等。用大量生理盐水冲洗腹腔。根据需要放置引流管或双腔引流管。腹壁切口污染不重，可予分层缝合；污染较重者，皮下应留置引流物。

二、护理评估

（一）一般评估

1. 生命体征（T、P、R、BP）

腹部损伤如果伴有严重的内脏损伤或大血管损伤，患者可出现大出血而引起血压和脉搏的变化；如果伴有胃、十二指肠、小肠、结肠、直肠等空腔脏器受损伤时，可发生严重的腹腔感染引起体温升高。因此应每 15～30 分钟监测一次生命体征，出现异常应及时告知主管医生。

2. 患者主诉

向患者或护送人员详细了解受伤时间、地点、部位、姿势、伤情、致伤源性质、方向、强度，受伤后的病情变化、急救措施及效果。了解患者受伤后有无腹痛及腹痛的特点、部位、持续时间，有无伴随恶心、呕吐等症状。

（二）身体评估

1. 视诊

观察患者有无面色苍白、出冷汗等失血表现，腹部有无外伤、瘀血、瘀斑、包块及其部位、大小，有无脏器自腹壁伤口脱出。

2. 触诊

脉搏是否加快、细弱，腹部有无包块，有无肌紧张、压痛、反跳痛，以及疼痛程度范围。

3. 叩诊

肝浊音界是否缩小或消失，有无移动性浊音等内出血表现。

4. 听诊

肠鸣音是否减弱或消失。

（三）心理社会评估

评估患者及家属对突发的腹部损伤以及伤口、出血、内脏脱出这些视觉刺激的心理承受能力；对预后的担心程度；评估经济承受能力和家庭、社会支持情况；在疾病治疗过程中的其他心理反应；本次损伤相关知识的了解程度及需求。

（四）辅助检查阳性结果评估

1. 实验室检查

血常规检查中红细胞、血红蛋白、血细胞比容等数值明显下降，白细胞计数可略有增高提示腹内有实质性脏器破裂而出血。白细胞计数明显上升提示空腔脏器破裂。血、尿淀粉酶值升高提示可能有胰腺损伤、胃或十二指肠损伤。尿常规检查发现血尿提示有泌尿器官的损伤。

2. B 型超声检查

B 超检查腹腔有无血肿，实质脏器是否破裂，包膜是否完整，以及腹腔积液情况。

3. X 线检查

胸片、平卧位及左侧卧位腹部平片检查有无气液平面等空腔脏器损害征象。

4. CT 检查

CT 显示肝、脾、肾的包膜是否完整、大小及形态结构是否正常。

5. 诊断性腹腔穿刺术和腹腔灌洗术

如果抽到不凝血性液，可能提示脏器破裂。

三、主要护理诊断

（一）有体液不足的危险

与腹腔内出血、呕吐、禁饮食有关。

（二）疼痛

与腹腔内器官破裂、消化液刺激腹膜有关。

（三）恐惧

与意外损伤和担心预后有关。

（四）潜在并发症

器官损伤、腹腔感染。

四、主要护理措施

（一）休息

手术前绝对卧床休息，禁止随意搬动；全麻未清醒者平卧位，头偏一侧；全麻清醒或硬膜外麻醉平卧 6 小时后，血压平稳改为半卧位，以利于腹腔引流，减轻腹痛，改善呼吸循环功能。

（二）饮食

留置胃肠减压，绝对禁饮、禁食、禁灌肠。

（三）用药护理

根据医嘱迅速补充血容量；使用抗感染治疗；诊断未明确者绝对不能使用止痛剂。

（四）心理护理

加强病情观察，耐心解释病情和治疗过程。

（五）健康教育

加强宣传，避免意外损伤；了解和掌握简单急救知识；发生腹部损伤，及时就医；出院后若有不适及时就诊。

五、护理效果评估

1. 患者体温、脉搏、血压、呼吸等生命体征是否稳定。
2. 患者体液、电解质是否平衡，有无脱水现象。
3. 患者腹痛有无减轻或缓解。
4. 患者有无继续发生内脏出血、腹腔感染情况，或是否得到及时发现和处理。

第三节　腹外疝

一、疾病概述

（一）概念

体内某个脏器或组织离开其正常解剖部位，通过先天或后天形成的薄弱点、缺损或孔隙进入另一部位，成为疝（hernia）。疝多发生于腹部，腹部疝分为腹内疝和腹外疝。腹内疝（abdominal internal hernia）是由脏器或组织进入腹腔内的间隙囊内形成，如网膜孔疝。腹外疝（abdominal external hernia）是腹腔内的脏器或组织连同壁腹膜，经腹壁薄弱点或孔隙，向体表突出所形成。常见的有腹股沟疝、股疝、脐疝、切口疝等。临床上以腹外疝多见。

（二）相关病理生理

典型的腹外疝由疝环、疝囊、疝内容物和疝外被盖等组成。

1. 疝环

疝环也称为疝门，是疝突出体表的门户，也是腹壁薄弱点或缺损所在。各类疝多以疝门而命名，如腹股沟疝、股疝、脐疝、切口疝等。

2. 疝囊

疝囊是壁腹膜经疝门向外突出形成的囊袋。一般分为疝囊颈、疝囊体、疝囊底三部分。疝囊颈是疝囊与腹腔的连接部，其位置相当于疝环，常是疝囊比较狭窄的部分，也是疝内容物脱出和回纳的必经之处，因疝内容物进出反复摩擦刺激易产生瘢痕而增厚，若疝囊颈狭小易使疝内容物在此处受到嵌闭和狭窄，如股疝和脐疝等。

3. 疝内容物

疝内容物是进入疝囊的腹内脏器和组织，以小肠多见，大网膜次之。比较少见的还可有盲肠、阑尾、乙状结肠、横结肠、膀胱等。卵巢及输卵管进入则罕见。

4. 疝外被盖

疝外被盖是指疝囊以外的腹壁各层组织，一般为筋膜、皮下组织及皮肤。

（三）病因与诱因

1. 基本病因

腹壁强度降低是腹外疝发病的基本病因。腹壁强度降低有先天性和后天性两种情况。

（1）先天性因素：最常见的是在胚胎发育过程中某些组织穿过腹壁的部位，如精索或子宫圆韧带穿过腹股沟管、腹内股动静脉穿过股管、脐血管穿过脐环等处；其他如腹白线发育不全等。

（2）后天性因素：见于手术切口愈合不良、外伤、感染造成的腹壁缺损，腹壁神经损伤、年老、久病、肥胖等所致肌萎缩等。

2. 诱发因素

腹内压力增高易诱发腹外疝的发生。引起腹内压力增高的常见原因有慢性咳嗽、慢性便秘、排尿困难（如前列腺增生症、膀胱结石）、腹水、妊娠、搬运重物、婴儿经常啼哭等。正常人因腹壁压力强度正常，虽时有腹内压增高的情况，但不致发生疝。

（四）临床表现

腹外疝有易复性、难复性、嵌顿性和绞窄性等临床类型，其临床表现各异。

1. 易复性疝

最常见，疝内容物很容易回纳入腹腔，称为易复性疝。在患者站立、行走、咳嗽等导致腹内压增高时肿块突出，平卧、休息或用手将疝内容物向腹腔推送时可回纳入腹腔。除疝块巨大者可有行走不便和下坠感，或伴腹部隐痛外，一般无不适。

2. 难复性疝

疝内容物不能或不能完全回纳入腹腔内，但并不引起严重症状者，称为难复性疝。此类疝内容物大多数为大网膜，滑动性疝也属难复性疝的一种。患者常有轻微不适、坠胀、便秘或腹痛等。

3. 嵌顿性疝

疝环较小而腹内压突然增高时，较多的疝内容物强行扩张疝环挤入疝囊，随后由于疝囊颈的弹性回缩，使疝内容物不能回纳，称为嵌顿性疝。此时疝内容物尚未发生血运障碍。多发生于股疝、腹股沟斜疝等。患者可有腹部或包块部疼痛，若嵌顿为肠管可有腹痛、恶心呕吐、肛门停止排便排气等。

4. 绞窄性疝

嵌顿若不能及时解除，嵌闭的疝内容物持续受压，出现血液回流受阻而充血、水肿、渗出，并逐渐影响动脉血供，成为绞窄性疝。发生绞窄后，包块局部出现红、肿、痛、热，甚至形成脓肿，全身有畏寒、发热、脱水、腹膜炎、休克等症状。

（五）辅助检查

1. 透光试验

用透光试验检查肿块，因疝块不透光，故腹股沟斜疝呈阴性，而鞘膜积液多为透光（阳性），可以此鉴别。但幼儿的疝块，因组织菲薄，常能透光，勿与鞘膜积液混淆。

2. 实验室检查

疝内容物继发感染时，血常规检查提示白细胞和中性粒细胞比例升高；粪便检查显示隐血试验阳性或见白细胞。

3. 影像学检查

疝嵌顿或绞窄时 X 线检查可见肠梗阻征象。

（六）治疗原则

除少数特殊情况外，腹股沟疝一般均应尽快施行手术治疗。腹股沟疝早期手术效果好、复发率低；若历时过久，疝块逐渐增大后，加重腹壁的损伤而影响劳动力，也使术后复发率增高；而斜疝又常可发生嵌顿或绞窄而威胁患者的生命。股疝因极易嵌顿、绞窄，确诊后应及时手术治疗。对于嵌顿性或绞窄性股疝，则应紧急手术。

1. 非手术治疗

（1）棉线束带法或绷带压深环法：适用于 1 岁以下婴幼儿。因为婴幼儿腹肌可随躯体生长逐渐强壮，疝有自行消失的可能。可采用棉线束带或绷带压住腹股沟深环，防止疝块突出。

（2）医用疝带的使用：此方法适用于年老体弱或伴有其他严重疾病而禁忌手术者，可用疝带压迫阻止疝内容物外突。但长期使用疝带可使疝囊颈增厚，增加疝嵌顿的发病率，易与疝内容物粘连，形成难复性疝和嵌顿性疝。

（3）嵌顿性疝的复位：复位方法是将患者取头低足高位，注射吗啡或哌替啶以止痛、镇静并放松腹肌，后用手持续缓慢地将疝块推向腹腔，同时用左手轻轻按摩浅环和深环以协助疝内容物回纳。复位方法应轻柔，切忌粗暴，以防损伤肠管，手法复位后必须严密观察腹部体征，若有腹膜炎或肠梗阻的表现，应尽早手术探查。

2. 手术治疗

手术是治疗腹外疝的有效方法，但术前必须处理慢性咳嗽、便秘、排尿困难、腹水、妊娠等腹内压增高因素，以免术后复发。

（1）疝囊高位结扎术：暴露疝囊颈，予以高位结扎或是贯穿缝合，然后切去疝囊。单纯性疝囊高位结扎适用于婴幼儿或儿童，以及绞窄性斜疝因肠坏死而局部严重感染者。

（2）无张力疝修补术：将疝囊内翻入腹腔，无须高位结扎，而用合成纤维网片填充疝环的缺损，再用一个合成纤维片缝合于后壁，替代传统的张力缝合。传统的疝修补术是将不同层次的组织强行缝合在一起，可引起较大张力，局部有牵拉感、疼痛，不利于愈合。现代疝手术强调在无张力情况下，利用人工高分子修补材料进行缝合修补，具有创伤小、术后疼痛轻、无须制动、复发率低等优点。

（3）经腹腔镜疝修补术：其基本原理是从腹腔内部用网片加强腹壁缺损或用钉（缝线）使内环缩小，可同时检查双侧腹股沟疝和股疝，有助于发现亚临床的对侧疝并同时予以修补。该术式具有创伤小、痛苦少、恢复快、美观等特点，但对技术设备要求高，需全身麻醉，手术费用高，目前临床应用较少。

（4）嵌顿疝和绞窄性疝的手术处理：手术处理嵌顿或绞窄性疝时，关键在于准确判断肠管活力。若肠管坏死，应行肠切除术，不做疝修补，以防感染使修补失败；若嵌顿的肠袢较多，应警惕有无逆行性嵌顿，术中必须把腹腔内有关肠管牵出检查，以防隐匿于腹腔内坏死的中间肠袢被遗漏。

二、护理评估

（一）一般评估

1. 生命体征（T、P、R、BP）

发生感染时可出现发热、脉搏细速、血压下降等征象。

2. 患者主诉

突出于腹腔的疝块是否可回纳，有无压痛和坠胀感，有无肠梗阻和腹膜刺激征等。

3. 相关记录

疝块的部位、大小、质地等；有无腹内压增高的因素等。

（二）身体评估

1. 视诊

腹壁有无肿块。

2. 触诊

疝块的部位、大小、质地、有无压痛，能否回纳，有无压痛、反跳痛、腹肌紧张等腹膜刺激征。

3. 叩诊

无特殊。

4. 听诊

无特殊。

（三）心理 – 社会评估

了解患者有无因疝块长期反复突出影响工作和生活并感到焦虑不安，对手术治疗有无思想顾虑。了解家庭经济承受能力，患者及家属对预防腹内压升高等相关知识的掌握程度。

（四）辅助检查阳性结果评估

了解阴囊透光试验是否阳性，血常规检查有无白细胞计数及中性粒细胞比例的升高，粪便潜血试验是否阳性等，腹部 X 线检查有无肠梗阻等。

（五）治疗效果的评估

1. 非手术治疗评估要点

（1）有无病情变化：观察患者疼痛性状及病情有无变化，若出现明显腹痛，伴疝块突然增大、发硬且触痛明显、不能回纳腹腔，应高度警惕嵌顿疝发生的可能。

（2）有无引起腹内压升高的因素：患者是否戒烟，是否注意保暖防感冒，有无慢性咳嗽、腹水、便秘、排尿困难、妊娠等引起腹内压增高的因素。

（3）棉线束带或绷带压深环的患者：注意观察局部皮肤的血运情况；棉束带是否过松或过紧，过松达不到治疗作用，过紧则使患儿感到不适而哭闹；束带有无被粪尿污染等应及时更换，防止发生皮炎。

（4）使用医用疝带的患者：患者是否正确佩戴疝带，以防因疝带压迫错位而起不到效果；长期戴疝带的患者是否因疝带压迫有不舒适感而产生厌烦情绪，应详细说明戴疝带的作用，使其能配合治疗。

（5）行手法复位的患者：手法复位后 24 小时内严密观察患者的生命体征，尤其脉搏、血压的变化，注意观察腹部情况，注意有无腹膜炎或肠梗阻的表现。

2. 手术治疗评估要点

（1）有无引起腹内压升高的因素：患者是否注意保暖防感冒，是否保持大小便通畅，有无慢性咳嗽、便秘、尿潴留等引起腹内压增高的因素。

（2）术中有无损伤肠管或膀胱：患者是否有急性腹膜炎或排尿困难、血尿、尿外渗等表现，应怀疑术中可能有肠管或膀胱损伤。

（3）局部切口的愈合情况：注意观察有无伤口渗血；有无发生切口感染，注意观察体温和脉搏的变化，切口有无红、肿、疼痛，阴囊部有无出血、血肿。术后 48 小时后，患者如仍有发热，并有切口处疼痛，则可能为切口感染。

（4）有无发生阴囊血肿：注意观察阴囊部有无水肿、出血、血肿。术后 24 小时内，阴囊肿胀，呈暗紫色，穿刺有陈旧血液，则可能为阴囊血肿。

三、主要护理诊断（问题）

（一）疼痛

与疝块嵌顿或绞窄、手术创伤有关。

（二）知识缺乏

与缺乏腹外疝成因、预防腹内压增高及促进术后康复的知识有关。

（三）有感染的危险

与手术、术中使用人工合成材料有关。

（四）潜在并发症

1. 切口感染

与术中无菌操作不严，止血不彻底，或全身抵抗力弱等有关。

2. 阴囊水肿

与阴囊比较松弛、位置低，容易引起渗血、渗液的积聚有关。

四、主要护理措施

（一）休息与活动

术后当日取平卧位，膝下垫一软枕，使髋关节微屈，以降低腹股沟区切口张力和减少腹腔内压力，利于切口愈合和减轻切口疼痛，次日可改为半卧位。术后卧床期间鼓励床上翻身及活动肢体。传统疝修补术后 3～5 天患者可离床活动，采用无张力疝修补术的患者一般术后次日即可下床活动，年老体弱、复发性疝、绞窄性疝、巨大疝等患者可适当推迟下床活动的时间。

（二）饮食护理

术后 6～12 h，若无恶心、呕吐，可进流食，次日可进软食或普食，应多食粗纤维食物，利于排便。

行肠切除、肠吻合术者应待肠功能恢复后方可进食。

（三）避免腹内压增高

术后注意保暖，防止受凉、咳嗽，若有咳嗽，教患者用手掌按压伤口处后再咳嗽。保持大小便通畅，及时处理便秘，避免用力排便。术后有尿潴留者应及时处理。

（四）预防阴囊水肿

术后可用丁字带托起阴囊，防止渗血、渗液积聚阴囊。

（五）预防切口感染

术后切口一般不需加沙袋压迫，有切口血肿时应予适当加压。术后遵医嘱使用抗菌药物，并注意保持伤口敷料干燥、清洁，不被粪尿污染，发现敷料脱落或污染应及时更换。

（六）健康教育

1. 活动指导

患者出院后生活要规律，避免过度紧张和劳累，应逐渐增加活动量，3个月内应避免重体力劳动或提举重物等。

2. 饮食指导

调整饮食习惯，多饮水，多进食高纤维食物，养成定时大便习惯，保持排便通畅。

3. 防止复发

减少和消除引起腹外疝复发的因素，并注意避免增加腹内压的动作，如剧烈咳嗽、用力排便等。防止感冒，若有咳嗽应尽早治疗。

4. 定期随访

若疝复发，应及早诊治。

五、护理效果评估

1. 患者自述疼痛减轻，舒适感增强。
2. 患者能正确描述形成腹外疝的原因，预防腹内压升高及促进术后康复的有关知识。
3. 患者伤口愈合良好，使用人工合成材料无排斥、感染现象。
4. 患者未发生阴囊水肿、切口感染；若发生，得到及时发现和处理。

第八章　骨科疾病护理

第一节　前臂骨折

前臂骨骼由尺桡两骨组成，尺骨上端为构成肘关节的重要组成部分，桡骨下端为构成腕关节的重要组成部分，根据骨折部位不同可分为桡骨干骨折、尺骨干骨折、尺桡骨干双骨折、孟氏骨折和盖氏骨折等。直接暴力和间接暴力均可造成骨折，按骨折的稳定性分为稳定型骨折和不稳定型骨折。伤后前臂肿胀、疼痛，活动受限，可出现成角畸形，被动活动时疼痛加剧。前臂局部有压痛，骨折有移位时，可触及骨折端，并可扪及骨擦感和骨折处的异常活动。绞扎扭伤软组织损伤常很严重，常有皮肤挫裂、撕脱，肌肉、肌腱常有断裂，也易于合并神经、血管损伤。

对于无移位的骨折，闭合复位多能成功，采用小夹板或石膏夹板外固定即可，但应注意复查骨折是否发生移位。如整复后骨折不稳定，则行经皮穿针内固定；对少数闭合复位失败、开放性骨折或合并血管神经损伤，则宜行切开复位内固定。

专科护理：

1. 病情观察

主要警惕前臂骨筋膜室综合征的发生，尺骨、桡骨骨干双骨折损伤范围较大，前臂高度肿胀或外固定过紧时，可以引起前臂骨筋膜室综合征。应严密观察患肢疼痛与肿胀的程度，手指的颜色、皮温、感觉及运动的变化，有无患肢的被动牵拉痛，如患者出现剧烈疼痛、皮肤苍白或发绀、肌肉麻痹、感觉异常和桡动脉搏动减弱或消失等症状，应立即拆除一切外固定，及时报告医生予以处理。

2. 体位护理

站立或坐位时肘关节屈曲90°，前臂旋前中立位，绷带或三角巾悬挂胸前。卧床时适当抬高患肢，可伸直肘关节，患肢垫枕与躯干平行，在不影响治疗的前提下保持舒适度，以促进静脉回流，减轻肿胀。

3. 功能锻炼

（1）第一阶段：复位固定后1～2周。于复位固定后即可开始，练习上臂、前臂肌肉的收缩活动，用力握拳，充分屈伸拇指、对指、对掌；站立时前臂用三角巾悬吊于胸前，做肩前、后、左、右摆动及水平方向的绕圈运动；第4天开始用健肢帮助患肢做肩前上举、侧上举及后伸动作；第7天增加患肢肩部主动屈伸、内收、外展运动及手指的抗阻练习，可以捏橡皮泥、拉橡皮筋或弹簧等。每个动作重复10次，每日3～4次。

（2）第二阶段：复位固定2周后至去除外固定前。除继续前期锻炼外，开始进行肩、肘、腕各关节活动，用橡皮筋带做阻力，做肩前屈、后伸、外展、内收运动，肘关节屈伸、腕关节背伸活动，每个动作重复10次，每日3～4次，频率和范围可逐渐增加，以患者能够承受为度，但禁忌做前臂旋转活动。

4 周后增作用手推墙的动作，增加两骨折端之间的纵向挤压力，每日 10 ~ 20 次。

（3）第三阶段：外固定除去后。继续前期锻炼并用橡皮筋做抗阻力的肩前伸、后伸、外展、内收运动，阻力置于肘以上部位；逐步增加前臂旋前、旋后的主动、被动练习；腕关节屈伸运动，可采用两手掌相对指尖向上或手掌放于桌面健手压于患手之上练习腕背伸，两手背相对指尖向下练习腕掌屈；手指的抗阻练习，可以捏握力器、拉橡皮筋等；每个动作重复 10 次，每日 3 ~ 4 次。此外，还可增加如捏橡皮泥、玩积木、洗漱、进餐、穿脱衣服、上厕所、沐浴等练习，以训练患肢灵活性和协调性。

4. 常见护理问题

（1）骨筋膜室综合征：为前臂损伤患者的早期严重并发症，应严密观察患肢疼痛与肿胀程度，手指的颜色、皮温、感觉及运动的变化，有无患指的被动牵拉痛，警惕前臂的骨筋膜室综合征。如出现剧烈疼痛，一般止痛剂不能缓解，苍白或发绀，肌肉麻痹，感觉异常和无脉等症状，应立即拆除一切外固定，即使有可能使复位的骨折再移位也应如此，以免出现更严重的并发症——前臂缺血性肌挛缩，使病情不可逆转，并及时报告医生进一步处理。

（2）腕关节强直：向患者解释功能锻炼的意义，参照本节功能锻炼方法，指导患者进行正确的功能锻炼。

5. 出院指导

（1）保持好患肢体位和固定，确保骨伤顺利康复。

（2）强调功能锻炼的意义：前臂具有旋转功能，骨折后会造成手的协调性及灵活性丧失，给生活带来不便，患者易产生焦虑和烦躁情绪。应向患者解释，强调功能锻炼对功能恢复的重大影响，以调动患者的主观能动性，主动参与治疗和护理的活动。

（3）按本节上述锻炼计划进行功能锻炼，最大限度地恢复患肢功能，重点防止腕关节强直的发生。功能锻炼的时间要比骨折愈合的时间长，使患者有充分的思想准备，做到持之以恒。

第二节　肘部损伤

肘关节是仅有一个关节腔的关节，具有 2 种不同的功能，旋前、旋后运动发生在上尺桡关节；屈曲和伸直发生在肱桡和肱尺关节。肘关节有 3 个显而易见的标志，它们是尺骨的鹰嘴突、肱骨内上髁和外上髁。肘关节周围有肱动脉、肱静脉及正中神经、桡神经、尺神经通过，故骨折时易于受到损伤。常见的肘部损伤有肱骨髁上骨折、肱骨外髁骨折、肱骨内上髁骨折、肱骨髁间骨折、尺骨鹰嘴骨折、肘关节脱位等。肘部损伤后临床表现为疼痛，肿胀明显，皮下青紫瘀斑，肘关节呈畸形、活动受限，轻微活动肘部即有明显骨擦感，严重者可出现多处张力性水疱，如合并血管神经损伤可出现相应临床表现。

肘部损伤的主要治疗方法包括保守疗法即手法整复外固定、骨牵引；手术疗法即切开复位或微创复位内固定。

专科护理：

1. 病情观察

（1）警惕血管神经损伤

①受伤后，注意观察患肢远端桡动脉搏动、腕和手指的感觉、活动、温度、颜色。如出现皮肤发绀，甚至苍白、温度变低、肢体发凉、桡动脉搏动减弱或消失，此时应立即报告医生及时处理。

②肢体发生剧烈疼痛，皮肤感觉很快减退或消失时，肌肉易发生瘫痪，应特别注意。有时需注意，虽在远端可触及动脉搏动但并不能排除动脉损伤，一定要与健侧对比。如发现异常情况，应及时处理。

③注意手部及手指的皮肤感觉和运动情况：如出现手背桡侧或尺侧皮肤感觉减退、麻木，手指活动受限等异常情况，请及时告知医生，以免延误治疗。

（2）警惕前臂缺血性肌挛缩：当患肢出现以下症状或异常感觉时，一定及时妥善处理，避免造成不可逆转的严重后果。①疼痛呈进行性加重，常较剧烈。②前臂皮肤红肿，压痛严重，张力大，手指苍白、发绀和发凉。③感觉异常。④桡动脉搏动细弱或消失。⑤手指常处于半屈曲状，有被动牵拉痛，即被动伸指时前臂疼痛加重。

2. 体位护理

行长臂石膏托固定后，平卧时患肢垫枕与躯干平行，离床活动时，用吊带或三角巾悬吊前臂于胸前。行尺骨鹰嘴持续骨牵引治疗时，应取平卧位，患侧上臂稍离床面，以保持牵引的有效性。

（1）肱骨髁上骨折：①无移位骨折：站立位时，患肢屈肘 90° 位，颈腕带悬吊。②有移位骨折：手法复位外固定后，伸直型骨折肘关节屈曲约 90° 位，屈曲型骨折肘关节屈曲约 40° ~ 60° 位，悬吊前臂于胸前；经皮穿针内固定术后，石膏托固定，屈肘 90° 位，颈腕带悬吊。

（2）肱骨外髁及尺骨鹰嘴骨折体位应保持在屈肘 90° 位前臂旋后位（掌心向上）。

（3）肱骨内上髁骨折、肱骨髁间骨折等体位保持在 90° 位，前臂中立位或旋前位（掌心向下）。

（4）脱位：①肘关节后脱位：复位后用长臂石膏托固定肘关节屈曲 90° 位，三角巾悬吊 2 ~ 3 周。②肘关节前脱位：复位后肘关节屈曲 45° 位，石膏托固定，三角巾悬吊 2 ~ 3 周。③陈旧性肘关节脱位：牵引加手法复位后，石膏托固定肘关节屈曲 90° 位，三角巾悬吊。

3. 功能锻炼

（1）第一阶段：损伤复位外固定期内。初期骨折及整复固定或手术当天麻醉消失后即可进行肩关节旋转、耸肩、腕关节屈伸及手部的抓空握拳等增力活动，同时，用力做关节不动的静力肌收缩，静力肌收缩每次需坚持到 15 秒以上或感觉疲劳，然后放松，如此反复练习，每小时锻炼 3 ~ 5 分钟。进行肩关节旋转运动时，先用健肢手托扶患肢肘部，顺应患肢肩关节做旋转活动。进行耸肩、腕关节屈伸及手部的功能锻炼时，健肢可与患肢同时进行锻炼。可根据个人承受能力每个动作重复 10 ~ 20 次，每天练习 3 ~ 4 次。

（2）第二阶段：外固定去除以后，开始做肘关节主动屈伸练习，可用健手托扶患肘，鼓励患者主动尽力屈伸肘关节，活动度由小到大，感觉疲劳可适当休息后继续练习。如患者主动锻炼困难，应帮助或指导陪护者协助患者进行被动锻炼：一手妥善托扶固定患肘，一手握住患肢腕部，缓和用力屈伸患肘，尽量屈伸到患者所能承受的最大角度，禁止暴力被动屈伸活动，避免骨化性肌炎的发生。每次活动 20 次，每日 3 ~ 4 次，以患者能够承受为度。

（3）10 岁以下小儿，功能锻炼时应有家人陪同，家人需了解功能锻炼的意义及方法，以协助和指导患儿在出院后进行功能锻炼。

（4）各种类型的骨折锻炼方法有不同的要求，应遵从医嘱。

4. 常见护理问题

（1）骨化性肌炎：肘关节周围是骨化性肌炎的好发部位，是肘部损伤的严重并发症之一，在肘部损伤中发生率约为 3%。因此功能锻炼过程中应注意严格按医嘱进行功能锻炼，避免粗暴的被动屈伸、牵拉及按摩组织损伤部位。骨化性肌炎发生后，在初期要适当制动，在无痛情况下主动练习关节活动，必要时行手术和放射治疗。

（2）肘内翻畸形：肱骨髁上骨折是该并发症常见的原因，其临床表现为儿童时期肘关节无明显症状，外观较差；青少年时期亦很少发生疼痛，当关节逐渐发生退行性改变，疼痛逐渐加重。其预防措施主要是维持好整复或手术后固定位置，即石膏夹或铁丝托外固定，屈肘 90°，前臂中立位。

（3）迟发性尺神经炎：当感觉手的尺侧麻木不适、疼痛，手指做精细动作不灵便时，应及时就诊，以便得到及时治疗，治疗越早，恢复的也越快越完全。

5. 出院指导

（1）保持休息与活动时的体位要求，注意维持外固定位置，未经医生允许切勿私自松动去除外固定物，避免并发症及不利于骨折愈合的情况发生。

（2）继续加强功能锻炼，具体办法可参照住院期间功能锻炼指导。患儿应由家长督促按锻炼计划进行功能锻炼，最大限度地恢复患肢功能。

第三节　肱骨干骨折

肱骨干骨折一般系指肱骨外科颈以下 1 ~ 2 cm 至肱骨髁上 2 cm 之间的骨折。根据骨折部位不同，可分为上 1/3 骨折、中 1/3 骨折和下 1/3 骨折。肱骨干骨折后出现局部疼痛，肿胀明显，上臂有短缩或成角畸形，活动功能丧失。查体：局部压痛，移动患肢和手法检查时可闻及骨擦音。肱骨中、下 1/3 骨折常易合并桡神经损伤，出现垂腕畸形，掌指关节不能伸直，拇指不能外展，手背一、二掌骨间（虎口区）皮肤感觉减退或消失。此外肱骨干骨折有时也伤及由上臂经过的肱动脉、肱静脉、正中神经和尺神经。

肱骨干骨折主要治疗方法包括保守疗法即手法整复外固定；手术疗法即切开复位或微创复位内固定。

1. 病情观察

（1）警惕神经损伤：如患肢出现垂腕畸形，伸拇及伸掌指关节功能障碍，手背桡侧感觉减退或消失，则提示伴有桡神经损伤，应及时报告医生给予处理。

（2）警惕血管损伤：严密观察骨折局部情况及患肢桡动脉搏动、手指活动、毛细血管反应、皮肤感觉等情况，特别是肱骨中、下 1/3 骨折尤应注意。使用夹板或石膏固定后，外固定松紧度应适宜，如出现肢体末端高度肿胀、指端发绀发凉、疼痛剧烈等，应及时报告医生给予处理，防止血液循环障碍导致局部坏死。

（3）警惕感染：术后注意观察伤口渗血情况，针孔或刀口保持清洁干燥，除严格无菌操作和及时合理应用抗生素外还应保持床单位及个人卫生。合理饮食调配以增强机体抵抗力，预防针孔或刀口感染。

（4）警惕压迫性溃疡：如石膏或夹板内出现剧烈疼痛或跳痛、针刺样痛，应考虑局部受压过度，及时报告医生早期处理，防止发生压迫性溃疡。

2. 体位护理

"U"形石膏托或夹板固定后平卧位时，患侧肢体用枕垫起与躯干同高，保持患肢曲肘 90°，前臂中立位，掌心贴腹放置，以保证复位后的骨折断端不移位。内固定术后使用外展架固定者，以半卧位为宜；平卧位时，可于患肢下垫一软枕，使之与躯体平行，以减轻肿胀；坐位或站立、行走时将前臂用颈腕带或三角巾悬吊于胸前；严重肿胀者卧床时用垫枕抬高患肢高于心脏水平，以利于肿胀消退。

3. 功能锻炼

（1）第一阶段：1 ~ 2 周。复位固定后及手术麻醉消退即开始练习耸肩、握拳及腕关节活动，握拳时要用力伸握，并做上臂肌肉的主动舒缩练习，保持正常肌肉紧张，每小时练习 3 ~ 5 分钟，练习强度和频率以不感到疼痛和疲劳为度，禁止做上臂旋转活动。

（2）第二阶段：3 ~ 4 周后。开始练习肩、肘关节活动：健侧手握住患侧腕部，使患肢向前伸展再屈肘后伸上臂及耸肩等动作，每日 3 ~ 4 次，每次 5 ~ 10 下，活动范围、频率应逐渐增大。

（3）第三阶段：5 ~ 6 周。①继续中期的功能锻炼。②局部软组织已恢复正常，肌肉坚强有力，骨痂接近成熟，骨折断端已相当稳定。此期可根据骨折愈合情况，因人而异，扩大活动范围由小到大，次数由少到多。③双臂上举：两手置于胸前，十指相扣，掌心向外，先屈肘 90°，用健肢带动患肢伸直肘关节，双上臂同时上举，再慢慢放回原处，如此反复，每天 3 ~ 4 次，每次 10 下。④旋转肩关节：身体向患侧倾斜，屈肘 90°，使上臂与地面垂直，以健侧手握患侧腕部做肩关节旋转动作（即画圆圈动作）。

（4）第四阶段：6 ~ 8 周。在前期锻炼的基础上进行以下锻炼：①举臂摸头（肩外展外旋运动）：上臂外展、外旋，用手摸自己的头枕部。②反臂摸腰：患肢上臂外展、内旋、屈肘、后伸，用手指背侧触摸腰部。③大小云手：左上肢屈肘，前臂置于胸前，掌心向下；右侧上肢伸直，外展于体侧，掌心向下，双上肢向外上方经外下方再向内划弧圈，还至原处，如此循环往复。此方可使肩、肘、腰、腿、颈部均得到锻炼，并配合药物熏洗、按摩、使肩、肘关节活动功能早日恢复。每日早晚各 1 次，每次 5 ~ 10 分钟。

4. 出院指导

（1）保持休息与活动时的体位要求。

（2）继续进行功能锻炼，骨折4周内，严禁做上臂旋转活动，外固定解除后，逐步达到生活自理。

（3）伴有桡神经损伤者，遵医嘱口服营养神经药物并配合理疗1～2个月。

第四节　肩部损伤

肩部周围损伤包括肩胛骨骨折、锁骨骨折、肱骨上端骨骺分离、肱骨外科颈及大结节撕脱骨折等。肩部损伤后局部疼痛、肿胀，肩关节活动障碍，患肩不能抬举，活动时疼痛加重，患者常用健手扶托患肢前臂，头倾向患侧以缓解疼痛症状。严重肩胛骨骨折时，深呼吸会引起肩背部疼痛，因血肿的血液渗入肩袖旋转肌群的肌腹，可引起肌肉痉挛和疼痛，待出血吸收后疼痛减轻，肩部运动逐渐恢复。其中，肱骨上端骨骺分离的表现，取决于患儿伤后骨折严重程度，肩关节避痛性活动受限，一些大龄儿童的稳定型骨骺分离或青枝骨折可能仅有疼痛和轻压痛，甚至可有一定范围的主动活动；肱骨外科颈及大结节撕脱骨折上臂内侧可见瘀斑，合并肩关节脱位者，会同时出现方肩畸形，有时合并血管、神经损伤。

肩部损伤的主要治疗方法包括保守疗法即手法整复外固定；手术疗法即切开复位或微创复位内固定。

专科护理：

1. 病情观察

（1）警惕血管神经损伤：严密观察损伤局部情况及患肢桡动脉搏动、手指活动、远端毛细血管反应、皮肤颜色及感觉等情况。应注意观察腋窝肿胀是否明显，如出现肢体肿胀非常明显、皮温下降、肤色苍白、桡动脉搏动弱，必须立即报告医生，以便及时处理。开放性骨折应注意观察伤口渗血情况，如有大量持续渗血应及时报告医生。

（2）警惕骨折合并其他并发症：肩部骨折除导致肩部一处或多处骨折外，还可能伴有脊柱骨折脱位、肋骨骨折。在患者入院初期应严密观察是否有胸闷、憋气等异常情况出现，如发现有上述异常情况出现，应立即报告医生，以利早期诊断治疗。

2. 体位护理

（1）肩部损伤在行手法整复或术后（包括切开复位内固定术和手法复位经皮穿针内固定术）：卧硬垫床，取半卧位或平卧位，禁忌患侧侧卧，以防外固定松动。卧位时可将肩部或患肢上臂适当垫高，屈肘90°，掌心贴腹放置或用三角巾悬吊置于胸前；站立位时，可将上臂略前屈、外展，腋下垫大棉垫，悬吊于胸前。

（2）锁骨骨折"8"字绷带或锁骨带固定后，平卧时不用枕头，应在两肩胛间垫窄枕，保持两肩后伸外展。

（3）肱骨外科颈骨折患者卧床时可抬高床头30°～45°或取平卧位，在患侧上肢下垫一软枕使之与躯干平行放置，避免前屈或后伸。

（4）注意维持患肢固定的位置：外展型骨折固定于内收位，内收型骨折固定于外展位，防止已复位的骨折再移位。外展架固定的正确位置是肩关节外展70°，前屈30°，屈肘90°，随时予以保持。

3. 功能锻炼

（1）全身锻炼：肩部损伤患者除特殊病情需要卧床治疗者，需要进行全身锻炼时，能下地活动者，均以局部锻炼为主。

（2）局部锻炼

①第一阶段：初期骨折整复固定以及术后复位固定的次日，即可开始练习用力握拳和放开的"抓空增力"活动。接近关节端的骨折，可在健手扶持下做一定范围的肘、腕及手部关节屈伸活动。此期主要动作是：肌肉紧张收缩锻炼，每次每个动作需坚持到15秒以上或感觉疲劳，然后放松，如此反复练习，每小时锻炼3～5分钟。锁骨骨折、肩锁关节脱位及肩胛骨骨折患者，术后3天可做肩关节屈伸运动，以健侧手扶持患侧前臂，逐步行肩关节活动，根据患者耐受程度，前屈可达90°，后伸20°。1周后，可逐步从事一般性以患手为主的自理活动，如书写、拿取食物、翻书阅读等，注意避免其他负重活动。肱骨大结节、肱骨上端骨骺分离及肱骨外科颈骨折，此期应禁止肩关节外展和外旋活动。

②第二阶段：一般 X 线检查骨折端有骨小梁通过或有外骨痂形成时，逐步增加三角肌及肩袖肌力。方法为从等长收缩到抗阻力锻炼，循序渐进。方法有：站立位前屈上举、增加内外旋范围锻炼、上肢外展、外旋锻炼。

③第三阶段：解除外固定后，全面练习肩关节的活动，徒手练习以下动作：a. 肩关节的环转运动（画圆圈）：患者弯腰 90°，患肢自然下垂，以肩为顶点做圆锥体旋转运动，顺时针和逆时针在水平面上画圆圈，开始范围小，逐渐扩大划圈范围。b. 肩内旋运动：将患侧手置于背后，用健侧手托扶患侧手去触摸健侧肩胛骨。肩关节的内旋活动较难恢复，锻炼时难度大，应克服困难坚持锻炼。c. 肩内收运动：患侧手横过面部去触摸健侧耳朵。d. 做手指爬墙动作练习肩外展、上举运动：患者面对或侧身对墙而立，患手摸墙交替上爬直到肩关节上举完全正常。e. 用健肢扶托患肩做上举、外展运动。

（3）主动锻炼前先热敷肩关节 20 分钟，可促进局部血液循环，减轻锻炼时疼痛。每次的活动范围，以僵硬终点为起始处，而非终点。第一、第二阶段每个锻炼动作应重复 10 次以上，每天练习 3 ~ 4 次。

（4）各种类型的骨折不同治疗方法有不同的功能锻炼要求，应结合医生的要求具体指导患者做好功能锻炼。

4. 常见护理问题与并发症

（1）潜在并发症：臂丛神经和腋部血管损伤。

①行"8"字绷带外固定时，腋窝部所垫的棉花或其他柔软衬物必须足够多，并有良好的弹性。

②绷带固定松紧适宜，固定后注意观察双手感觉、肌力和肢端血运。观察内容包括：①注意腋窝肿胀情况，如发现肿胀明显，必须及时处理。②注意肢体皮温、肤色、桡动脉搏动情况，如有异常应及时报告医生，以利早期处理。

（2）潜在并发症：肩关节功能障碍。

多发生于肱骨外科颈骨折后，早期合理的功能锻炼是避免肩关节功能障碍的有效途径。具体方法除参照本节局部功能锻炼之相关部分外，还应注意如下几点：

①老年患者更要积极进行适当的练功活动。

②初期先松握拳，屈伸肘、腕关节、舒缩上肢肌肉等活动。

③在 2 ~ 3 周内，外展型骨折应限制肩关节的外展活动，内收型骨折及骨折合并肩关节脱位的患者则应限制肩关节做内收活动。3 周后则应练习肩关节做各方向活动，但活动范围应循序渐进，每日练习十余次。

④解除夹板固定后，配合中药熏洗，可促进肩关节功能恢复。

5. 出院指导

（1）除必要的休息外，不提倡卧床，应尽可能离床活动。

（2）注意维护患肢固定的位置，观察患肢手指的血运。如外固定松动、手的颜色改变，应及时到医院检查，以便予以调整和处理。绝不能在拆除固定后将患肢长期下垂和用前臂吊带悬挂于胸前，否则将导致肩关节外展、上举活动障碍，并且长时间难以恢复。

（3）继续坚持功能锻炼：指导并督促患者在日常生活中多尽可能使用患肢，发挥患肢功能，要求患者用患肢端碗、夹菜、刷牙、系腰带等，逐步达到生活自理。

微信扫码
◆ 临床科研
◆ 医学前沿
◆ 临床资讯
◆ 临床笔记

第九章 妇产科疾病护理

第一节 阴道炎

一、滴虫性阴道炎

（一）病因及传染途径

病原体是阴道毛滴虫，不仅感染阴道，还要感染尿道旁腺、尿道及膀胱，甚至肾盂，及男方的包皮皱褶、尿道或前列腺。

传播方式有两种，一是间接传播，为主要传播方式，经由公共浴池、浴盆、游泳池、坐便器、衣物、医疗器械及敷料等途径传播；二是性交直接传播，男女双方有一方泌尿生殖道带有滴虫均可传染给对方。

（二）临床表现

其主要症状是稀薄的泡沫样白带增多及外阴瘙痒。间或有外阴灼热、疼痛或性交痛，如合并有尿道感染，可伴有尿频、尿急甚至血尿。检查发现阴道、宫颈黏膜充血，常有散在出血点或红色小丘疹；阴道内特别是后穹隆部可见到灰黄色、泡沫状、稀薄、腥臭味分泌物。有些妇女阴道内虽有滴虫存在，但无任何症状，检查时阴道黏膜亦可无异常，称带虫者。阴道毛滴虫能吞噬精子，阻碍乳酸生成，影响精子在阴道内存活，故可引起不孕。

（三）诊断

根据病史、临床表现及取阴道分泌物进行悬滴法查滴虫，即可确诊，必要时可进行滴虫培养。取阴道分泌物前 24 ~ 48 h 避免性交、阴道灌洗或局部用药。取分泌物前不做双合诊，窥器不涂润滑剂。

阴道分泌物悬滴法比较简便，阳性率可达 80% ~ 90%。于玻片上滴 1 滴生理盐水，自阴道后穹隆取少许分泌物混于玻片盐水中，立即在低倍显微镜下寻找滴虫。若有滴虫可见其波状运动移位，其周围的白细胞被推移。如遇天冷或放置时间过长，滴虫失去活动难以辨认，故要注意保持一定温度和立即检查。

（四）治疗

1. 全身用药

甲硝唑（灭滴灵）200 mg，口服，每日 3 次，7 日为 1 疗程；或单次 2 g 口服，可收到同样效果。口服吸收好，疗效高，毒性小，应用方便。性伴侣应同时治疗。服药后个别患者可出现食欲不振、恶心、呕吐等胃肠道反应，偶见出现头痛、皮疹、白细胞减少等反应，可对症处理或停药。甲硝唑能通过胎盘进入胎儿及经乳汁排泄，目前不能排除其对胎儿的致畸作用，因此妊娠早期和哺乳期妇女不宜口服，以局部治疗为主。

2. 局部治疗

（1）清除阴道分泌物，改变阴道内环境，提高阴道防御功能。1% 乳酸液或 0.1% ~ 0.5% 醋酸或 1 ：5 000 高锰酸钾溶液，亦可于 500 mL 水中加食醋 1 ~ 2 汤匙灌洗阴道或坐浴，每日 1 次。

（2）阴道上药，在灌洗阴道或坐浴后，取甲硝唑 200 mg 放入阴道，每日 1 次，10 日为 1 疗程。

3. 治疗中注意事项

治疗期间禁性生活；内裤及洗涤用毛巾应煮沸 5 ~ 10 min 并在阳光下晒干，以消灭病原体；服药期间应忌酒；未婚女性以口服甲硝唑治疗为主，如确需阴道上药应由医护人员放入；滴虫转阴后应于下次月经净后继续治疗一疗程，以巩固疗效。

4. 治愈标准

治疗后检查滴虫阴性时，每次月经净后复查白带，连续 3 次检查滴虫均为阴性，方为治愈。

二、念珠菌性阴道炎

此类阴道炎由白色念珠菌感染引起。念珠菌是条件致病菌，约 10% 的非孕期和 30% 的孕期妇女阴道中有此菌寄生，而不表现症状，当机体抵抗力降低、阴道内糖原增多、酸度增高适宜其繁殖而引起炎症。故多见于孕妇、糖尿病和用大剂量雌激素治疗的患者，长期接受抗生素治疗的患者因阴道内微生物失去相互制约而导致念珠菌生长，其他如维生素缺乏、慢性消耗性疾病、穿紧身化纤内裤、肥胖可使会阴局部的温度及湿度增加等均易发病。

（一）传染方式

传播途径与滴虫性阴道炎相同。另外，人体口腔、肠道、阴道均可有念珠菌存在，三个部位的念珠菌可自身传染。

（二）临床表现

其突出的症状是外阴奇痒，严重时，患者坐卧不宁，影响工作和睡眠。若有浅表溃疡可伴有外阴灼痛、尿痛尿频或性交痛。白带增多，白带特点为白色豆渣样或凝乳块样。检查见外阴有抓痕，阴道黏膜充血、水肿，有白色片状黏膜物时，擦去白膜可见白膜下红肿黏膜，有时可见黏膜糜烂或形成浅表溃疡。

（三）诊断

根据典型的临床表现不难诊断。若在分泌物中找到白色念珠菌孢子和假菌丝，即可确诊。方法是加温 10% 氢氧化钾或生理盐水 1 小滴于玻片上，取少许阴道分泌物混合其中，立即在光镜下寻找孢子和假菌丝；必要时进行培养；或查尿糖、血糖及做糖耐量试验等，以便查找病因。

（四）治疗

1. 消除诱因

如积极治疗糖尿病，停用广谱抗生素、雌激素、皮质类固醇。

2. 用 2% ~ 4% 的碳酸氢钠溶液

以其冲洗外阴、阴道或坐浴，改变阴道酸碱度，以不利于念珠菌生存。

3. 阴道上药

其常用药物为制霉菌素栓或片，1 粒或 1 片放入阴道深处，每晚 1 次，连用 7 ~ 14 天。其他还有克霉唑、硝酸咪康唑（达克宁）等栓剂或片剂。

4. 顽固病例的处理

久治不愈的患者应注意是否患有糖尿病或滴虫性阴道炎并存。必要时除局部治疗外，口服制霉菌素片以预防肠道念珠菌的交叉感染；亦可用伊曲康唑每次 200 mg，每日 1 次，口服，连用 3 ~ 5 次；或氟康唑顿服，或服用酮康唑，每日 400 mg，顿服（与用餐同时），5 日为 1 疗程，孕妇禁用，急慢性肝炎患者禁用。

注意：孕妇患念珠菌性阴道炎应积极局部治疗，预产期前 2 周停止阴道上药。

三、老年性阴道炎

（一）病因

老年性阴道炎常见于自然或手术绝经后妇女，由于卵巢功能衰退，体内缺乏雌激素，阴道黏膜失去雌激素支持而萎缩，细胞内糖原含量减少，阴道 pH 上升，局部抵抗力下降，细菌易于入侵而引起炎症。

长期哺乳妇女亦可发生。

（二）临床表现

阴道分泌物增多，黄水样，严重者为血性或脓血性；伴外阴瘙痒、灼热或尿痛或坠胀感。检查见阴道黏膜萎缩菲薄，充血，有散在小出血点或小血斑，有时有浅表溃疡；严重者与对侧粘连，甚至造成阴道狭窄、闭锁。

（三）诊断

根据年龄、病史和临床表现一般可做出诊断，但需排除其他疾病，如滴虫阴道炎、念珠菌阴道炎、宫颈癌、子宫内膜癌、阴道癌等。必要时作宫颈刮片细胞学检查和宫颈及宫内膜活检。

（四）治疗

治疗原则为增加阴道黏膜的抵抗力，抑制细菌的生长。

1. 选用 1% 乳酸或 0.5% 醋酸溶液冲洗外阴、阴道或坐浴，每日 1 次。

2. 甲硝唑或氧氟沙星 100 mg 放入阴道深部，每日 1 次，共 7 ～ 10 天。

3. 严重者，经冲洗或坐浴后给己烯雌酚（片剂或栓剂）0.125 ～ 0.25 mg，放入阴道，每晚 1 次，7 天为 1 疗程；或用 0.5% 己烯雌酚软膏涂布。

4. 全身用药可口服尼尔雌醇，首次 4 mg，以后每 2 ～ 4 周服 2 mg，持续 2 ～ 3 个月。

四、护理

（一）护理诊断

1. 知识缺乏：缺乏预防、治疗阴道炎的知识。

2. 舒适的改变：与外阴、阴道瘙痒、分泌物增多有关。

3. 黏膜完整性受损：与阴道炎症有关。

4. 有感染的危险：与局部分泌物增多、黏膜破溃有关。

（二）护理措施

1. 注意观察分泌物的量、性状。协助医生取分泌物检查，明确致病菌，对症治疗。

2. 嘱患者保持外阴部清洁干燥，勤换内裤（穿棉织品内衣），对外阴瘙痒者，嘱其勿使用刺激性药物或肥皂擦洗，不用开水烫，应按医嘱应用外用药物。

3. 进行知识宣教。耐心向患者解释致病原因及炎症的传染途径，增强自我保健意识，严格执行消毒隔离制度。①嘱患者在治疗期间应将所用盆具、浴巾、内裤等煮沸 5 ～ 10 min 或药物浸泡消毒，外阴用物应隔离，以避免交叉或重复感染。②指导患者正确用药，教会患者掌握药物配制浓度、阴道灌洗和坐浴方法。介绍阴道塞药具体方法及注意点：嘱患者治疗期间避免性交，经期停止坐浴、阴道灌洗及阴道上药，要坚持治疗达到规定的疗程。③指导患者注意性卫生，纠正不正当性行为。为患者严格保密，以解除其忧虑，积极接受检查和诊治。

4. 防治感染：①向患者讲解导致感染的诱因及预防措施，如发现有尿频、尿急、尿痛等征象应及时通知医生。②注意监测体温及感染倾向，遵医嘱应用抗生素。

（三）健康教育

1. 注意个人卫生，保持外阴清洁、干燥，尤其在经期、孕产期，每天清洗外阴，更换内裤。

2. 尽量避免搔抓外阴部致皮肤破溃。

3. 鼓励患者坚持用药，不随意中断疗程，讲明彻底治疗的必要性。

4. 告知患者取分泌物前 24 ～ 48 h 避免性交、阴道灌洗、局部用药。

5. 治疗后复查分泌物，滴虫性阴道炎在每次月经后复查白带，若连续 3 次检查均为阴性方为治愈。外阴阴道假丝酵母菌病容易在月经前复发，故治疗后应在月经前复查白带。

6. 已婚者应检查其配偶，如有感染需同时治疗。

第二节　外阴部炎症

一、概述

外阴部炎症包括外阴炎和前庭大腺炎。外阴炎是指外阴皮肤或黏膜的炎症。前庭大腺炎是病原体侵入导致腺管口堵塞，分泌液不能排出，潴留而引起炎症。前庭大腺炎包括急性前庭大腺炎、前庭大腺脓肿和前庭大腺囊肿。

（一）外阴炎

1. 病因

由于外阴与阴道、尿道、肛门邻近，若不注意卫生，易受到阴道分泌物、经血、尿液、粪便的刺激，引起外阴炎。此外，如糖尿病患者的尿液、尿瘘患者长期受尿液的浸渍、肠癌患者有时受粪便的刺激、肠道蛲虫及内衣过紧、卫生巾不透气、局部经常潮湿等均可诱发外阴炎。

2. 临床表现

（1）症状：外阴皮肤瘙痒、疼痛、于活动、性交及排尿时加重。

（2）体征：外阴皮肤局部充血、肿胀、糜烂，严重者形成溃疡或湿疹。慢性炎症皮肤增厚、粗糙甚至苔藓样变。腹股沟淋巴结肿大、压痛。

（二）前庭大腺炎

1. 病因

前庭大腺位于两侧大阴唇后部，腺管开口于小阴唇内侧靠近处女膜处，因其解剖部位的特点。在不洁性交、流产、分娩及创伤时，病原体容易侵入而引起炎症，前庭大腺炎如果未得到及时治疗，造成急性化脓性炎症则成为前庭大腺脓肿。急性期后脓液吸收可变成前庭大腺囊肿。此病以育龄妇女多见，幼女及绝经后妇女少见。

2. 临床表现

（1）症状：炎症多发生于一侧大阴唇下 1/3，表现为肿胀、疼痛、烧灼感，行走不便。囊肿小无感觉。囊肿大有坠胀感、性交不适。

（2）体征：局部皮肤红肿、发热、压痛、可形成脓肿或囊肿。

二、护理

（一）护理评估

1. 健康史

了解有无反复外阴感染史、不洁性生活史；有无长时间使用卫生护垫、穿紧身内衣；是否有白带异常、糖尿病和生殖道瘘等病史。查阅分娩记录，对年轻患者注意有无蛲虫。

2. 身体状况

（1）询问患者：了解外阴部位不适症状如瘙痒、疼痛或烧灼感；前庭大腺炎急性期患者可出现患侧肿胀、疼痛、行走不便。脓肿形成患者疼痛加重，并伴有发热等全身不适。慢性期囊肿形成，患者感到外阴部有坠胀感或性交不适。

（2）外阴检查。①外阴炎：外阴充血、肿痛，有时形成溃疡或湿疹。慢性期表现为局部皮肤增厚、皲裂。②前庭大腺炎：外阴皮肤红、肿、热、痛，脓肿形成时皮肤变薄，触之有波动感，脓肿直径可达 5～6 cm，疼痛加剧。可自行破溃流出脓液。随之疼痛减轻。脓肿消退后，被黏液分泌物所代替而形成前庭大腺囊肿，多呈椭圆形，并随腺液积聚增多而逐渐增大，导致局部不适，妨碍正常活动。

3. 心理社会状况

一些未婚患者因害羞不愿来妇科就诊而使病情加重，也会因外阴局部不适影响工作、睡眠和性生活而产生焦虑、烦躁心理。部分患者会误认为性病、肿瘤而害怕。

4. 辅助检查

取局部分泌物检查，必要时局部取材活检，化验血、尿常规，白细胞总数及中性粒细胞分类可增高。

（二）治疗要点

1. 外阴炎：病因治疗和局部治疗同时进行，查找病因，局部治疗以清洁、坐浴为主。

2. 前庭大腺炎：急性期应卧床休息、局部热敷或坐浴，合理使用抗生素，脓肿形成行脓肿切开引流术（图9-1），慢性者行前庭大腺造口术（图9-2）。

3. 加强预防，增强体质。

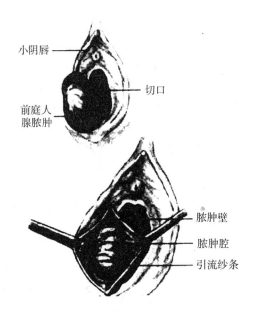

图 9-1　前庭大腺脓肿引流术

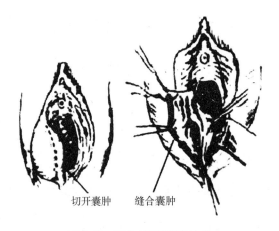

图 9-2　前庭大腺囊肿造口术

（三）护理问题

1. 舒适的改变：与外阴瘙痒、疼痛、囊肿增大有关。

2. 焦虑：与疾病影响正常性生活及治疗效果不佳有关。

3. 皮肤的完整性受损：与分泌物刺激、搔抓或用药不当有关。

4. 知识缺乏：缺乏性卫生知识和疾病有关知识。

（四）护理目标

1. 患者阴道分泌物减少，瘙痒及疼痛减轻或消失。

2. 患者能正确认识疾病，积极配合治疗。焦虑减轻或消失。

3. 患者破损的皮肤黏膜逐渐修复。

4. 患者能够说出感染的途径及防治措施。

（五）护理措施

1. 一般护理

（1）保持外阴清洁，1∶1 000 苯扎溴铵溶液清洗外阴，2 次/日。

（2）避免不洁的性生活。

（3）避免进食辛辣等刺激性食物，勿饮酒，并注意休息。

（4）不可用刺激性强的药物及肥皂水擦洗，不可搔抓以免外阴皮肤破溃。

2. 病情观察

（1）急性炎症期嘱患者卧床休息，室内注意通风，注意体温变化。

（2）观察局部皮肤的颜色、肿胀、疼痛程度、分泌物的量及性状的变化，协助医生取分泌物检查，以明确病原体，指导治疗。

3. 对症护理

（1）遵医嘱给予抗生素及止痛剂。

（2）外阴局部清洁护理：选用中药蒲公英、金银花、紫花地丁、连翘等水煎剂局部热敷或坐浴。

（3）指导患者坐浴方法及注意事项：局部使用 1∶5 000 高锰酸钾溶液，肉眼观察为淡玫瑰红色（不可浓度太高以免烧伤外阴皮肤），保持水温 40℃坐浴，每次 20 分钟，2 次/天。若有溃疡可用抗生素软膏涂抹。坐浴时应将会阴部浸没于浸泡液中。月经禁止坐浴。

（4）配合医生行脓肿或囊肿切开造口术：做好术前、术中及术后护理。术后每日更换引流条，用 1∶5 000 氯己定溶液或 1∶40 络合碘棉球擦洗外阴，每日 2 次。伤口愈合后改为 1∶5 000 高锰酸钾溶液坐浴，每日 2 次。

4. 心理护理

认真倾听患者的诉说，关心同情患者，解释炎症的原因、诱因、说明防护措施，引导患者说出内心的焦虑，向患者及家属说明目前的治疗方案和护理措施。

5. 健康指导

1. 加强卫生知识宣教，积极治疗原发病、消除诱因。

2. 防止经期、孕期、分娩期、产褥期、流产后的生殖道感染。

3. 不穿紧身化纤内裤，穿纯棉内裤，使用如柔软无菌会阴垫，减少摩擦及混合感染的机会。

4. 外阴瘙痒时避免到游泳池、浴池等公共场所，防止交叉感染。

5. 患病后及早就医，以免病情加重或迁延不愈、反复发生。

（六）护理评价

1. 患者外阴瘙痒及疼痛是否消失，阴道分泌物是否减少。

2. 患者是否配合与坚持治疗是否减轻焦虑。

3. 患者外阴皮肤黏膜愈合是否良好。

4. 患者对疾病有关知识是否了解。

第三节　妇科肿瘤

一、子宫肌瘤

子宫肌瘤是女性生殖器官最常见良性肿瘤，多见于 30 ~ 50 岁妇女。本病确切的发病因素尚不清楚，一般认为其发生和生长与雌激素长期刺激有关。

子宫肌瘤按肌瘤所在部位分为子宫体部肌瘤和子宫颈部肌瘤。前者最为常见，约占 95%。根据肌瘤生长过程中与子宫肌壁的关系，可分为以下三类：①肌壁间肌瘤：肌瘤位于子宫肌层内，周围均为肌层包围，此外最常见的类型，占总数的 60% ~ 70%。②浆膜下肌瘤。③黏膜下肌瘤。

（一）临床表现

子宫肌瘤典型的临床表现为月经量过多，继发性贫血。症状的出现与肌瘤的生长部位、大小、数目及有无并发症有关，其中以肌瘤与子宫壁的关系更为重要。浆膜下肌瘤及肌壁间小肌瘤常无明显月经改变；大的肌壁间肌瘤可致子宫腔增大、内膜面积增加、子宫收缩不良或内膜增长时间过长等，以致月经周期缩短、经期延长、经量增多、不规则流血。黏膜下肌瘤常表现为月经量过多，经期延长等。

（二）处理原则

根据患者年龄、临床症状、肌瘤大小、数目、生长部位，及对生育功能的要求等情况进行全面分析后选择处理方案。

1. 保守治疗

（1）肌瘤小，症状不明显或已近绝经期的妇女，可每3～6个月复查1次，加强定期随访，必要时再考虑进一步治疗。

（2）肌瘤小于2个月妊娠子宫大小，症状不明显或较轻者，尤其近绝经期或全身情况不能胜任手术者，在排除子宫内膜癌的情况下，可采用药物治疗。常用雄激素以对抗雌激素，促使子宫内膜萎缩，直接作用于平滑肌，使其收缩而减少出血，如甲睾酮（甲基睾丸素）5 mg，舌下含服，每天2次，每月用药20日；或丙酸睾酮注射液25 mg肌内注射，每5日1次，每月总量不宜超过300 mg，以免男性化；也可用抗雌激素制剂三苯氧胺治疗月经明显增多者，每次10 mg，每日口服2次，连服3～6个月，用药后月经量明显减少，肌瘤也能缩小，但停药后又可逐渐增大。三苯氧胺的不良反应为出现潮热、急躁、出汗、阴道干燥等更年期综合征症状。

2. 手术治疗

（1）年轻又希望生育的患者，术前排除子宫及宫颈的癌前病变后可考虑经腹切除肌瘤，保留子宫。

（2）肌瘤大于2.5个月妊娠子宫大小，或临床症状明显者，或经保守治疗效果不佳，又无须保留生育功能的患者可行子宫切除术，年龄50岁以下，卵巢外观正常者可考虑保留。

（三）护理

1. 提供信息，增强信心

详细评估护理对象所具备的有关子宫肌瘤的相关知识及错误概念，通过连续性护理活动与患者建立良好的护患关系，讲解有关疾病知识，纠正其错误认识。为护理对象提供表达内心情感和期望的机会，减轻其无助感。消除其不必要的顾虑，增强康复的信心。

2. 加强护理，促进康复

出血多需住院治疗者，应严密观察并记录其生命体征的变化情况。除协助医师完成血常规及凝血功能检查外，需测血型、交叉配血以备急用。注意收集会阴垫，评估实际出血量。按医嘱给予止血药和子宫收缩剂，必要时输血、补液、抗感染或采用刮宫术止血，维持患者的正常血压并纠正其贫血状态。巨大肌瘤患者出现局部压迫，致使尿、便不畅时，应予导尿或用缓泻剂软化大便，或番泻叶2～4 g冲饮。需接受手术治疗者，按腹部及阴道手术护理。肌瘤脱出阴道内者，应保持局部清洁，防止感染。合并妊娠者多能自然分娩，不必急于干预但要预防产后出血；若肌瘤阻碍胎先露下降，或致产程异常发生难产时按医嘱做好剖宫产术准备及术后护理。

3. 鼓励患者参与决策过程

根据患者的能力，提供相关疾病的治疗信息，允许并鼓励患者参与决定自己的治疗和护理方案，帮助患者接受现实的健康状况，充分利用既往解决问题的有效方法，由患者评价自己的行为，认识自己的能力。

4. 做好随访及出院指导工作

护士要努力使接受保守治疗方案者明确随访的时间、目的及联系方式，按时接受随访指导，根据病情需要修正治疗方案。向接受药物治疗者讲明药物名称、用药剂量、用药方法、可能出现的不良反应及应对措施。选用雄激素治疗者，每月总剂量应控制在300 mg以内。应该使术后患者了解，术后1个月返院检查的内容、具体时间、地点及联系人等。患者的性生活、日常活动的恢复均需通过术后复查全面评估身心状况后确定。要使患者了解，任何时候出现不适或异常症状，均需及时就诊。

二、子宫颈癌

子宫颈癌是女性生殖器官最常见的恶性肿瘤之一。子宫颈的病因尚不清楚。国内外大量临床和流行病学资料表明，早婚、早育、多产、宫颈慢性炎症及有性乱史者，宫颈癌的发病率明显增高。此外，宫颈癌的发病率还与经济状况、种族和地理因素等有关。近年来还发现，通过性交而传播的某些病毒，如人类乳头瘤病毒、人类巨细胞病毒等也可能与宫颈癌的发病有关。

（一）临床表现

1. 症状

早期患者一般无自觉症状，多是在普查中发现异常的子宫颈刮片报告。接触性出血及白带增多常为宫颈癌的最早症状。随病程进展逐渐出现典型的临床表现。

（1）点滴样出血或因性交、阴道灌洗、妇科检查而引起接触性出血，出血量多或出血时间久可致贫血。

（2）恶臭的阴道排液使患者难以忍受。

（3）晚期患者出现消瘦、发热等全身衰竭状况。

2. 体征

早期可见宫颈上皮瘤样病变和早期浸润癌，宫颈外观可正常，或类似一般宫颈糜烂，触之易出血。随着病程的发展，宫颈浸润常表现为四种类型。

（1）外生型：又称菜花型，是最常见的一种。

（2）内生型：癌组织向宫颈深部组织浸润，宫颈肥大，质硬，宫颈表面光滑或仅有表浅溃疡。

（3）溃疡型：无论外生型或内生型病变进一步发展时，癌组织坏死脱落，可形成凹陷性溃疡。严重者宫颈为空洞所代替，形如火山口。

（4）颈管型：癌灶发生在子宫颈外口内，隐蔽于宫颈管，侵入宫颈及子宫下段供血层，并转移到盆壁的淋巴结。

（二）护理

一般认为，子宫颈癌在发生浸润之前几乎都可以全部治愈，因此在全面评估基础上，力争早期发现、早期诊断、早期治疗是提高患者5年存活率的关键。护理措施。

1. 协助护理对象接受各诊治方案。

2. 鼓励摄入足够的营养。

3. 指导患者保持个人卫生。

4. 以最佳身心状态接受手术治疗。

5. 促进术后康复。

6. 提供预防保健知识。

三、子宫内膜癌

子宫内膜癌发生于子宫体的内膜层，以腺癌为主，又称子宫体癌。该病是女性生殖器官常见的三大恶性肿瘤之一，多见于老年妇女。随着妇女寿命的延长，在欧美某些国家，子宫内膜癌的发生率已跃居女性生殖器官恶性肿瘤的第一位，近年来在我国该病例的发生率也呈明显上升趋势。

（一）常见病因

子宫内膜癌的确切病因仍不清楚，可能与子宫内膜增生时间过长有关，尤其是缺乏孕激素对抗而长期接受雌激素刺激的情况下，可导致子宫内膜癌的发生。实验研究及临床观察结果提示，未婚、少育、未育或家族中有癌症史的妇女，绝经延迟、肥胖、患高血压、糖尿病及其他心血管疾病的妇女发生子宫内膜癌的机会增多。

（二）临床表现

其早期无明显症状。不规则阴道流血则为最常见的症状，量不多，常断续不止，其中绝经后阴道出血为最典型的症状。少数患者在病变早期有水样或血性白带增多，晚期合并感染时则出现恶臭脓性或脓血性排液。晚期患者因癌组织扩散侵犯周围组织或压迫神经出现下腹及腰骶部疼痛，并向下肢及足部放射。当宫颈管被癌组织堵塞致宫腔积脓时，可表现为下腹部胀痛及痉挛性子宫收缩痛。

（三）处理原则

目前多主张尽早手术切除病灶，尤其是早期病例。按具体情况在手术前或手术后进行放疗、以提高疗效。凡不耐受手术或晚期转移病例无法手术切除，或癌症复发者，则选用单纯放疗、激素治疗或三者配合治疗的方案；也可采用抗肿瘤化学药物治疗，如单药应用、联合化疗或与孕激素等合用的方案。

（四）护理

子宫内膜癌是一种生长缓慢、发生转移也较晚的恶性肿瘤。其中期病变局限于子宫内膜，由于肿瘤生长缓慢，有时1～2年内病变仍局限于子宫腔内，早期病例的疗效好。护士在全面评估的基础上，有责任加强对高危人群的指导管理，力争及早发现，增加患者的生存机会护理措施。

1. 普及防癌知识

积极宣传定期进行防癌检查的重要性，中年妇女每年接受一次妇科检查，加强子宫内膜癌高危因素人群的管理。例如，严格掌握雌激素的用药指征，加强用药人群的监护和随访制度，重视更年期月经紊乱及绝经后出现不规则阴道流血者的诊治。

2. 提供疾病相关知识

评估患者对疾病及有关诊治过程的认知程度，鼓励患者及其家属说出有关疾病及治疗的疑虑。采用有效形式，向护理对象介绍住院环境、诊断性检查、治疗过程、可能出现的不适等，有助于缓解护理对象的焦虑状态。注意为患者提供安静、舒适的睡眠环境，减少夜间不必要的治疗程序；指导患者应用放松等技巧促进睡眠；必要时按医嘱使用镇静剂，以保证患者夜间连续睡眠7～8小时。努力使护理对象确信子宫内膜癌的病程发展缓慢，是女性生殖器官恶性肿瘤中预后较好的一种，鼓励她主动配合治疗过程，增强治病信心。

3. 帮助患者配合治疗

需要手术治疗者，严格按腹部及阴道手术护理进行术前准备，并为其提供高质量的术后护理。术后6～7日阴道残端羊肠线吸收或发生感染时可致残端出血，需密切观察并记录出血情况，此期间患者应减少活动。常用各种人工合成的孕激素制剂（醋酸甲孕酮、己酸黄体酮、安宫黄体酮等）配合治疗，通常用药剂量大，至少10～12周才能评价疗效，因此患者需要具备配合治疗的耐心。药物的不良反应为水钠潴留、药物性肝炎等，但停药后即好转。三苯氧胺（TMX）或称他莫昔芬，是一种非甾体类抗雌激素药物，用以治疗内膜癌，用药后的不良反应为类似更年期综合征的表现，轻度的白细胞、血小板计数下降骨髓抑制表现，还可有头晕、恶心、呕吐、不规则少量阴道流血、闭经等。晚期病例及考虑化疗者，按化疗患者护理内容提供护理活动。接受盆腔内放疗者，事先灌肠并留置导尿管，以保证直肠、膀胱空虚状态，避免放射性损伤。在腔内置入放射源期间，需保证患者绝对卧床，但应学会在床上运动肢体的方法，以免出现长期卧床的并发症。取出放射源后，鼓励渐进性下床活动及进行生活自理项目，具体内容见放疗患者的护理。

4. 做好出院指导

患者出院2个月后，需返院鉴定恢复性生活及体力活动的程度；术后半年再度随访，注意有无复发病灶，并根据患者康复情况调整随访间期。子宫根治术后、药物或放疗后，患者可能出现阴道分泌物减少、性交痛等症状，提供局部水溶性润滑剂可促进性活动的舒适度。

四、卵巢肿瘤

卵巢肿瘤是妇科常见的肿瘤，可发生于任何年龄。卵巢肿瘤可以有各种不同的性质和形态，单一型或混合型、一侧或双侧性、囊性或实质性、良性或恶性。近40年来，卵巢恶性肿瘤的发病率增加了2～3

倍，并有逐渐上升趋势，是女性生殖器官三大恶性肿瘤之一。由于卵巢位于盆腔内，无法直接窥视，而且早期无明显症状，又缺乏完善的早期发现和诊断方法，晚期病例疗效又不佳，故其病死率高居妇科恶性肿瘤之首。随着子宫颈癌和子宫内膜癌诊断和治疗的进展，卵巢癌已成为当前妇科肿瘤中对生命威胁最大的疾病。

（一）卵巢肿瘤类型

1. 卵巢上皮性肿瘤

（1）浆液性囊腺瘤：约占卵巢良性肿瘤的25%。多为单侧，圆球形，大小不等，表面光滑，囊内充满淡黄清澈浆液。分为单纯性及乳头状两类，前者囊壁光滑，多为单房；后者有乳头状物向囊内突起，常为多房性，偶尔向囊壁上生长。

（2）浆液性囊腺癌：是最常见的卵巢恶性肿瘤，约占40%～50%。多为双侧，体积较大，半实质性，囊壁有乳头生长，囊液混浊，有时呈血性。肿瘤生长速度快，预后差，5年存活率仅20%～30%。

（3）黏液性囊腺瘤：约占卵巢良性肿瘤20%，是人体中生长最大的一种肿瘤。多为单侧多房性，肿瘤表面光滑，灰白色，囊液呈胶冻样。瘤壁破裂，黏液性上皮种植在腹膜上继续生长并分泌黏液，可形成腹膜黏液瘤，外观极像卵巢癌转移。

（4）黏液性囊腺癌：约占卵巢恶性肿瘤的10%，多为单侧。瘤体较大，囊壁可见乳头或实质区，囊液混浊或为血性。预后较浆液性囊腺癌好，5年存活率为40%～50%。

2. 卵巢生殖细胞肿瘤

其好发于儿童及青少年。生殖细胞肿瘤中仅成熟畸胎瘤为良性，其他类型均属恶性。

（1）畸胎瘤：由多胚层组织构成，偶见含一个胚层成分。肿瘤组织多数成熟，少数不成熟。肿瘤的恶性程度取决于组织分化程度。①成熟畸胎瘤：又称皮样囊肿，是最常见的卵巢良性肿瘤。多为单侧、单房、中等大小，表面光滑，壁厚，腔内充满油脂和毛发，有时可见牙齿或骨质。任何一种组织成分均可恶变形成各种恶性肿瘤，成熟囊性畸胎瘤恶变率为2%～4%，多发生于绝经后妇女。②未成熟畸胎瘤：属于恶性肿瘤。常为单侧实性瘤，多发生于青少年，体积较大，其转移及复发率均高，5年存活率约20%。

（2）无性细胞瘤：属中等恶性的实性肿瘤，主要发生在青春期及生育期妇女。多为单侧，右侧多于左侧，中等大小，包膜光滑。此肿瘤对放疗特别敏感，5年存活率可达90%。

（3）内胚窦瘤：属高度恶性肿瘤，多见于儿童及青年。多数为单侧，体积较大，易发生破裂。瘤细胞产生甲胎蛋白（AFP），故测定患者血清中的AFP浓度，可作为诊断和治疗监护时的重要指标。内胚窦瘤生长迅速，易早期转移。既往平均生存时间仅12～18个月，现经手术及联合化疗，预后有所改善。

3. 卵巢线索间质肿瘤

（1）颗粒细胞瘤：是最常见的功能性卵巢肿瘤，属于低度恶性肿瘤。肿瘤表面光滑，圆形或卵圆形，多为单侧性，大小不一。肿瘤能分泌雌激素素，故有女性化作用，青春期前的患者可出现假性早熟，生育年龄的患者可引起月经紊乱，老年妇女可发生绝经后阴道流血。一般预后良好，5年存活率达80%左右。

（2）卵泡膜细胞瘤：属良性肿瘤，多为单侧，大小不一，质硬，表面光滑。由于可分泌雌激素，故有女性化作用，常与颗粒细胞瘤合并存在。恶性卵泡膜细胞瘤较少见，可直接浸润邻近组织，并发生远处转移，但预后较一般卵巢癌为佳。

（3）纤维瘤：为常见的卵巢良性肿瘤，多见于中年妇女。肿瘤多为单侧性，中等大小，表面光滑或结节状，切面灰白色、实性、坚硬。偶见纤维瘤患者伴有腹水和胸水，称梅格斯综合征。术切除肿瘤后，胸腹水自行消失。

（4）支持细胞－间质细胞瘤：也称睾丸母细胞瘤，多发生于40岁以下妇女，罕见，多为良性。肿瘤具有男性化作用，10%～30%呈恶性，5年存活率为70%～90%。

4. 卵巢转移性肿瘤

卵巢是恶性肿瘤常见的转移部位，约10%的卵巢肿瘤是由身体其他部位的肿瘤转移而来。转移癌常侵犯双侧卵巢，仅10%侵犯单侧卵巢。库肯勃瘤是种特殊类型的转移性腺癌，其原发部位是胃肠道。肿瘤为双侧性、中等大小，一般保持卵巢原状，恶性程度高，预后极差。

（二）临床表现

卵巢良性肿瘤发展缓慢，初期肿瘤较小，多无症状，腹部无法扪及，较少影响月经，当肿瘤增至中等大小时，常感腹胀，或扪及肿块。较大的肿瘤可以占满盆腔并出现压迫症状，如尿频、便秘、气急、心悸等。

卵巢恶性肿瘤患者早期多无自觉症状，出现症状时往往病情已属晚期，由于肿瘤生长迅速，短期内可有腹胀，腹部出现肿块及腹水。患者症状的轻重取决于肿瘤的大小、位置，侵犯邻近的器官程度、有无并发症及其组织学类型。若肿瘤向周围组织浸润，或压迫神经，则可引起腹痛、腰痛或下腹疼痛；或压迫盆腔静脉，可出现浮肿，晚期患者呈明显消瘦、贫血等恶病质现象。

卵巢肿瘤常见的并发症有蒂扭转、破裂、感染。

1. 蒂扭转

蒂扭转为妇科常见的急腹症。蒂扭转好发于瘤蒂长、活动度大、中等大小、重心偏于一侧的肿瘤，如皮样囊肿，患者体位突然改变或向同一方向连续转动。或因妊娠期或产褥期子宫位置的改变均易促发蒂扭转，卵巢肿瘤的蒂由骨盆漏斗韧带、卵巢固有韧带和输卵管组成。急性扭转的典型症状为突然发生一侧下腹剧痛，常伴恶心，呕吐甚至休克。盆腔检查可触及张力较大的肿块，压痛以瘤蒂处最甚，并有肌紧张。一经确诊，应立即手术。

2. 破裂

破裂有外伤性和自发性破裂两种。外伤性破裂可以由于挤压、性交、穿刺、盆腔检查等所致。自发性破裂则因肿瘤生长过速所致，多数为恶性肿瘤浸润性生长穿破囊壁引起，症状的轻重取决于囊肿的性质及流入腹腔的囊液量，轻者仅感轻度腹痛，重者有剧烈腹痛、恶心、呕吐，及休克和腹膜炎等症状。凡疑有肿块破裂，应立即剖腹探查，切除肿瘤，并彻底清洗腹腔。

3. 感染

感染较少见，多因肿瘤扭转或破裂后与肠管粘连引起，也可来源于邻近器官感染的扩散，临床表现为急性腹膜炎征象，可触及有压痛的肿块。患者宜适当控制感染后手术切除肿瘤。短期内不能控制感染者，宜即刻手术。

（三）处理原则

怀疑卵巢瘤样病变者，如囊肿直径小于5 cm，可进行随访观察，原则上卵巢肿瘤一经确定，应及早手术治疗，术中需区分卵巢肿瘤的良、恶性，必要时做冷冻切片组织学检查，以确定手术范围。恶性肿瘤还需辅以化疗、放疗等综合治疗方案。卵巢肿瘤并发症属急腹症，一旦确诊应立即手术。

（四）护理措施

1. 提供支持，协助患者应对压力

为护理对象提供表达的机会和环境。经常巡视患者，花费时间（至少10 min）陪伴患者，详细了解患者的疑虑和需要。评估患者焦虑的程度及应对压力的惯用技巧，耐心讲解病情并解答患者的提问。安排访问已康复的病友，分享感受，增强治病信心。鼓励患者尽可能参与护理活动，接受患者破坏性的应对压力方式，以维持其独立性和生活自控能力；鼓励家属参与照顾患者的活动，为他们提供单独相处的时间及场所，增进家庭成员间互动作用。

2. 协助患者完成各种检查和治疗

向护理对象介绍将经历的手术经过、可能施行的各种检查，以取得主动配合。协助医师完成各种诊断性检查。如为需放腹水者，备好腹腔穿刺用物，协助医师完成操作过程。在放腹水过程中严密观察患者的反应、生命体征变化及腹水性质，并记录。一次放腹水3 000 mL左右，不宜过多，以免腹压骤降发生虚脱，放腹水速度宜缓慢，抽毕后用腹带包扎腹部。如发现不良反应，及时报告医师。努力使患者理解手术是治疗卵巢瘤最主要的方法，解除其对手术的种种顾虑。认真按腹部手术护理内容做好术前准备和术后护理，包括与病理科联系快速切片组织学检查事项，以助术中识别肿瘤的性质，确定手术范围；术前准备还应包括必要时扩大手术范围的需要。巨大肿瘤患者，需准备沙袋，术后加压腹部，以防腹压骤然下降出现休克。同时为需化疗、放疗者，提供相应的帮助。

3. 做好随访工作

卵巢非赘生性肿瘤直径 <5 cm 者，应督促其定期（3～6 个月）接受复查，并详细记录相关资料。手术后患者，根据病理报告结果，做好随访，良性者术后 1 个月常规复查；恶性肿瘤患者术后常需辅以化疗，但尚无统一的化疗方案，多按组织类型定不同化疗方案，疗程的长短因个案情况而异，晚期病例需用药 10～12 个疗程。护士需督促、协助患者克服实际困难，努力完成治疗计划，以提高疗效。

4. 加强预防保健指导

大力宣传卵巢癌的高危因素，鼓励摄取高蛋白、富含维生素 A 的饮食，避免高胆固醇饮食，高危妇女口服避孕药有利于预防卵巢癌的发生。30 岁以上妇女，每年进行一次妇科检查。高危人群不论年龄大小最好每半年接受一次检查，以排除卵巢肿瘤；如能配合应用辅助检查方法将提高阳性检出率。卵巢实性肿瘤或肿瘤直径 >5 cm 者，应及时手术切除。诊断不清或治疗无效的盆腔肿块者，宜及早行腹腔镜检查或剖腹探查。凡乳腺癌、子宫内膜癌、胃肠癌等患者，术后随访常规接受妇科检查。

第四节 月经失调

月经失调为妇科常见病，是由于神经内分泌调节紊乱引起的异常子宫出血，而全身及内外生殖器官无器质性病变存在。往往由于精神紧张、过度劳累、环境和气候的改变、营养缺乏、代谢紊乱等诱因，通过大脑皮层的神经介质干扰下丘脑－垂体－卵巢轴的调节和制约机制，以致卵巢功能失调，性激素分泌失常，子宫内膜失去周期性改变，出现了一系列月经紊乱的表现。

一、功能失调性子宫出血

功能失调性子宫出血（简称功血），主要表现为反复的不正常的子宫出血，为妇科的常见病。它是由于调节生殖的神经内分泌机制紊乱引起的，而不是全身及内外生殖器官有器质性病变。功血可发生于月经初潮至绝经期的任何年龄，50% 的患者发生于绝经前期，30% 发生于育龄期，20% 发生于青春期。其常表现为月经周期长短不一、经期延长、经量过多、甚至不规则阴道流血。功血可分为排卵性和无排卵性两类。

（一）常见病因

体内外任何因素都可影响下丘脑－垂体－卵巢轴的调节功能，常见的因素有精神紧张、恐惧、气候和环境骤变、过度劳累、营养不良及全身性疾病的影响，使卵巢功能失调、性激素分泌失常，致使子宫内膜失去正常的周期性变化，出现一系列月经紊乱的现象。

在整个月经周期中，上述任何干扰因素阻碍下丘脑对垂体 GnRH 的控制，在月经中期不能形成 FSH 与 LH 的峰状分泌，致使卵巢不能排卵，出现无排卵性功血。有时虽有排卵，但早期的 FSH 水平不高，卵泡发育延迟，致使黄体期的 LH 水平相对不足，出现黄体功能不足的有排卵性功血；也有 FSH 水平正常，但 LH 水平相对不足或持久分泌，出现内膜脱落不全的有排卵性功血。

（二）临床分类及表现

1. 无排卵性功血

约有 85% 是无排卵性功血。多见于青春期与更年期，由于下丘脑－垂体－卵巢轴尚未发育成熟或衰退，卵巢虽能分泌雌激素，卵泡亦发育，但因不能形成正常月经周期时的 FSH 和 LH 高峰，使卵泡不能继续发育成熟，没有排卵，卵巢不能分泌孕激素，没有黄体形成，以致月经紊乱。

主要表现为月经周期或经期长短不一，出血量异常。有时先有数周或数月停经，然后有大量阴道流血，持续 2～3 周或更长时间，不易自止。也有长时间少量出血，但淋漓不净。经期无下腹痛，常伴有贫血，妇科检异常。

2. 有排卵性功血

其较无排卵性功血少见。多见于生育期，都有排卵功能，但黄体功能异常。常见的有两种类型。一种是黄体功能不足，因为黄体期孕激素分泌不足，或黄体过早衰退，使子宫内膜分泌反应不良；另一种是子宫内膜不规则脱落，虽然黄体发育良好，但萎缩过程延长，使子宫内膜脱落不全。

一般表现为月经周期正常或缩短，但经期延长。黄体功能不足时，月经周期可缩短至 3 周，且经期前点滴出血。子宫内膜不规则脱落时，月经周期正常，但经期延长达 9 ~ 10 天，且出血量较多。

（三）治疗

1. 无排卵性功血

青春期患者以止血、调整月经周期、促进排卵为主；更年期患者以止血和调整月经周期为主。

2. 有排卵性功血以调整黄体功能为主

（1）药物止血。①孕激素内膜脱落法：即药物刮宫法，适用于有一定雌激素水平而孕激素不足时。给足量的孕激素，常用黄体酮 10 ~ 20 mg，每日肌内注射，连续 5 天，用药后使增生过长的子宫内膜转化为分泌期，停药后内膜脱落出现撤药性出血。因撤药性出血时，出血量很多，故只适用于血红蛋白大于 60 ~ 70 g/L 的患者。②雌激素内膜生长法：适用于无排卵性的青春期或未婚者的功血，大剂量雌激素能快速升高体内雌激素水平，使子宫内膜生长，达到短期内修复创面、止血的目的。③雄激素：适用于更年期的功血，有拮抗雌激素的作用，能增强子宫平滑肌及子宫血管的张力，减轻盆腔充血，从而减少出血量。因雄激素不能立即改变子宫内膜脱落的过程，也不能迅速修复内膜，故单独应用效果不佳。

（2）诊断性刮宫：更年期功血的患者在用激素治疗前宜常规行诊刮术，以排除宫腔内器质性病变。刮出的子宫内膜送病理检查，可协助明确诊断和指导用药。但对未婚者不宜选用。

（3）调整月经周期：使用性激素人为地控制出血量，并形成有规律的月经周期，是治疗功血的一项过渡性措施，其方面目的为暂时抑制患者自身的下丘脑 - 垂体 - 卵巢轴，借以恢复正常月经的内分泌调节；另一方面直接作用于生殖器官，使子宫内膜发生周期性变化，能按预期时间脱落且出血量不多。在调整阶段，患者能摆脱因大出血带来的精神上的忧虑或恐惧，同时有机会改善患者的机体状况。一般连续用药 3 个周期，常用的调整月经周期的方法有以下几种。①雌、孕激素序贯法（人工周期）：模拟自然月经周期中卵巢的内分泌变化，使子宫内膜发生相应变化，引起周期性脱落。适用于青春期功血的患者。一般连续使用 2 ~ 3 个周期后，即能自发排卵。②雌、孕激素合并应用：雌激素使子宫内膜再生修复，孕激素可限制雌激素引起的内膜增生过长。适用于育龄期（计划生育者）与更年期功血的患者。③孕、雄激素合并法：适用于更年期功血的患者。

（4）促进排卵。①氯底酚胺（克罗米芬）：通过抑制内源性雌激素对下丘脑的负反馈，诱导促性腺激素释放激素的释放而诱发排卵。此药有较高的促排卵作用，适用于体内有一定雌激素水平的患者。一般连续用药 3 ~ 4 个周期。不宜长期连续用药，避免对垂体产生过度刺激，导致卵巢过度刺激综合征，或多发排卵引起多胎妊娠。②人绒毛膜促性腺激素（HCG）：具有类似 LH 的作用而诱发排卵。适用于体内有一定水平 FSH、并有中等水平雌激素的患者。用 B 型超声波监测卵泡发育到接近成熟时，或于月经周期第 9 ~ 10 天，HCG 1 000 U 肌内注射，次日 2 000 U，第 3 日 5 000 U，可引起排卵。③雌激素：适用于月经稀少，且雌激素水平低下的患者，以小剂量雌激素作周期疗法。于月经第 6 天起，每晚口服己烯雌酚 0.125 ~ 0.25 mg，连续 20 天为一周期。连续用 3 ~ 6 个周期。

（5）有排卵性功血的治疗：黄体功能不足。①促进卵泡发育：针对发生的原因，调整性腺轴功能，促使卵泡发育和排卵，以利形成正常的黄体。首选氯底酚胺，适用于黄体功能不足的卵泡期过长的患者。②黄体功能刺激疗法：常用 HCG 以促进和支持黄体功能。于基础体温上升后开始，HCG 2 000 ~ 3 000 U 隔天肌内注射，共 5 次。③黄体功能替代疗法：于排卵后开始用黄体酮 10 mg，每日肌内注射 1 次，共 10 ~ 14 天。以补充黄体分泌的黄体酮不足，用药后月经周期正常，出血量减少。

（6）子宫内膜不规则脱落。①孕激素：调节下丘脑 - 垂体 - 卵巢轴的反馈功能，使黄体及时萎缩，内膜较完整脱落。于下次月经前第 8 ~ 10 天起，黄体酮 20 mg，每日肌内注射，或醋酸甲羟孕酮（安宫黄体酮）10 ~ 12 mg，共 5 天。②HCG：HCG 有促进黄体功能的作用，用法同黄体功能不全。

（四）护理

1. 护理目标

（1）经过有关本病的医学知识和健康教育后，患者摆脱精神困扰，愿意参与治疗。

（2）经过积极的治疗，并保证营养的摄入，避免发生体液不足的现象。

（3）加强会阴护理，教会患者自我清洁卫生技能，避免发生生殖道感染。

2. 护理措施

（1）针对不同年龄期的患者讲解其发病的机制，国内外对此病的最新研究信息，正规治疗的整体方案，疗程的时间，写出书面的用药方法及时间表。尤其强调擅自停药，或不正规用药的不良反应。

（2）针对主动限制摄入量、正在减肥的患者，让其明白短期性激素治疗不同于长期。肾上腺皮质激素治疗，不会引起发胖，及接受正规治疗与健康的辩证关系。并纠正有些人因偏食习惯而造成的营养不良，让其懂得长期营养不良是诱发本病的因素之一。

（3）针对角色转变障碍的患者，让其懂得住院能得到最快最好的治疗，因而能最有效地治愈功血，才能早日恢复健康。说服患者和家属主动寻找能帮助患者照顾家务的社会支持系统人员（亲朋好友、街坊邻居、领导同事、子女的教师等）。

（4）针对害怕误诊的患者，详细了解发病经过及症状，让其阅读实验室报告，讲解报告的临床意义，并帮助其排除恶变的症状，甚至可将有关书籍借给其仔细阅读理解，或请主治医生再次与患者讲解病情及诊断依据。

（5）记录出血量，嘱患者保留卫生巾、尿垫及内裤等便于准确估计失血量，为及时补充体液和血液提供依据。对严重出血的患者需按时观察血压、脉搏、呼吸、尿量，并督促其卧床休息和不单独起床，以防发生晕倒受伤。如给予静脉输液时，做好配血、输血的准备。如发生出血性休克时，积极配合医生抗休克治疗。

（6）正确给药，严格执行性激素给药的护理措施：①重点交班，治疗盘醒目标记。②按量按时给药，不得随意停药或漏药，让患者懂得维持血液内药物浓度的恒定，可避免造成意外的阴道出血。③必须按规定在血止后开始减量，每3天减去原剂量的1/3量。④让患者懂得药物维持量是以停药后3～5天发生撤药性出血，和上一次月经时间为参考依据而制定的，要坚持服完维持量。⑤告之患者及家属，若治疗期间有不规则阴道出血，应及时汇报值班护士或医生，必须立即做出处理。

（7）预防感染做好会阴护理，并教会患者使用消毒的卫生巾或会阴垫，保持内裤和床单的清洁，每晚用PP液（1∶5 000高锰酸钾）清洁外阴，以防逆行感染。观察与生殖器感染有关的体征，如宫体压痛、卫生巾、外阴有臭味，及体温、脉搏、呼吸、白细胞计数和分类的报告，一旦有感染症状，及时与医生联系，加用抗生素治疗。

（8）补充营养，成人体内大约每100 mL血液含铁50 mg。因此每天应从食物中吸收0.7～2.0 mg铁，功血患者更应增加铁剂的摄入量。根据患者喜爱的食品，推荐富含铁剂的食谱，如青春期患者可多食猪肝、禽蛋类食品，更年期患者则可多食鱼虾、新鲜水果和蔬菜类等低胆固醇高铁剂的食品。下列食品中含铁剂量为：牛奶700～2 000 g，瘦猪肉29～83 g，猪肝3～8g，鸭蛋22～63 g，带鱼63～182 g，鲤鱼44～125 g，苋菜15～42 g，黄豆6～18 g，榨菜10～30 g，土豆77～222 g，黄瓜或西红柿175～500 g，同时再注意添加大量的维生素，补充锌剂，以促进患者尽可能地在短期内纠正贫血。

3. 健康指导

针对不同年龄期的患者讲解各期发病机制，国内外对此病的最新研究信息，正规治疗的整体方案，疗程的时间，写出书面的用药方法及时间表。尤其强调擅自停药或不正规用药的不良反应。

二、闭经

月经停止6个月称闭经，它是妇科疾病的一种常见症状，而不是疾病，通常把闭经分为原发性和继发性两类。前者是指女性年满18岁或第二性发育成熟2年以上，仍无月经来潮者；后者是指曾有规律的月经周期，后因某种病理性原因而月经停止6个月以上者。根据发生的原因，闭经又可分为生理性和病理性两类，凡青春期前、妊娠期、哺乳期和绝经期后的停经，均属生理性闭经；因下丘脑－垂体－卵巢性腺和靶器官子宫，任何一个环节发生问题，导致的闭经为病理性闭经。

（一）病因

正常月经周期的建立与维持依赖于下丘脑－垂体－卵巢轴的神经内分泌调节，和靶器官子宫内膜对卵巢性激素的周期性反应，如果其中一个环节的功能失调就会导致月经紊乱，严重时发生闭经。根据闭经的常见原因，按病变部位分为：影响下丘脑合成和分泌 GnRH 及生长激素，进而抑制促性腺激素、性腺功能下降所致的原发性或继发性闭经；下丘脑的生乳素抑制因子或多巴胺减少，和 GnRH 分泌不足所致的闭经溢乳综合征；下丘脑－垂体－卵巢轴的功能紊乱，LH/FSH 比率偏高，卵巢产生的雄激素太多，而雌激素相对较少所致的无排卵性多囊卵巢综合征的闭经；剧烈运动后 GnRH 分泌减少，其次运动员的肌肉/脂肪比率增加或总体脂肪减少使月经异常，进而导致闭经；甲状腺功能减退，肾上腺皮质功能亢进，肾上腺皮质肿瘤等其他内分泌功能异常所致的闭经。

（二）闭经的分类

1. 子宫性闭经

其闭经的原因在子宫，即月经调节功能正常，卵巢亦正常，但子宫内膜对卵巢性激素不能产生正常的反应，也称子宫性闭经。因子宫发育不全或缺如，子宫内膜炎，子宫内膜损伤或粘连，和子宫切除后或宫腔内放射治疗后等所致的闭经。

2. 卵巢性闭经

此类闭经的原因在卵巢，因卵巢发育异常，或卵巢功能异常使卵巢的性激素水平低下，不能作用于子宫内膜发生周期性变化所致的闭经。如先天性卵巢未发育或仅呈条索状无功能的实体，卵巢功能早衰，卵巢切除后或放射治疗后组织破坏和卵巢功能性肿瘤等所致的闭经。

3. 垂体性闭经

其病变主要在垂体，垂体前叶器质性病变或功能失调都会影响促性腺激素的分泌，继而导致卵巢性闭经。如垂体梗死的席汉氏综合征、原发性垂体促性腺功能低下和垂体肿瘤等所致的闭经。

4. 下丘脑性闭经

这是最常见的一类闭经，因中枢神经系统－下丘脑功能失调而影响垂体，继而引起卵巢性闭经。如环境骤变、精神创伤等外界不良的精神或神经刺激因素，作用于下丘脑－垂体－卵巢轴，影响卵泡成熟导致闭经，神经性厌食和长期消耗性疾病的严重营养不良。

（三）临床表现

虽然闭经患者常无不适的症状，但精神压力较大，生殖器发育不良的青春期女性，忧虑今后不能成婚，或不能生育的自卑感；已婚育的妇女因发病而致的性欲下降，影响正常的性生活，害怕破坏夫妻感情而内疚；大多数患者都因病程较长或反复治疗效果不佳，甚至得不到亲人的理解而感到悲哀、沮丧，因而对治疗失去信心。严重的患者可影响食欲，睡眠等，诸多的不良心情反而加重了病情。

（四）护理

1. 护理措施

（1）建立护患关系：表现出医护人员应有的同情心，取得患者的信赖，鼓励患者逐渐地表露心声，如对治疗的看法，对自我的评价，对生活的期望，面临的困难等。

（2）查找外界因素：引导患者回忆发病前不良因素的刺激，指导患者调整工作、生活节奏，建立患者认可的锻炼计划，增强适应环境改变的体质，学会自我排泄心理抑郁和协调人际关系的方法。

（3）讲解医学知识：耐心讲述闭经发病原因的复杂性，诊断步骤的科学性，实施检查的阶段性，才能取得准确的检查效果，对查明病因是有利的。对有接受能力的患者，可用简图表示下丘脑－垂体－卵巢性腺轴产生月经的原理，用示意图说明诊断步骤、诊断意义和实验所需的时间，使患者理解诊治的全过程，能耐心地按时、按需接受有关的检查。

（4）指导合理用药：患者领到药后，说明每种药物的作用、服法、可能出现的不良反应等，并具体写清服药的时间、剂量和起始日期，最后评价患者的掌握程度，直到完全明白为止。

（5）关注全身健康状况：积极治疗慢性病。

2. 用药及注意事项

（1）小剂量雌激素周期治疗：促进垂体功能，分泌黄体生成素，使雌激素升高，促进排卵。

（2）雌、孕激素序贯疗法：抑制下丘脑 – 垂体轴的作用，停药后可能恢复月经并出现排卵。

（3）雌、孕激素合并治疗：抑制垂体分泌促性腺激素，停药后出现反跳作用，使月经恢复及排卵。

（4）诱发排卵：卵巢功能未衰竭，又希望生育的患者，可根据临床情况选用促排卵的药物。

（5）溴隐亭的应用：适用于溢乳闭经综合征，其作用是抑制促催乳激素以减少催乳激素。

3. 健康指导

（1）让患者懂得闭经的发生、治疗效果与本人的精神状态有较密切的关系，逐渐克服自卑感，最终能战胜自我、重塑自我。

（2）让患者家属理解闭经治疗的复杂性和患者的心情变化，学会更细微地体贴关心患者。

（3）让患者懂得营养不良与闭经的关系，放弃不合理的饮食，配合诊治方案。

三、更年期综合征

更年期是女性从性成熟期逐渐进入老年期的过渡阶段，包括绝经前期、绝经期和绝经后期。绝经是指月经完全停止一年以上。据统计，目前我国的平均绝经年龄，城市妇女为 49.5 岁，乡村妇女为 47.5 岁。约 1/3 的更年期妇女能以神经内分泌的自我调节适应新的生理状态，一般无特殊症状，2/3 的妇女会出现一系列性激素减少引起的自主神经功能失调和精神神经等症状，称为更年期综合征。

（一）临床表现

更年期综合征一般历时 2 ~ 5 年，甚者 10 余年。

1. 月经紊乱及闭经

绝经前 70% 妇女出现月经紊乱，从月经周期缩短或延长，经量增多或减少，逐渐演变为周期延长，经量减少至闭经。少数人直接转为闭经。

2. 血管舒缩症状

其常见为阵发性潮热、出汗、心悸、眩晕，是卵巢功能减退的信号。典型的表现为无诱因、不自主的、阵发性的潮热、出汗，起自胸部皮肤阵阵发红，继而涌向头颈部，伴烘热感，随之出汗。持续时间为几秒至数分钟不等，而后自行消退。

3. 精神、神经症状

其常表现为情绪不稳定，挑剔寻衅，抑郁多疑，注意力不集中，记忆力衰退，失眠，头痛等。少数人有精神病症状，不能自控，这种变化不能完全用雌激素水平下降来解释。

4. 泌尿、生殖道的变化

外阴萎缩，阴道变短、干燥、弹性减弱、黏膜变薄，致性交疼痛，甚者见点状出血，易发生感染，出现白带黄色或带血丝，外阴烧灼样痛；宫颈萎缩变平，宫体缩小，盆底松弛；尿道缩短，黏膜变薄，尿道括约肌松弛，常有尿失禁；膀胱黏膜变薄，易反复发作膀胱炎；乳房萎缩、下垂。

5. 心血管系统的变化

绝经后冠心病发生率增高，多认为与雌激素下降致血胆固醇、低密度脂蛋白、甘油三酯上升，高密度脂蛋白下降有关。也有出现心悸、心前区疼痛，但无器质性病变，称为"假性心绞痛"。

6. 骨质疏松

绝经后妇女骨质丢失变为疏松，骨小梁减少，最后可引起骨骼压缩，体格变小，甚者导致骨折，常发生于桡骨远端、股骨颈、椎体等部位。骨质疏松与雌激素分泌减少有关，因为雌激素可促进甲状腺分泌降钙素，它是一种强有力的骨质吸收抑制剂，一旦雌激素水平下降，致使骨质吸收增加。此外，甲状旁腺激素是刺激骨质吸收的主要激素，绝经后甲状旁腺功能亢进，或由于雌激素下降使骨骼对甲状旁腺激素的敏感性增强，也促使骨吸收加剧。

更年期综合征患者常因一系列不自主的血管舒缩症状和神经功能紊乱症状，而影响日常工作和生活，可用改良的 kupperman 的更年期综合征评分法评价其症状的程度。某些家庭、社会环境变化构成对围绝经期妇女心身的不良刺激，如丈夫工作变迁，自己工作负担加重或在竞争中力不从心，甚至下岗，自己容貌或健康的改变，家庭主要成员重病或遭遇天灾人祸等，这些都导致了患者情绪低落，抑郁多疑。少数患者曾有过精神状态不稳定史，在围绝经期更易激动、多虑、失眠等，甚至表现为喜怒无常，被周围的人们误认为精神病，更加重了患者的心理压力，因而也就更渴望得到理解和帮助。

（二）护理

1. 护理目标

（1）患者能识别精神困扰的起因，学会自我调节不稳定情绪。

（2）患者能掌握性激素替代治疗的具体方法，并懂得寻求性保健咨询。

（3）患者能再树老有所乐的生活观。

2. 护理措施

（1）自我调节：向患者介绍有关更年期综合征的医学常识，让患者了解这一生理过程，解除不必要的猜疑和烦恼。争取家庭成员和同事们的关心爱护，给患者创造一个良好的生活和工作的环境。同患者商讨调节有规律的生活和工作日程，保证充足的休息和睡眠。劝阻患者不要观看情节激动、刺激性强或忧伤的影视片。

（2）潮热的护理：记录发生潮热的情形，借以找出引发潮热的因素加以避免。尽量采用多件式纽扣的穿着方式，当潮热时可以脱下，即使没有隐蔽处也可解开纽扣散热，当感到冷时又能方便地再穿上。避免过于激动而引发潮热。少食调味重，辛辣食品，兴奋性食品，以免发生潮热。用电扇、空调、冷毛巾擦拭等方法，借以缓解潮热。

（3）指导用药：使患者懂得补充性激素的目的、用药后效果及可能出现少量阴道出血、乳房胀、恶心等症状，多能自行消失。一旦未见好转，到医院就诊，排除其他原因后，调整剂量以解除更年期综合征，用药症状消失后即可停药；为防治骨质疏松，则需长期用药。对长期用药的患者商讨定期随访的计划，并具体书写药名、服用剂量、服用次数和日期确认患者能掌握用法。

（4）预防阴道干燥：维持性生活或手淫的方式，有助于加强阴道的血液循环，并可维持组织的伸缩性。也可使用水溶性的润滑剂，以润滑阴道壁，必要时亦可试用雌激素软膏。

（5）预防骨质疏松：鼓励患者参加适量的户外活动，如去环境安静、空气新鲜的场地散步和锻炼，阳光直接照射皮肤；增加钙质食品（鱼虾、牛奶、深绿色和白色蔬菜、豆制品、坚果类等），最好每天喝牛奶 500 mL，或服用保健钙。专家建议，围绝经期妇女每天从食品中摄取钙量应是 800 ~ 1 000 mg，保健钙应在饭后 1 小时或睡前服用；若饮用牛奶有腹胀、腹泻等不适的患者，可改饮酸奶；必要时服用降钙素，有助于防止骨质丢失和预防自主神经功能紊乱的症状。

3. 用药及注意事项

（1）一般治疗：更年期综合征可因精神、神经不稳定而加剧症状，故应先进行心理治疗。甚者必要时选用适量的镇静剂以利睡眠，如夜晚口服阿普唑仑（佳静地西泮）1 mg，和调节自主神经功能的谷维素每天 30 ~ 60 mg。

（2）雌、孕激素替代治疗：适用于因雌激素缺乏引起的老年性阴道炎、泌尿道感染、精神神经症状及骨质疏松的变化。治疗时以剂量个体化，取最小有效量为佳。

如大剂量单用雌激素 5 年，增加子宫内膜癌的发病率。但小剂量雌激素配伍孕激素，则能降低子宫内膜癌的发生。如有严重肝胆疾病，深静脉血栓性疾病和雌激素依赖性肿瘤的患者禁用。①常用雌激素制剂：尼尔雌醇每次 1 ~ 2 mg，半月 1 次；或戊酸雌二醇每天 1 ~ 4 mg；或利维爱每天 1.25 ~ 2.5 mg；或炔雌醇每天 5 ~ 25 mg，以上各均为口服给药。近年流行经皮给药，如皮肤贴剂，每天释放 E_2 0.05 ~ 0.1 mg，每周更换 1 ~ 2 次；或爱斯妥霜剂，每天涂腹部 2.5 mg；皮下埋植 E_2 胶丸 25 ~ 100 mg，半年 1 次。结合雌激素，戊酸雌二醇、己烯雌酚均可阴道给药。②配伍孕激素：有子宫的妇女必须配伍孕激素，以减少子宫内膜癌的发病危险。常用安宫黄体酮。服用尼尔雌醇时，每 3 ~ 6 个月加服安宫黄体酮 7 ~ 10 天，每天 6 ~ 10 mg。配伍方案有三种。周期序贯治疗：每月服雌激素 23 ~ 26 天，在第 11 ~ 14 天起加用孕激素，共 10 ～ 14 天，两者同时停药 1 周，再开始下一周期的治疗。连续序贯治疗：连续每天服雌激素不停，每月周期性加用孕激素 14 天。连续联合治疗：每天同时服雌、孕激素连续不断，安宫黄体酮每天 2 ～ 2.5 mg。③单纯孕激素：有雌激素禁忌证的患者，可单独用孕激素。已证实，孕激素可缓解血管舒缩症状，延缓骨质丢失。如甲孕酮 150 mg 肌内注射，可减轻潮热出汗，能维持 2 ～ 3 个月。

4. 健康指导

（1）向围绝经期妇女及其家属介绍绝经是一个生理过程，绝经发生的原因及绝经前后身体将发生的变化，帮助患者消除绝经变化产生的恐惧心理，并对将发生的变化做好心理准备。

（2）介绍绝经前后减轻症状的方法，及预防围绝经期综合征的措施。如适当地摄入钙质和维生素 D，将减少因雌激素降低使得骨质疏松；有规律地运动，如散步、骑自行车等可以促进血液循环，维持肌肉良好的张力，延缓老化的速度，还可以刺激骨细胞的活动，延缓骨质疏松症的发生；正确对待性生活等。

第五节　不孕症

凡婚后未避孕、有正常性生活、同居 2 年而未曾妊娠者，称不孕症（infertility）。婚后未避孕从未妊娠者称原发性不孕，曾有过妊娠而后未避孕连续 2 年不孕者，称为继发性不孕。

一、病因与发病机制

受孕是一个复杂的生理过程。卵巢要排出正常卵子；精液正常并有正常形态和数量的精子；精子和卵子要能够在输卵管内相遇结合成为受精卵，而后在宫腔着床发育。导致不孕的原因也很复杂。

（一）女性不孕的因素

约占 60%，以输卵管及卵巢因素为多。

1. 排卵障碍

常由于下丘脑 – 垂体 – 卵巢轴功能紊乱、全身性疾病、卵巢病变等导致无排卵。

2. 输卵管因素

是不孕症最常见的原因，如输卵管炎症、输卵管发育异常等。

3. 子宫因素

子宫发育不良、黏膜下肌瘤、特异性或非特异性子宫内膜炎症、宫腔粘连及内膜分泌反应不良等，可致孕卵不能着床或着床后早期流产。

4. 宫颈因素

体内雌激素水平低下或宫颈炎症时，子宫颈黏液的性质和量发生改变，影响精子的活力和进入宫腔的数量，宫颈息肉、宫颈口狭窄等均可导致精子穿过障碍而不孕。

5. 阴道因素

先天性无阴道、阴道横膈、处女膜闭锁、各种原因引起的阴道狭窄都可能影响精子进入，严重阴道炎症可缩短精子生存时间而致不孕。

6. 免疫因素

不孕妇女宫颈黏液内产生抗精子抗体或血清中存在透明带自身抗体，都阻碍精子和卵子的正常结合。

（二）男性不孕因素

约占 40%，主要为生精障碍与输精障碍。

1. 精液异常

指无精子或精数过少，活动力减弱，形态异常。常见的原因有先天性发育异常、全身慢性消耗性疾病等。

2. 精子运送受阻

多因炎症致使输精管阻塞，阻碍精子通过。阳痿或早泄患者往往不能使精子进入阴道。

3. 免疫因素

男性体内产生对抗自身精子的抗体，或射出的精子产生自身凝集而不能穿过宫颈黏液。

4. 内分泌功能障碍

如甲亢、肾上腺皮质功能亢进、垂体功能减退等。

二、治疗原则

注意增强体质以增进健康，纠正贫血和营养不良状态，积极治疗各种内科疾病，针对检查结果作相应治疗。

（一）排卵功能异常的治疗

如确定不孕的原因是无排卵，则需找出原因对症下药，如以甲状腺素治疗甲状腺功能低下，以性腺激素释放因子治疗性腺功能不足，以性腺激素释放因子的拮抗剂治疗男性激素分泌过多症，以刺激排卵的药物诱发排卵。

（二）子宫、输卵管及盆腔因素的治疗

有些子宫解剖结构异常可用手术矫治，持续性子宫内膜炎可给予抗生素治疗，子宫内膜异常增生可用子宫扩张及刮除术去除异常增生的组织。子宫内膜异位症可以手术、药物或两者并用的方式治疗，输卵管阻塞可以输卵管通气试验治疗或显微手术矫治。子宫颈黏液分泌不佳可以小剂量雌激素改善分泌情形。

（三）其他

根据具体检查结果及治疗情况分别采用人工授精、体外受精及胚泡植入、配子输卵管内移植及宫腔配子移植技术。

三、护理

（一）护理目标

1. 夫妇双方能陈述不孕的主要原因，并能配合进行各项检查。

2. 患者能以积极的态度配合并坚持治疗。

3. 绝对不孕者能面对现实，以坦然乐观的心态处之。

（二）护理措施

1. 提供相关知识

首先应详尽评估夫妇双方目前具有的不孕相关知识及错误观念，鼓励他们毫无保留地表达自己内心的看法、认识及顾虑，教会他们预测排卵的方法，让他们掌握性交的适当时期。指导夫妇双方注意生活规律，避免精神紧张等情绪改变，保持健康心态，用深入浅出的讲解使他们对生育与不孕有正确了解，纠正错误观念，正确而客观地认识生育与不孕，指出绝大部分不孕因素可以治疗，使他们满怀信心，配合检查。

2. 协助医师实行治疗方案

配合医师根据检查结果确定治疗方案，并向患者提供信心，鼓励他们坚持治疗，对绝对不孕者帮助他们度过悲伤期，面对现实，根据自身条件接受相应的治疗方案，如人工授精、体外受精胚泡植入等。

3. 提供心理支持

由于封建意识的影响，不孕夫妇承受着来自家庭及社会的巨大压力甚至家庭破裂的痛苦，常表现出自卑、无助或对生活的绝望。因此，要耐心听取他们的倾诉，取得她们的信任，给予心理疏导和支持，使她们能正确对待生活、生育，解除紧张情绪，以提高生活质量，或使大脑皮层功能紊乱所致的排卵异常得到纠正而受孕，

第六节　流产

流产是指妊娠不足 28 孕周，胎儿体重不足 1 000 g 即终止者。流产分人工流产与自然流产。人工流产是指应用人工方法使妊娠终止者。自然流产是发生于妊娠 12 周以前者为早期流产，发生于妊娠 12 周至 27 孕周末者为晚期流产。

一、病因

（一）胚胎因素

由于卵子和精子本身的缺陷，胚胎染色体结构或数目异常，引起受精卵和胚胎发育异常或绒毛变性，是早期自然流产的最常见原因。

（二）母体因素

1. 内分泌失调

妊娠早期卵巢黄体功能不全，致孕激素产生不足；此外，甲状腺功能异常、糖尿病等均可影响胚胎的正常发育，导致流产。

2. 全身性疾病

急性传染病、高热；孕早期病毒感染；慢性疾病，如严重贫血、心力衰竭。

3. 子宫病变

子宫畸形、子宫发育不良、子宫肌瘤等可影响胚胎、胎盘生长发育导致流产；宫颈重度裂伤或宫颈内口松弛易致晚期流产。

4. 创伤及其他

外伤、妊娠早期腹部手术等易刺激子宫收缩而引起流产，免疫因素如母儿血型不合也可导致流产。

二、临床表现及各类型流产的鉴别诊断

流产的主要症状是停经后阴道流血和下腹痛。按流产发展过程分下列几种类型（见图 9-3）。

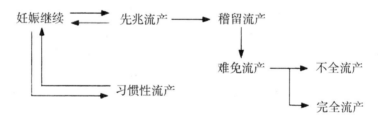

图 9-3　流产发展过程

（一）先兆流产

停经后有少量阴道流血，伴轻微下腹胀痛、腰酸。妇科检查宫口未开，子宫大小与停经周数相符；尿妊娠试验阳性；B 型超声见胚囊大小、胎心、胎动情况与孕周相符。经保胎治疗后部分可继续妊娠。

（二）难免流产

其由先兆流产发展而来，流产已不可避免。阴道流血量增多，常超过月经量，下腹痛呈阵发性加剧。妇科检查宫口已开大，有时可见胎膜或胚胎组织堵塞；子宫大小与妊娠周数相符或略小，尿妊娠试验阳性或阴性。

（三）不全流产

不全流产指妊娠产物已部分排出体外，尚有部分残留在宫腔内。多发生于妊娠 8 ~ 12 周间。残留组织影响宫缩血窦不能关闭，可致持续性流血，甚至休克，若不及时处理可危及生命。妇科检查宫口开大或有胎盘组织堵塞；子宫较停经月份小；尿妊娠试验阴性；反复出血易发生感染。

（四）完全流产

其指妊娠产物已全部排出。多发生于孕 8 周之前或孕 12 周以后。阴道流血逐渐停止，腹痛逐渐消失，妇科检查宫口已关闭，子宫接近正常大小。

（五）稽留流产

这指胚胎或胎儿在子宫内已死亡，尚未自然排出者。多数患者有过先兆流产症状，此后子宫不再增大反而缩小，可有少量咖啡色分泌物；妊娠试验阴性；妇科检查宫口闭，子宫明显小于停经周数；B 型超声提示无胎心。若胚胎死亡日久，胎盘组织机化与子宫粘连不易剥离，易感染；同时胎盘在自溶退变过程中，释放凝血活酶，消耗大量纤维蛋白原致凝血功能障碍，导致弥散性血管内凝血（DIC）的发生。

（六）习惯性流产

其指自然流产连续发生 3 次或 3 次以上者。常发生在妊娠的同一时期，发展过程与一般流产相同。习惯性流产的诊断并不困难，难的是明确病因，才能防治。

几种流产的鉴别诊断要点见（表 9-1）。

表 9-1　各种类型流产的鉴别诊断要点

流产类型	病史			妇科检查		辅助检查	
	出血量	下腹痛	组织物排出	子宫颈口	子宫大小	妊娠试验	超声检查
先兆流产	少量	轻或无	无	闭	与孕周相符	阳性	有妊娠囊或胎心
难免流产	增多	加剧	无	扩张	与孕周相符或略小	阳性或阴性	有或无妊娠征象
不全流产	少量持续或大量，甚至休克	减轻	部分排出	有扩张或有组织堵塞	小于孕周	阴性	无胎心
完全流产	少量或已停止	消失	全部排出	闭	正常或略大于孕周	阴性	无胎心
稽留流产	少量色暗	轻或无	无	闭	明显小于孕周	阴性	无胎心

三、处理

（一）先兆流产

先兆流产宜保胎治疗。若经 2 周治疗症状未见改善，或辅助检查提示胚胎已死亡，应及时终止妊娠。保胎期间应卧床休息，禁性生活，保持会阴清洁，避免不必要的阴道检查。黄体功能不全者黄体酮 20 mg 肌内注射，每日 1 次，至阴道流血停止，再减半量继续用药 1 ~ 2 周停药。维生素 E 30 ~ 50 mg，每日 3 次，促进胚胎发育。甲状腺功能低下者每日口服甲状腺粉 0.03 ~ 0.06 g。解除孕妇思想负担，给予精神安慰，加强营养等。

（二）难免流产

难免流产应尽快清除宫腔内容物。早期流产时应行吸宫术，失血多时应输血，并肌内注射缩宫素 5 ~ 10 U；晚期流产时缩宫素 5 U 每半小时肌内注射 1 次，共 6 次，或缩宫素 5 ~ 10 U 加入 5% 葡萄糖液 500 mL 内静脉滴注。

（三）不全流产

其确诊后立即清宫。必要时补液、输血，术后给抗生素预防感染。刮出物送病检。

（四）完全流产

完全流产如无感染征象，一般不需特殊处理。

（五）稽留流产

稽留流产确诊后尽早排空子宫，同时警惕可能发生的凝血功能障碍。子宫小于妊娠 12 周者，行吸宫或钳刮术，术前应先作凝血功能检查，无异常时，可口服己烯雌酚 5 ~ 10 mg，每天 3 次，共 5 天，以提高子宫对缩宫素的敏感性，术时配血备用，并肌内注射缩宫素。子宫大于妊娠 12 周者，可用缩宫素 10 ~ 20 U 加于 5% 葡萄糖液 500 mL 静脉滴注引产，逐渐增加缩宫素剂量，直至出现宫缩。也可用前列腺素或用乳酸依沙吖啶（利凡诺）等引产。

（六）习惯性流产

其应针对病因进行治疗。

四、护理评估

（一）健康史

有无停经史、早孕反应、阴道流血、阴道的排出物、腹痛，既往有无流产史等，以此来判断是否流产及识别流产的类型。

（二）身心状况

1. 躯体状况

（1）阴道流血：先兆流产出血量少，血液可呈鲜红色，粉红色或深褐色；难免流产出血量多，超过月经量，色鲜红；不全流产阴道流血伴有胚胎组织的排出；完全流产阴道流血伴有胚胎组织的全部排出。

（2）腹痛：先兆流产轻微下腹痛，伴有腰酸及下坠感；难免流产或不全流产时腹痛加剧；完全流产时腹痛减轻或消失。

（3）体检：观察全身情况，检测有无贫血，出血多时可表现为血压下降，脉率加速等休克症状，有感染可能时体温升高。

2. 心理状况

被诊断为先兆流产的患者可能会为妊娠能否继续而焦虑、恐惧；妊娠无法进行者，可因阴道出血、腹痛等症状及失去胎儿的现实而愤怒、沮丧、悲伤。评估家属对事件的看法、心理感受及情绪反应，评估家庭成员对孕妇的心理支持是否有利。

3. 实验室及其他检查

妇科检查重点检查宫口有无扩张、有无组织物堵塞，子宫大小是否与停经月份相符，有无压痛，双侧附件有无块状物。

（1）人绒毛膜促性腺激素（HCG）：测定若 HCG 低于正常值，提示将要流产。

（2）B 超检测：可显示有无胎囊、胎动、胎心，从而可诊断并鉴别流产及其类型。

五、护理诊断

（一）预感性悲哀

这与即将失去胎儿有关。

（二）舒适改变

其与腹胀痛、腰酸、下坠感有关。

（三）有组织灌注量不足的危险

其与阴道流血造成失血性休克有关。

（四）潜在并发症

并发症有感染。

六、预期目标

1. 患者能维持稳定的心态，配合治疗。
2. 缓解不适症状。
3. 出血得到控制，生命体征能维持正常。
4. 出院时患者无感染症状发生。

七、护理措施

（一）心理疏导

引导患者说出焦虑和心理感受，鼓励患者提出有关疾病及胎儿安危问题。让患者情绪稳定，告知其治愈可能性，应以良好的心态面对下一次妊娠，并建议患者做相关的检查，尽可能查明流产的原因，以便在下次妊娠前或妊娠时及时采取处理、护理措施。

（二）严密观察出血量和休克的早期征象

1. 对难免流产、不全流产的患者应积极采取措施及时做好终止妊娠的术前准备，术中的积极配合，促使胚胎组织及早完全排出，同时开放静脉，做好输液、输血的准备。

2. 对稽留流产者应重视和协助做好有关凝血功能的检查，遵医嘱按时按量地应用己烯雌酚，以增加子宫对缩宫素的敏感性，并做好手术前的一切准备工作。

（三）缓解不适，做好保胎的护理

先兆流产与习惯性流产患者，应绝对卧床休息，保持足够的营养。按医嘱给予适量对胎儿无害的镇静剂和黄体酮等。保持粪便通畅，防止腹胀与便秘的产生。严密观察病情，尤应注意腹痛、阴道流血及有无妊娠物的排出。协助做好辅助检查的测定，对于习惯性流产者，保胎时间应持续到超过每次流产的妊娠周数之后。

（四）预防感染

手术时应严格执行无菌操作规程，指导患者保持外阴清洁，并用消毒溶液擦洗外阴每天 2 次，使用消毒的卫生垫，对出血时间长者，按医嘱给予抗生素。对流产合并感染者，先给予足量的抗生素，感染控制后再行手术"刮宫"。并嘱半卧位，严密观察患者体温、血象及阴道分泌物。

八、健康教育

1. 先兆流产患者主要是卧床休息，减少对妊娠子宫的刺激，禁止性生活，注意营养。
2. 手术后患者如有阴道流血，腹痛应及时到医院就诊。
3. 有习惯性流产者，应在早期采取积极措施进行干预。
4. 保持外阴清洁，禁止盆浴 2 周，禁止性生活 1 个月，以防感染。
5. 指导避孕方法的实施，应告知，若需再次妊娠者至少在流产 6 个月以后。

微信扫码
- 临床科研
- 医学前沿
- 临床资讯
- 临床笔记

第十章 口腔科疾病护理

第一节 门诊护理

一、初诊室的管理和准备

1. 每日开诊前，工作人员应做好室内整洁及治疗前一切准备工作，如器械准备、敷料、针筒、药物及一切应用物品（如处方、付款单、各类检验申请单等）。

2. 进入室内的工作人员，必须穿工作服；接触患者时应戴口罩；检查每一患者前后，必须洗手。

3. 治疗室内一切应用药物都应有标记；易燃、剧毒药物应分开放置，并有专人负责保管。

4. 一切有关化验单、X线摄片单及病理报告单等均应由初诊护士先予以检查，借好，做好患者复诊前的准备工作。

5. 遇有传染病患者用的器械应另行处理，及时送消毒室，并说明清楚。

6. 注射或造影的油针头必须加以标记。

7. 治疗室初诊台抽斗内的各类纸张、化验单、住院单等，每星期应定期检查、整理1次。

8. 各种药物应定期更换，严防变质。药瓶标志要明确写清，并经常保持清洁，用后加盖归还原处。

9. 做好每周1次各类盛器的消毒，更换消毒药液，保养器械等工作。

10. 治疗室内每日清扫2次，并定期用含氯消毒剂消毒地面。每日工作结束后，必须检查门、窗、水、电等开关。

11. 加强医务人员的相互配合，遇有急诊病例，护士应及时与医师联系，及时解决。

12. 加强对患者的宣传、解说工作，改善候诊条件。

13. 对急性炎症患者，初诊护士应先给测量体温；并在可能范围内给予照顾优先就诊。

14. 对年老、体弱、重病患者，以及有特殊情况需要照顾的患者，应在取得其他患者的谅解后优先安排就诊。

15. 医护人员应坚守工作岗位，上班时间不得私自离开，如因事离开应与当班护士说明去向。

16. 有关教学或各种临时更动，有关人员均应事先与当班护士联系，做好妥善安排，以免造成工作混乱。

二、治疗室的管理和准备

1. 凡医务人员进治疗室诊治患者时，都应穿工作服，戴帽子及口罩。

2. 每天开诊前必须用含氯消毒液擦拭器械橱、治疗台。

3. 每周定期1次消毒敷料方盒（置各类器械用如拔牙钳、牙挺等用），纱布筒（盛放大、小纱布及棉球用），更换浸泡器械的消毒溶液；油纱布隔周 1 次，送中心供应室高压消毒；拔牙钳、牙挺、血管钳、持针器等，每 2 周定期用液状石蜡纱布擦拭 1 次。

4. 治疗椅头套每周更换 2 次，揩手毛巾每天更换 1～2 次（配备擦手纸除外）。

5. 医务人员的手一经接触患者口腔，应洗净后再接触第二患者，以防交叉感染。

6. 对恶性肿瘤、肝炎、肺结核等患者所用的器械均应送消毒室分别消毒。敷料一律用 95% 酒精焚烧处理。

三、一般拔牙术术前准备及术后护理

（一）术前准备

1. 拔牙前应再次询问有无全身或局部疾患，以便做好术前准备及术后护理。

2. 对待患者态度要和蔼、耐心；并应向患者做必要的解释工作，以消除患者的恐惧、作好配合。

3. 必须做到"五对二看"，即对姓名、对性别、对年龄、对牙位、对麻药；看皮试结果、看收费单。

4. 调节椅位使患者头与躯干应成一直线。拔下颌牙时，下颌牙𬌗面与地面平行；拔上颌后牙时，则头位可略向后仰，上颌牙牙合面与地面成 45°。枕靠应放在头后枕骨下缘正中；椅背应放于两侧肩胛下缘。

5. 胸前铺围巾，并用夹固定。

6. 拔牙前可用漱口液漱口。

7. 器械准备

口镜 1 把、镊子 1 把、5 毫升注射器 1 只、牙龈分离器 1 把、挺子 1 把（前牙不用）、拔牙钳、副匙 1 把（前牙直、后牙弯）、0.5% 碘伏小棉球 2 块，小纱布 4～5 块。如拔 2 颗牙以上或切开拔牙时，须准备缝针、缝线、持针器、剪刀；如骨尖突出时，必须准备咬骨钳。

8. 做好术前灯光调节，光源要集中在手术野。

9. 做好巡回，主动配合，及时供应医生所需物品：并注意患者在术中的情况。

（二）术后护理

1. 嘱患者轻轻咬住纱布，半小时后吐出，不要多吐口水。

2. 拔牙后 2 h 再进食。

3. 拔牙后 24 h 内不要漱口，切勿用手摸或用舌去舔创口。

4. 拔牙后 24 h 内，口水里带有血丝是正常的现象，告诉患者不必惊慌；若有大量出血，可立即来院治疗。

5. 一般拔牙不须复诊；若手术时间较长，或行缝合者，嘱患者 5～7 天后来院复诊和拆线。

6. 对老、弱患者，必要时协助扶出治疗室。

7. 患者离开前应检查牙与器械。在器械方面，应检查针头、缝针与挺子有无折断，断端是否已取出。若有疑问，应及时与医生取得联系。

四、阻生牙拔除术的术前准备及术后护理

（一）术前准备

与一般牙拔除术相同。术前还应准备好 X 线片。器械准备除一般牙拔除术器械外应加：骨膜分离器 1 把，阻生牙凿及骨凿各 1 把，金属榔头 1 只，11 号尖刀片，以及缝针、缝线、持针器等。

（二）术中护理

下颌第三磨牙阻生牙手术过程中，常需用骨凿凿去部分阻生的骨质或将牙冠劈开，方可将牙取出。手术时震动较大，患者下颌无法固定，因此，凿骨或劈牙时需协助医师将患者下颌骨托起固定，以减少震动。

（三）术后护理

与一般拔牙相同，但因手术较复杂，时间较长，故术后反应也较大：如局部水肿、吞咽疼痛、出血等。这些手术后可能发生的反应都必须在手术前向患者详细地说明，以取得患者谅解与合作。为减轻水肿和

疼痛，可嘱患者术后局部冷敷 24 h。

五、牙拔除术中断根的护理

无论一般牙拔除或阻生牙拔除术中均可能发生断根。发生断根时，应根据手术需要供应器械：如根挺、根尖挺、丁字挺、骨膜分离器、骨凿、骨钳、缝针、缝线等。在照明条件不良时，护士应协助增加照明条件，如用特殊装置的冷光灯及电筒等光源，以新洁而灭或酒精消毒照明灯头后置于口内；注意灯光应集中于牙槽窝内。

六、牙槽骨修整术术前准备及术后护理

（一）术前准备

1. 拔牙后 1 月以上可考虑牙槽突修整术。一般准备与拔牙同。

2. 器械准备为口镜 1 把、镊子 1 把、直刮匙 1 把、11 号刀片 1 把、骨膜分离器 1 把、骨钳 1 把、骨凿 1 把、剪刀 1 把、持针器 1 把、骨锉 1 把、榔头 1 把、缝针、缝线、消毒巾等。

（二）术后护理

术毕创口上可涂以复方安息香酸酊，以保护创口，减少渗血；并嘱患者 5 ~ 7 天后拆线。

七、唇、舌系带修整术术前准备及术后护理

（一）术前准备

1. 儿童施术时，要事先说服其与医务人员合作，并与家长取得密切配合。

2. 器械：口镜 1 把、镊子 1 把、5 毫升注射器 1 支、血管钳 1 ~ 2 把、圆头剪刀 1 把、持针器、缝针、缝线、开口器（必要时）。

（二）术后护理

1. 注意口腔卫生，次日漱口，或用盐水棉球擦洗口腔。

2. 手术后如有创口出血，或肿、痛等现象，可来院复查。

3. 术后 5 天拆线；不合作的儿童可不拆线，任其自脱。

八、其他

如黏液性囊肿摘除术、活组织检查术等。术前准备、术后护理与牙槽外科手术基本相同。活组织检查时，需备盛组织的小瓶，一般可用废青霉素瓶洗净后，盛 1/2 瓶 10% 福尔马林备用。

第二节　门诊手术室护理

一、门诊手术室的消毒隔离措施

1. 严格执行消毒隔离制度，除本室人员及参加手术医务人员、参观者外，其他人员一律不得入内。

2. 凡进入手术室，必须戴好手术室内准备的口罩、帽子（不露头发）穿手术衣裤，并换上手术鞋。

3. 手术过程中保持安静，不可大声谈笑。

4. 凡施行手术，应先行无菌手术，后行污染手术；有条件时，感染手术应在固定的手术室内施行。

5. 手术用之器械一般用高压蒸气消毒。

6. 各种器械、敷料盛器，每周应总消毒 1 次。

7. 手术室内空气消毒用紫外线，每天 2 ~ 3 h。

8. 每天用含氯消毒剂拖地板，每周大扫除 1 次。

二、门诊手术患者的术前准备及术后护理

（一）术前准备

门诊手术患者进入手术室之前，护理人员应了解手术的性质（病历及手术通知单要看清楚，如发现问题应及时提醒手术者），手术区域（部位、大小、有否急性炎症情况）和患者身体健康状况，必要时要先测量体温。让患者在更衣室内换好拖鞋，脱去外面衣服（脱衣应根据不同手术的需要），然后带患者进入手术室内。检查手术区，清洁皮肤，摆好位置，根据手术需要将不同的手术包放在手术升降台上。无菌操作下打开手术包，将手术中所需物品准备齐全。一般用的皮肤消毒液是0.5%碘伏。

（二）术后护理

患者手术完毕，护士应协助术者包扎好，然后到更衣室穿衣服。若为行面部手术的患者，需用生理盐水将颜色拭净。用过镇静剂的患者，下床时必须扶好，以免头晕、跌跤。若需留院观察者，必须等情况好转后，由家属或工作人员陪送入观察室。

三、婴幼儿门诊手术患者的术前准备及术后护理

（一）术前准备

1. 协助手术者检查病历上术前准备是否完备，然后给病孩测量体温；体温正常者请麻醉师、手术者协助检查心、肺，如无异常则可准备手术。

2. 将病孩抱至手术床，脱去外面衣服，仅留衬衣衬裤；用开刀巾铺成三角形将病孩包好，2岁以上病儿，用约束带约束双手及双腿（冬天要注意保暖，以免发生术后并发症）。将病孩安排好后，给予双侧鼻孔消毒（用新洁而灭酊），然后准备手术包。由麻醉师进行麻醉后，开始进行消毒，此时，应用双手捧住病儿的头，协助术者进行消毒、铺巾。

（二）术后护理

手术结束后，给病儿衣服穿好，交给家长，嘱咐家长不能将病儿竖起，要平抱，动作要轻；然后给予测量体温，注射术后用药。若体温升高除给退热处理外，要每小时测量体温1次，直至下降为止。术后一般观察4 h，无特殊情况时向家长宣传注意事项后可以回家。如有特殊情况，应继续留察，并给予处理。

四、门诊手术器械准备

为了提高门诊手术工作效率，对各类型手术可事先准备好手术包。包内主要是基本器械，手术中不敷应用时，再临时根据需要予以增加。常用的手术包如下：

（一）口内手术包

口内手术包适用于颌骨囊肿、牙龈瘤、舌下腺囊肿、舌部肿块、腭部肿块等手术。包内有：皮钳2把、中弯血管钳2把、小弯血管钳4把、有齿镊子1把、持针器1把、剪线剪刀1把、药杯2只、3"0"线圈1只、小及中号缝针各1只、海绵钳1把、纱布数块、双层洞巾1块、开刀巾1块。

（二）口外手术包

口外手术包适用于颌下肿块、唇裂等手术。

包内有：巾钳4把、皮钳2把、中弯血管钳3把、小弯血管钳7把、外科有齿镊子1把、眼科小有齿镊子1把、持针器2把、剪线剪刀1把、药杯3只、橡皮条1根、3"0"线圈2只、玻璃吸管1只、砂轮1只、1号线圈1只、小及中号圆针各2只、小及中号三角缝针各2只、药碗1只、海绵钳1把把、纱布数块、开刀巾6块。

（三）整形手术包

适用于疤痕切除植皮、唇颊部成形、皮瓣转移等手术。

包内有：皮钳2把、小弯血管钳8把、外科有齿镊子1把、眼科小有齿镊子1把、剪线剪刀1把、持针器2把、巾钳4把、海绵钳1把、药杯3只、3"0"线圈2只、1号线圈1只、中小三角缝针4只、

纱布数块、开刀巾 6 ~ 10 块。

第三节　病房护理

一、手术前后护理

（一）手术前护理

1. 了解患者的思想情况，做好患者思想工作，解释手术的性质及注意事项，解除患者的思想顾虑，加强患者与疾病做斗争的信心；做好计划护理。

2. 检查患者所有一切化验是否已完成（肝肾功能、血常规、出凝血时间、血小板计数、心电图、胸透等）；斜面导板或护板是否已做好。

3. 手术前 1 天应洗澡、理发，并作皮肤准备。

（1）理发；如涉及头皮部或额瓣转移手术须剃光头，下颌骨切除、腮腺部手术等须剃发至耳后上三横指。

（2）面部手术时要剃须；鼻唇部手术应剪去鼻毛，眼部手术剪去睫毛时，应与手术者取得联系；眉毛是否剃去应根据需要。

（3）植骨患者手术前 2 天开始作皮肤准备；取肋骨及胸大肌、背阔肌皮瓣等转移时，要剃腋毛；取髂骨及腹股沟皮瓣等时，要剃去阴毛。

（4）除大腿外侧取皮外，腹部及大腿内侧取皮均要剃阴毛。

（5）行前臂皮瓣移植以及皮管转移至手腕部等时，应注意剪去指甲，清除甲垢。

准备皮肤时应注意：

（1）手术区皮肤准备是避免创口感染的一项重要措施，故准备皮肤范围应大于手术区。

（2）注意保暖。

（3）防止剃破皮肤，引起感染。

4. 术前 1 日应行青霉素或先锋霉素皮试，并记录结果。

5. 全麻患者术前晚应通大便，可灌肠或用开塞露，或服用番泻叶。

6. 除局麻手术外，一般手术前晚应通知患者禁食；并保证患者休息及睡眠好，必要时可给服安眠药。

7. 手术日应检查患者有无贵重物品，可交家属或护理人员代为保管。去手术室前让患者先排尿，给注射术前用药。

8. 将一切需要物品及药物，例如：唇弓、抗生素等清点交班给手术室工作人员。

9. 患者去手术室后，对全麻患者要铺好麻醉床，装好吸引器、负压吸引；并检查气管切开用物是否齐备。

（二）手术后护理

1. 患者回病房时应了解手术过程中情况，与麻醉及手术室护士交接班清楚；装接好各种引流管。

2. 患者全麻未醒时，应有专人护理，严密观察病情（如出汗、面色、体温、呼吸、脉搏等）。血压一般每小时测 1 次，稳定或清醒后，可酌情减少测量次数直至平稳。

3. 未清醒患者应平卧，头偏向健侧，防止呕吐物吸入气管，并保持呼吸道通畅，经常吸清口腔内或气管插管内分泌物。

4. 全麻清醒 6 h 后无呕吐，可给少量温开水或流质，以后可根据手术不同情况采用流质鼻饲或进半流质。

5. 注意负压引流管通畅及引流液的颜色，如颜色鲜红，流速过快，应通知医生立即采取措施；一般术后头 12 h 内引流量不应超过 250 mL。

6. 排尿困难常因全麻、腰麻等引起，或因尿道括约肌痉挛，卧位不适等而不能自行排尿。可热敷小腹部；必要时可行导尿。已行留滞导尿者，要注意导尿管是否通畅，并及时倒去瓶内潴尿和记录尿量。

7. 若留置有麻醉时的气管插管或通气道，应待患者完全清醒后，方可拔除。

拔管标志：患者意识清楚，反射活跃，四肢有力，呼吸道通畅，二肺清晰。

准备用物：除照明灯、吸引器外应包括氧气、气管切开包，舌钳、通气道等。

拔管步骤：

（1）吸清口腔内及导管内分泌物。

（2）拔管后嘱患者用力咳嗽，同时继续吸清分泌物；鼻孔内滴入1%麻黄碱溶液，以减少鼻黏膜损伤出血。

（3）倾听患者的咳嗽声音，如为破竹声，表示喉头有水肿，可用地塞米松 5 ~ 10 mg 静注，或静脉补液内加氢化可的松 100 ~ 200 mg 滴注。

（4）继续严密观察患者的呼吸情况，如口唇青紫、呼吸急促，出现三凹症状及严重缺氧情况时，应立即进行抢救。

二、高热患者护理

高热一般指腋下温度超过 38.5℃，口腔温度超过 39℃ 而言。此时应作高热处理。

1. 严密观察病情、体温、脉搏、呼吸的变化。发热只是一种症状，应当追查发热的原因，才能从根本上解决问题。

2. 应卧床休息，发热患者代谢增快，消耗大，多活动易增加心脏的负担。

3. 物理降温物理降温常用的方法有以下几种：

（1）冰袋法：将冰块打碎装入橡皮袋或塑料袋内，驱气，旋紧，分别放在额、颈、腹股沟、腋下等处。在农村没有冰时，可用井水装在橡皮手套内亦有良效。

（2）冷敷法：用毛巾浸湿以冰水或井水，稍稍拧干后敷在额部、腹股沟或腋下。应经常更换，保持一定的冷度，并注意观察受敷部皮肤颜色，如发紫时应暂停使用。

（3）全身冷疗：额部放冷敷或冰敷。用井水、冰水或 25% ~ 50% 酒精，浸湿纱布后揉擦四肢、背部、腋部、肘部、腘窝。腹股沟处需多停留片刻，以帮助散热，达到降低体温，保护脑中枢的目的。擦毕后应用毛巾揩干皮肤。物理降温后半小时应测量体温、脉搏、呼吸一次。体温降至 39℃ 以下，全身冷疗即应停止；体温降至 38℃ 以下时，额部冰敷及冷敷也应停止使用；同时密切注意观察反应情况，如出现寒战脉搏、呼吸等变化时，又应注意保暖。

4. 药物降温：根据不同情况口服阿司匹林类药物；或用安乃近滴鼻；或用冬眠药物如氯丙嗪、非那更等也有降温作用。

5. 针刺：取穴曲池、大椎、外关、合谷。

6. 补充水分：高热时患者大量出汗，丧失水分，应鼓励患者多饮水，最好饮淡盐水或果子汁，亦可给静脉输液补充水分。

7. 补充营养：高热时消耗大，应注意营养的补充。

8. 口腔护理：高热患者往往因唾液分泌减少，维生素缺乏，全身抵抗力减退，易使细菌生长繁殖，形成口腔溃疡。应每日早晚进行口腔护理。饮食后均应漱口，如口唇干燥应涂润滑油。

9. 皮肤护理：在退热过程中，患者衣裤、被单常为汗液湿透，应及时给患者用热水揩干，换上清洁干燥衣裤、被单。还应注意皮肤清洁，避免汗腺阻塞。

10. 患者在出汗过多或散热时，应注意可能出现虚脱现象。

11. 保持室内空气新鲜，但不可使患者受凉。

三、昏迷患者护理

1. 昏迷患者神志不清，要注意安全，特别是狂躁及有不自主动作者应当用床栏。手脚用棉垫为衬并用绷带分别固定。

2. 患者口内有义齿或护板、导板等应取下，贵重物品应交家属及组织保管。

3. 患者应仰卧位,头侧向一面,以免呼吸道分泌物流入气管,发生窒息。呼吸道分泌物多及黏稠者,可用吸引器抽吸分泌物;同时经常保持口腔清洁,每天最好做 2～3 次口腔护理;口唇经常用液状石蜡涂润。

4. 保持呼吸道通畅,吸氧者每天更换鼻导管 1 次;如发现鼻腔分泌物阻塞时,应及时更换。

5. 注意保暖,经常翻身,防止并发肺炎。

6. 注意保护皮肤,保持皮肤干燥,经常做褥疮护理:臀部、背部及受压迫地方应行按摩,并用滑石粉:如皮肤有破裂处,应用龙胆紫及油膏涂患处。

7. 插置导尿管,留置导尿。导尿袋及接头塑料管每天应予更换;导尿管最好 3 天更换 1 次,以预防尿路感染。如有便秘可用开塞露或灌肠通便。

8. 给药时应将药片化成溶液,从胃管内注入。

9. 注意保护眼睛,按时涂金霉素眼膏,用湿纱布遮盖,以预防干燥性角、结膜炎。

10. 注意营养,行鼻饲流质:要注意温度;针筒及皮管应经常消毒;鼻饲管每周要更换 1 次。

11. 应记录 24 h 出入量,以便控制水与电解质平衡。

12. 床边应放置抢救用品与设备,以利于急救。

四、输血的护理

(一)输血前的准备

1. 抽取血样标本,与已填写好的输血申请单一起送往血库,备作血型鉴定及交配试验。

2. 输血前认真核对供血者和受血者的姓名、血型、交配试验结果。

3. 血液从血库取出后,切勿剧烈震荡,以免红细胞大量破坏而引起溶血;另外,血液不能加温,以免血浆蛋白凝固变性而引起反应。如输血量较多时,可在室温中放置一段时间后再输入,以免输入血液过冷。

4. 在输血前后,应甩等渗盐水或等渗葡萄糖液作静脉滴注。血液应避免与其他溶液相混,如林格氏液,因内含钙剂,可致血凝固;如酸碱度不合,渗透压不合,也会使红细胞破坏。

(二)输血的注意事项

1. 输血前必须严格执行"六对":对床号、姓名,住院号、血型及有效期,而且一定要经两人核对后方能输入。

2. 血液输完后,应继续滴入少量等渗液,可以把橡皮管内的全部血液输入,而不致浪费。

3. 当输入两袋(瓶)血液时,两袋(瓶)之间也要输入少量等渗液,如此,万一发生反应后,可查明原因。

4. 开始输血时速度不宜过快,观察 15 min 无反应后,可根据病情调节:一般成人 40～60 滴 /min,儿童酌减、年老体弱、严重贫血、心脏病患者输血时,更要谨慎,速度要慢;急性大出血,需快速补充血容量时,不在此例。

5. 输血时应密切观察患者的情况,以便及时发现有无不良反应。

(三)输血反应的处理

1. 全身发痒,出现荨麻疹,是轻度的过敏反应,如出现血管神经性水肿,面、睑、球结膜充血、嘴唇增厚,为重度的过敏反应。后者应立即停止输血,并肌肉注射非那更 25 mg,或静注地塞米松 5～10 mg。

2. 出现发冷、寒战、发热、烦躁不安、面部潮红、口唇发绀、脉细时,一般也应停止输血,并肌肉注射非那更 25 mg。

3. 如血液只输入少量,就出现寒战、头痛、恶心呕吐、四肢厥冷、呼吸急促、腰部剧痛,甚至发生严重休克和昏迷者,应首先考虑血型不合而致的溶血反应,此时应立即停止输血,皮下或静脉注射 0.1% 肾上腺素 1.0 mL 及静脉推注地塞米松 10 mg。呼吸困难者,应给氧气吸入;高热者给予降温措施。为使小便碱化,防止血红蛋白沉积,可静脉滴入 5% 碳酸氢钠 250～500 mL。无尿或少尿时可行肾区热敷。

五、婴幼儿患者护理

1. 婴幼儿患口腔疾病时，易发生上呼吸道感染；另一方面；婴幼儿本身因机体抵抗力差，亦易感染流行疾病。因此，在春、秋初期季节，入院时必须了解和检查有无麻疹、猩红热、水痘、流感等传染病接触或表现，如有发现应向家属说明，过传染期后再入院。

2. 术前注意保暖，切勿受凉，以免影响手术，有上呼吸道感染时，应随时与床位医师联系，及时采取措施。

3. 为用药剂量准确，婴幼儿患者应准确测量和记录体重。

4. 术前应使用汤匙或滴管进食，使其适应，为术前进食创造条件。

5. 与鼻腔相通的手术，术前应用呋喃西林—麻黄碱或氯霉素眼药水滴鼻，每日 4 次。

6. 术前备血，采血有困难时，可采用颈静脉抽血。

7. 婴幼儿全麻禁食时间可比成人适当缩短防止发生脱水，一般可在术前 6 h 开始禁食。

8. 术后静脉补液必须固定牢靠，以防外溢。速度不宜太快，以免增加心脏负担，一般每分钟 15 滴左右。

9. 唇裂或面部暴露创口，术后 48 h 内随时用蘸有生理盐水的棉签拭去渗出物，勿使结痂。

10. 唇裂手术要注意唇弓固定，减少创口张力，禁止吸吮奶头，应用汤匙、滴管喂食。适当限制肘关节活动，以防手接触创口。

11. 腭裂术后应吃冷温流质。服用流质后应喂少量温开水，以清洁创白，勿使感染。避免哭吵，防止创口出血及裂开。

12. 婴儿要经常更换尿布，保持干燥，防止红臀发生。

13. 婴幼儿体温调节中枢发育尚未稳定，容易发热；如术后出现高热时，要立即采取降温措施。万一发生惊厥时，应立即给予肌注鲁米那钠或水合氯醛灌肠。

14. 婴幼儿如行气管切开者，特别应注意保持呼吸道通畅。由于婴幼儿用套管口径小，易被痰液阻塞；分泌物黏稠时易结痂脱落，甚至可造成下呼吸道阻塞，因此，应每隔 2～4 h 要做雾化吸入 1 次，并加强清洗内套管。

六、雾化吸入护理

口腔颌面部手术在全麻插管下进行者甚多，由于插管损伤，手术时间较长，术后患者常常发生喉痛、声嘶等症状。蒸气吸入是治疗喉痛、声嘶，以及软化痰液，使易于咳出的重要治疗方法之一。

（一）器械准备

1. 电动式超声雾化吸入器。

2. 电源、弯盘、治疗巾等。

3. 药物，如生理盐水、地塞米松、糜蛋白酶等。

（二）方法

1. 坐式吸入：适用于可以坐起或能起床的患者。熏壶内盛 20～80 mL 生理盐水，同时加入需要的药物。向患者说明治疗目的，然后将电动式超声雾化吸入器加电，使溶液沸腾，产生气雾。患者张开口腔时对准熏壶口，一般以 15～20 min 1 次为宜，每日 2 次。

2. 卧式吸入：适用于气管切开及昏迷患者。熏壶内盛 20～80 mL 生理盐水，同时加入需要的药物，接上长皮管及喇叭式的接头。然后将电动式超声雾化吸入器加电，使溶液沸腾。使蒸气进入口腔或气管内。每次吸入 15～20 min，每日 3～4 次。

（三）注意事项

1. 应由护理人员在旁守护。

2. 雾化毕应擦干口、鼻周围水气。

3. 接触患者口鼻的喇叭口，用后要消毒。

七、气管切开护理

气管切开术是预防和解除呼吸道阻塞的手术。手术后必须做好气管切开护理，防止并发症，使套管能早日拔除。

（一）适应证

1. 预防性气管切开：多应用于舌根部手术、下颌骨切除超过中线等。

2. 紧急切开：多用于全麻拔管后窒息、口腔内大出血，颈部血肿压迫气管等引起的呼吸道阻塞。

3. 大手术后发生肺部并发症（特别是老年），下呼吸道分泌物蓄积，引起的呼吸困难。

4. 昏迷患者利用人工加压呼吸和吸取分泌物。

（二）病房内气管切开术的准备

1. 患者准备

置患者仰卧位，肩部垫高，头部后仰，显露颈前部；将头扶正，不使偏斜，便于手术者能迅速找到气管。

2. 物品准备

气管切开包，另加手套1副、解剖刀1把、直弯组织剪刀各1把、小剪刀1把。还应准备2%利多卡因及各种抢救药物，吸引器、氧气、照明插灯等；并根据患者年龄准备适合的套管。

（三）气管切开后的护理

1. 密切观察患者呼吸情况，及时吸出呼吸道分泌物。一切操作均须在无菌条件下进行，防止感染。

2. 应了解气管套管的构造，以免在危急时，因慌乱而造成错误。

3. 每次吸痰时间不宜过长，以不超过15 h为限。二次抽吸时间，应有一定间隙。同时要掌握正确的抽吸方法。吸痰管应在无负压情况下，先插入5～6 cm，以后开放负压，逐渐拔出，并左右移动，使痰顺利被吸出。口腔吸痰管和气管吸痰管应分开使用。

4. 内套管是为了防止痰液凝固，发生阻塞而用的，故需注意按时消毒。一般应每4 h清洗消毒1次（分泌物不多时可每班消毒1次）。每次内套管取出后，立即煮沸，使套管内痰块软化，用小刷子顺着管腔内壁刷清；再煮沸5～10 min后套入使用。

5. 气管套管上的系带，每日应注意调整。最初1～2天，可有颈部软组织肿胀或皮下气肿；肿胀消退后，系带可能变松。此时，必须将带子系紧，否则套管有滑出的危险。

6. 保持适当室温（25～27℃之间）及湿度，如此气管内分泌物不致过于黏稠。必要时可用氯霉素或卡那霉素眼药水、糜蛋白酶滴入内套管，或复方安息香酊蒸气吸入，可使痰液稀释，易于吸出。

7. 保持切口清洁，外套管下垫纱布经常更换保持清洁。

8. 梗阻解除后，病情好转就可以试行堵塞内套管。如堵塞内套管后患者呼吸平稳，痰液可自口内吐出，安睡如常，24 h后即可拔管；如堵管后仍有呼吸道梗阻现象存在，应即拔除堵塞，过几天后再重新堵管。拔管后颈部创口不必缝合（缝合后反使肉芽向内生长入气管），可用大块油纱布或消毒纱布遮盖。一般1周左右创口可完全愈合。

八、饮食护理

口腔患者常因疾病发生在口腔及其附近组织，故往往限制了患者的正常饮食。因此，加强饮食护理，对治疗疾病起着重要的作用。

（一）饮食的种类

1. 普食：适用于一般手术前，张口不受限制的患者。

2. 半流质：适用于张口限制，或口腔有溃疡及手术后咀嚼活动不便者。半流质是口腔大多数患者需要的饮食。因此，在质量、配伍、烹调方法等方面均要不断加强改进。

3. 流质：口腔患者手术后初期适用较多，尤其是植骨及颌骨骨折的患者可长时间进食流质。因此，在配伍时应正确计算热量及各种维生素。同时在饮食方法上，应较多地采用糊状的流质，以达到耐饥的目的。

（二）进食的方法

（1. 口服：凡手术后经口服对创口愈合无碍者，均可采用。

（2. 匙喂法：可用调匙喂入口腔，使流质慢慢吞服。婴幼儿食后应给些温开水清洁口腔；成人应漱口，达到清洁口腔的目的。

（3. 流质口腔注入法：适用于口唇部术后有创口的患者。用塑料管或橡皮管置于口腔后部，用注射器慢慢将流质注入。注意注入时应较慢，勿使污染创口，否则不能达到注入的目的。

（4. 管喂法：其原理与口腔注入相同，其不同点是，患者自己利用塑料管或橡皮管或长咀水壶将饮食吸入。

（5. 鼻饲流质：适于手术后口内外贯通的创口、下颌骨切除立即植骨后、口内植皮手术等，以保证创口的正常愈合；也适用于昏迷及喉上神经损伤等患者。鼻饲法是将胃管由鼻腔插入胃内，从管内灌入流质饮食。

鼻饲法介绍如下：

1. 器材准备

胃管 1 根、弯盘及药碗各 1、镊子 1 把、纱布、液状石蜡、50 mL 针筒 1 副、听诊器 1 只、胶布等，另备温开水一壶。

2. 操作方法及步骤

（1）用湿棉签擦净鼻孔，吸清口腔分泌物，一般以非手术侧鼻腔为插入孔。胃管涂以液状石蜡。

（2）胃管自鼻孔插入约 45 ~ 50 cm 即可。插管时注意勿使胃管插入气管中。如有呛咳、呼吸急促或发绀等症状，应拔出重插。在插管时还应注意胃管是否盘在口中。

（3）插入后，先将针筒接上胃管，回抽一下，如有胃液抽出，表示管子已入胃中；若不能肯定管子是否在胃中时，可用针筒向管内注入少量空气，同时将听诊器放在胃部听诊，如注气时听到清晰的水泡声音，证明管在胃中。

（4）胃管插入后用胶布固定于鼻尖及面部。

（5）接上针筒灌入少量温水，慢慢将食物灌入或用喂食瓶滴注；滴完后再灌入少量温水，清洁胃管。

（6）管口用纱布包好，夹子夹紧。

（7）记录喂食量，鼻饲饮食患者应注意水及电解质平衡，夏季应多给盐水。

（8）需长期鼻饲者，应每周更换鼻饲管。

（9）拔鼻饲管时，动作要迅速，以免引起恶心；同时胃管须夹紧，以免管内溶液流入气管。拔除后协助患者漱口，擦去鼻部胶布粘贴的痕迹。

3. 注意事项

（1）避免胃管插入气管；在昏迷，无反射的患者，尤应注意。

（2）插胃管时如恶心剧烈，应稍等片刻，请患者配合，行吞咽动作，不可强力插入，以免损伤黏膜。

（3）避免空气灌入胃内，注意温度以免灼伤胃黏膜。

（4）灌饮食时速度宜慢，以免引起胃部不适。

（5）有残渣及过厚的流质不宜灌入，以免堵塞胃管；混合奶应加温灌入，不应煮沸，以免结块。

（6）每次灌食后必须用少量温开水冲洗胃管。食具必须每天清洗，喂食瓶应每天更换消毒。

九、负压引流护理

（一）装置

1. 应用壁式的吸引系统，可将吸引管接于患者负压引流瓶上。如同时需作口腔或气管内分泌物吸引者，所用引流瓶应分开。壁式吸引系统，负压常常较大，可在吸引橡皮管上用输液夹绀闭部分管径，以调节压力。

2. 一般可应用电动吸引器，引流瓶管接于吸引器上，开动吸引器即可将创口内渗出物吸出。开始每小时吸引 1 次，以后可视情况延长吸引时间。

3. 在无以上吸引系统情况下，可应用普外科胃肠减压装置，接于负压引流瓶管上，作持续负压引流。

（二）注意事项

1. 装接吸引器时应注意消毒，以免逆行感染。管头位置不可倒接，以免将引流物注入创口，甚或引起皮下气肿。

2. 如非持续负压引流，在吸引后，应将引流瓶通向吸引器之橡皮管钳住，若渗出物甚多时，可考虑改为持续吸引。

3. 凡游离组织瓣移植术后行负压引流者，应特别注意负压压力不能过大，以免回流静脉被压迫闭锁，反之，亦不可过小，致使创口积液。

4. 一般手术后 12 h 内，引流液不超过 250 mL；如吸出物速度较快，且呈鲜红色时，应考虑到有创口出血，要及时与手术者或值班医师联系，采取措施；如引流物为乳白、牛奶状时，应考虑为乳糜漏，也应汇报医师，及时采取措施。

5. 每日应记录吸出量，倒去渗出物时，应将通向创内的橡皮管夹紧，重新接通装置时，注意应将夹子放开。

6. 引流量每 24 h 在 20 ~ 30 mL 以下时，可以停止引流，拔去引流管。

十、颈外动脉插管化疗护理

颈外动脉插管化疗用于恶性肿瘤患者。护理应注意：

1. 随时观察塑料管内有无回血，如发生回血现象，应及时与值班医师联系，共同采取措施。

2. 颈部经甲状腺上动脉插管患者，宜多卧床休息；起床活动时，应特别注意插管脱出。进食、上厕所时应多主动协助患者。

3. 换衣服及晨间护理铺床时，要注意勿将固定的导管拉脱。

4. 持续滴注者，要经常注意调整滴速及压力。快注射完毕时，应特别注意勿使空气注入，宜守护在旁，直至拆除加压装置，暂时闭管后，才可离开。

5. 患者如突然出现脑血管意外症状，应及时钳闭导管，立即协助值班医师共同进行抢救。

十一、病房换药室的管理和准备

1. 保持换药室清洁整齐，每日用含氯消毒液擦洗桌面、药车，地板，并用紫外线消毒 30 min，换药前后各 1 次。

2. 医务人员进入换药室必须戴好口罩帽子，陪客、家属不得进入。

3. 每日清晨换药前，应准备好药碗、镊子，并检查消毒的器械与敷料是否已备齐。

4. 将每日换药用过的钳子、器械用消毒药水浸泡，清水洗净，揩干，再送高压消毒。

5. 所有盛器应每周消毒 1 次；并经常检查消毒物品日期，及时补足各种敷料及外用药物。

6. 换药室宜先换无菌创口，再换污染创口，感染创口最好不进换药室，而应在病室内换药。

第四节　口腔的医院感染控制

一、口腔医疗中的医院感染控制

医院感染又称医院获得性感染或院内感染（hospital acquired infection，nosocomial infection）是指发生在医院中的一切感染，目前已成为当前医学发展的一项重大问题，特别是病毒性肝炎及艾滋病日益增多而不易早期诊断，该问题尤为重要。我国卫健委早在 1986 年已将医院感染控制的检测作为医院分级管理的重要指标。

口腔医学作为医学的重要分支，除了具有医院感染的共性之外，又有其独特性。唾液及血液中可有导致普通感冒、肺炎、结核、疱疹、肝炎及艾滋病等疾病的致病微生物；而口腔门诊医疗需要在狭小的口腔内进行复杂的操作与患者的唾液、血液及口腔黏膜组织有直接或间接接触；高速运转的气动牙钻及超声洁牙机可使唾液及血液以气雾的形式在一定范围内存在。因此，口腔医务人员面临着更加严峻而棘手的控制感染问题。口腔医务人员不仅应有过硬医术，也有责任和义务掌握口腔医疗感染控制的知识及措施，以保证医患双方的健康。

医院感染根据病原体来源，可分为两类，一是外源性感染，也称交叉感染（cross infection），病原体来自患者以外的地方，如其他患者或外环境等。另一类为内源性感染，也称自身感染（autogenous infections），病原体来自患者本身，如患者的正常菌群。口腔临床主要面临的是外源性感染即交叉感染，即感染物在临床环境中患者与医生、患者与患者之间的传播。口腔临床中，感染源可能为有感染疾病的患者、前驱期患者及致病微生物的健康携带者。传播方式可能为直接接触或通过血液、唾液污染的器械、医务人员的手等污染物的间接接触以及空气气雾的传播。国外调查显示，口腔交叉感染最主要的途径是锐器误伤破损的黏膜及皮肤，导致接种感染。口腔科院内感染的疾病以及对口腔医务人员的危险性见表（10-1），表中由Ⅰ级至Ⅴ级对医务人员的危险性依次递增。

从表（10-1）可以看出，对Ⅰ级疾病的感染控制有赖于良好的免疫措施；对Ⅱ级及第Ⅲ级疾病的预防则应在临床上认识该类疾病的特征，不能直接接触病损—临床上遵循"普遍性预防隔离"的原则；第Ⅳ级疾病是口腔医疗中面临的主要危险，对其的感染控制更应遵

表 10-1 多种感染性疾病对口腔医务人员的危险程度分级

危险程度分级	微生物疾病	分级机制
Ⅰ级	麻疹 流行性腮腺炎 风疹 破伤风 脊髓灰质炎 白喉 流感	①已具备有效的疫苗及治炎疗方法； ②无潜伏感染； ③无带菌（病毒）状态； ④仅短暂菌（病毒）血症； ⑤有些感染物来自咽喉组织； ⑥公共人群发病率低； ⑦对有效的接种了疫苗的口腔医务人员无危险性
Ⅱ级	淋病 梅毒 性病肉芽肿 性病淋巴肉芽肿 念珠菌病 金黄色葡萄球菌 甲型链球菌	①无有效的疫苗； ②具备有效的治疗方法； ③无潜伏感染： ④仅短暂菌血症； ⑤多无带菌状态； ⑥来自口腔咽喉组织的感染性分泌物； ⑦低发病率； ⑧对口腔医务人员有较小的危险性
Ⅲ级	带状疱疹 单纯疱疹 巨细胞病毒 EB病毒	①无有效的疫苗及治疗方法； ②在特定组织有潜伏感染； ③急性感染时才有病毒血症； ④多数无带病毒状态； ⑤口咽组织分泌物传播； ⑥公共人群感染率高； ⑦对口腔医务人员有一定危险
Ⅳ级	乙型肝炎 丙型肝炎 丁型肝炎 庚型肝炎 HIV	①或者无有效的疫苗，或者具备有效的疫苗，但并非对所有人有效； ②病毒血症高而持久； ③有带病毒状态； ④无有效的治疗方法； ⑤有特定组织中的潜伏感染； ⑥在口咽组织中存在，有些尚不清楚； ⑦人群中发病因特定人群而异； ⑧除丁型肝炎依赖于乙型肝炎外，其他该级微生物对口腔医务人员有较高危险性

续表

危险程度分级	微生物疾病	分级机制
Ⅴ级	结核	①疫苗虽有，但非 100% 有效； ②空气传播； ③具备有效的治疗方法； ④潜伏感染尚不清楚； ⑤在口咽组织中存在； ⑥人群中发病情况各异； ⑦对口腔医务人员有较高的危险性

循"普遍性预防隔离"原则；第Ⅴ级为结核，由于为空气传播，不能借一般的"普遍性预防隔离"措施而奏效，因而还应有呼吸道的特别保护措施及良好的通风。

二、口腔医疗的医院感染控制目的及原则

口腔医疗交叉感染控制的目的可概括为：

1. 在口腔治疗中，保护患者及口腔医务人员双方防止感染发生。

2. 减少在口腔治疗中致病微生物的数目，使其在环境中达到可能的最低水平。

3. 通过对每位患者采取高标准的控制感染措施，即对所有患者的"普遍性预防隔离（universal preventive，UP）"原则（详见下述），预防感染的传播。

4. 简化控制感染的措施，尽量减少因控制感染而给口腔医务人员带来的不便。

1987 年美国疾病控制中心（Center of Disease Control，CDC）提出，由于从患者的病史及检查中不能可靠地判断是否感染了艾滋病或其他血源性传播性疾病，因此，对血液及体液无论任何患者均应一致对待，进行"普遍性预防隔离"，采取严格的控制感染措施。或者说，将所有就诊患者均假定为血源性传播的感染性疾病的患者来对待。比如，口腔医务人员应穿工作服、戴手套、口罩及保护性眼镜等保护性屏障，特别是进行高速手机及超声洁刮治操作时更应注意自身防护；有手指皮肤破损时应及时包扎覆盖并戴手套；在治疗前让患者含漱作用持久的漱口水；治疗中使用强吸引器，调整合适的体位及使用橡皮障以减少治疗过程中气雾的污染程度；以及对口腔医疗器械和材料的合理消毒灭菌等。

三、口腔医疗器械的消毒灭菌原则

所谓灭菌（sterilization）是指杀灭及去除外环境中的一切微生物的过程，包括病毒、顽固的细菌芽孢及真菌孢子。消毒（disinfection）是指杀灭及去除外环境中除芽孢以外的各种病原性微生物的过程。

（一）口腔医疗器械的分类

1991 年美国 CDC 根据医疗器械潜在的传播疾病危险程度将口腔医疗器械分为高危、中危及低危器材。

所谓高危器材（critical items）是指接触骨组织或穿入软组织的器械，如注射器针头、刀片、缝针、拔牙钳、牙周洁刮治器、外科牵引器、外科钻、剪刀及牙挺等，该类器材有较高的潜在传播疾病的危险，必须严格灭菌。

中危器材（semicritical items）是指仅接触黏膜但未接触骨组织，也未穿过黏膜，如口镜、探针、银汞充填器、镊子、印模托盘、吸唾器、牵舌器、牙钻、磨石类及手机，该类器械有中等程度传播疾病的危险，需采用灭菌或高效消毒法。

低危器材（noncritical items）是指仅接触完整的皮肤表面，包括环境表面如三用枪手柄、X 光球管、橡皮障支架、灯光开关、调和刀、保护性眼镜等，该类器材传播疾病的危险性低或无，可选择中、低效消毒剂或简单清洁消毒即可。

（二）口腔医疗中常用的消毒灭菌方法

根据器械的类型（高危、中危或低危）、耐热与否（金属或塑料）、耐腐蚀性能综合起来选择不旧的消毒及灭菌方法。

无论选择哪种方法，首先应对污染物品分拣；将注射针头等锐器放于耐刺穿的容器内，防止误伤；

由于附于器械上的有机污垢干燥后较难去除，应在器械使用后尽快清洗；清洗器械应戴上氰橡胶的厚手套。一般提倡"双消毒"，即器械使用后浸泡于消毒液一定时间，用刷子去除残垢，冷水冲洗后自然干燥或擦干，然后再进行灭菌及消毒。除人工清洗外，有条件者可选用清洗效果好的超声清洗，该法可减少人力、器械损伤小。应选择合适的超声冲洗液，一般超声清洗时间 1 ~ 10 min，温水冲洗，干燥。

清洗干燥后在灭菌前应合理包装，灭菌后应抗菌保藏。即使是一次性使用的物品也应用消毒液浸泡后再焚烧销毁。

（三）仪器设备表面的消毒

污染的气雾及污染的手接触过的牙科器械及设备表面也应用中效消毒剂（如含氯消毒剂或碘伏）进行表面消毒或覆盖。有学者根据环境被污染的程度将口腔诊室进行了以下分区：

1. 治疗区：主要为治疗工作台及相邻区域，该区被污染的可能性及程度高，须有较高水准的卫生。治疗区的消毒可选用中效消毒剂如含氯消毒剂、碘伏等在每天上班时及两个患者之间进行常规擦拭消毒。有可能被接触的区域最好用一次性保护膜覆盖。

2. 治疗边缘区：此区包括手机及三用气枪座、照明灯手柄及开关、吸引器软管、痰盂及诊椅升降开关处。该区应使用中效消毒剂在治疗每个患者后常规的如前所述的方法进行消毒或覆盖。

3. 治疗外周区：该区是指不会有患者或大量污染物质。如地板、远离治疗区的储藏柜顶部。此区不需在每个患者之间消毒，但应在每天工作结束后消毒及通风有助于减少污染。

（四）综合治疗台手机及钻针的消毒

高低速手机是口腔临床最常用的器械，虽然目前有关疾病传播是否与手机有关尚无可靠证据，但手机从理论上讲仍有潜在的传播疾病的危险。手机属中危器材，应在每位患者之间合理灭菌或采取高效消毒。国外提倡使用高压蒸气灭菌、化学蒸气压力灭菌处理手机，并注意参照手机的生产年代、厂家使用说明进行清洁、保养及选择恰当的灭菌方法。手机不宜用氧化乙烯灭菌。由于治疗边缘区未使用的手机可能在治疗时被气雾污染，因此，不宜在治疗一个患者时放置多个灭菌手机，即治疗区附近的手机越少越好。

手机供水系统的冲洗处理也应重视。据报道，1985 年以前生产的手机在脚闸放开时，会使水自冷水管口流入手机内部，特别是治疗结束时更为明显。这种回吸（retract）作用的水滴含有患者的口腔菌丛及残垢，可在手机管内贴附，在进一步进行较深的切割如开髓治疗时，有可能将细菌带入血液，对于那些免疫力低下及衰弱的患者有潜在的危险。近年来，虽然有些手机安装有防回吸阀，但也不能忽视对所有水路系统的冲洗。一般要求在治疗每一患者之后冲洗 20 ~ 30 s 以上，每天工作开始时要冲洗数分钟。美国牙医学会及美国食品药物管理局提出的手机供水系统的细菌数分别为小于 200 cfu/mL 及 500 cfu/mL。近年来认为对供水线路的密闭性的消毒比较有效。

多数 1985 年以后制造的手机是耐热的、耐高温的，可以选择高压蒸气灭菌。微波灭菌、化学蒸汽压力灭菌也适合于多数手机灭菌。干热灭菌不适合手机的消毒，因为所需时间长，加热温度高对手机损害严重。

对手机进行灭菌时，首先应注意将钻针周围的残垢擦掉，开启水气开关冲洗水气系统，然后再卸下钻针及手机，在流动水下刷洗，并应选择好适当的清洁剂，冲洗及干燥手机。根据生产厂家说明是否能使用润滑剂。注意手机内部应清洁，润滑剂不宜过量，将手机安装上使其运转排出多余的润滑剂，以免高压灭菌后堆积的润滑剂影响转速。当然应注意使用说明，是否手机能无钻针空转。手机的化学纤维部分可用异丙醇擦拭去除过量润滑剂。待手机内部清洁干燥后，将手机密封包装，合理高压灭菌后，干燥冷却。在给患者使用前开启水气冲洗 20 ~ 30 s。

如果手机不能耐高温灭菌，可选用化学消毒剂进行消毒，首先也应将手机如前彻底冲洗 20 s，用刷子将手机上的软垢冲掉，用清洁、吸水性好的材料如棉球棉签蘸合适的化学消毒剂擦手机，并保持手机潮湿，根据不同的消毒剂保持一定时间，一般 10 min，然后用水彻底冲掉手机上的化学药品，干燥手机。在给患者使用前同样应冲洗水气系统。

总之，综合治疗台手机的灭菌处理很重要，应考虑最强的灭菌效果及对手机的保护两方面因素，选择灭菌消毒方法。

综合治疗台手机上钻针的种类较多，对其的合理灭菌也很重要。一般来讲，干热灭菌及环氧乙烷灭菌对所有钻针的损害最小，也可采用化学压力蒸气灭菌，高压蒸气灭菌对钻针的损害最大。还需参照厂家说明选择灭菌方法。由于金属与金属密切接触的流电作用对钻针有损害，因此，最好使用将钻针独立分割放置的放钻针装置。此外，国际上已有一次性使用的碳钢、不锈钢及钨钢钻针，能够较好地控制感染。

四、临床各科室感染控制特点

（一）治疗前的病史采集、准备工作及病历记录

在患者每次就诊时，应常规询问其病史，了解患者的目前全身状况，有无近期感染病史，以便采取必要的措施。为减少环境中气雾的污染，应常规让患者在治疗前含漱抗菌漱口液，特别是作用持久的漱口液。

在病历记录中应注意避免污染病历。最好能有助手帮助记录病史及检查结果。如果医生自己记录，则需在治疗每一个患者之后将笔消毒或用屏障（如一次性纸巾）握笔记录。

（二）控制感染的临床操作程序

1. 开始治疗前穿工作服、戴口罩、防护镜及手套。清洁治疗中可能接触的表面。清洁的方法为"喷、擦、喷"的方法。清洁后摘下手套洗手。将灭菌的器械取来。整理工作台，拿走不需要的物品。

2. 患者坐在诊椅后调整椅子及头托，给患者带前身中，问病史，讨论治疗及写病历；打开器械包及检查器但不接触器械；洗手，方法为摘下首饰清洁指甲，再用抗菌液洗 10 s，冲洗干燥；戴手套；先将手机的水路冲洗 20 ~ 30 s，然后再将灭菌的手机接上，同时将三用枪及吸唾器的头接上。

3. 对患者的检查治疗中，首先应注意减少微生物的扩散，如使用高速手机及洁治前常规让患者含漱，使用强吸引器等，最好能用橡皮障。

此外还应注意，手指接触的区域越少越好；不能用戴手套的手整理头发、揉眼睛、搔抓皮肤、调整口罩和眼镜；离开诊室时应脱下手套，回来后洗手再戴新手套；不宜在教室、休息室、图书馆及医院外穿工作服；需要给患者拍口内片时，应摘下手套洗手后再拿照相机；掉在地板及非灭菌的器械不能再使用，需更换新的灭菌器械；选择质量好的手套，如果不慎手套破了，洗手后更换新手套；使用注射器时，应防止误伤手指，提倡用一手拿注射器来套针帽或使用特别的持针帽器；在取银汞、洞衬剂或垫底材料时，应注意需要多少取多少，不宜将容器放在近旁，否则需套上保护膜；在物品器械送出去制作或检修前应对其消毒处理；不能用污染的手触摸病历；在工作中不慎眼、口腔、其他黏膜、皮肤或锐器误伤，或其他意外接触了患者的血液、唾液，应立即请教有关人员处理。

4. 治疗后摘下手套、口罩丢弃于废物箱内，洗手；填写病历；应保证将一次性使用的锐器包括针头、刀片、一次性钻针、正畸金属丝等放于安全的耐刺穿的容器内；将非锐器的一次性物品放在有塑料衬里的废物容器内。将手机、超声洁治手机及水气枪冲洗 30 s，卸下手机放在污染区。

（三）各临床科室感染控制的特点及原则

1. 牙体牙髓科牙体牙髓治疗中高低速手机使用频繁，应在治疗每一患者之间严格消毒手机及钻针。为减少治疗中气雾的污染及吸入吞咽牙科材料器械的可能，最好使用橡皮障。橡皮障设备的灭菌应根据制造商的建议进行。如无条件使用橡皮障，可在治疗前让患者含漱 0.12% 的洗必泰漱口液或 3% 过氧化氢液 1 min，以减少气雾的污染程度。

绝大多数牙体牙髓治疗的手持器械如挖匙、银汞充填器、调和铲、根管扩大器等为不锈钢制，应在每一患者之间热力灭菌。灭菌前应对手持器械认真清洗，选择对金属无损害的清洁剂，如水门汀去污剂对金属器械有损害。如果使用化学消毒剂，应注意不宜时间过长或浓度过高，否则，即使不锈钢器械也可能变色及生锈。在清洗及消毒碳钢材料的器械时，应将其与不锈钢器械分隔开来。为防生锈，在高压灭菌前可使用 1% 亚硝酸钠处理不锈钢器械。

银汞及树脂输送器的末端可能有大量的唾液链球菌及变型链球菌存在，应在每一患者之间消毒。多数不锈钢输送器可采用高压灭菌、化学蒸气灭菌或干热灭菌。塑料输送器可用化学消毒剂浸泡。应注意

输送器不能装过多的材料或作为充填器使用。如果输送器堵塞不畅，可用异丙醇处理 30 ～ 60 s。

如果将光敏灯放在治疗椅旁，应将其表面覆盖保护屏障（塑料薄膜）。光敏灯若有可更换的治疗头，则应在治疗患者后更换。否则，可用消毒纱布擦拭。牙髓电活力测定仪中接触患者口腔的部件也应用湿纱布消毒。银汞搅拌器虽属低危器械，但也应戴保护手套防感染。

使用牙科材料时应防止交叉感染。调配各种材料时宜戴一副手套以减少对修复材料容器的污染。单剂量的银汞合金胶囊为较好的预防交叉感染的方法。

2. 牙周科

牙周治疗中特别应注意的是减少血液及污垢的飞溅，防止锐器误伤皮肤。即使在一般常规的治疗如教患者刷牙及使用牙线的口腔卫生宣教中也有血液和菌斑飞溅的可能。在用牙齿模型进行宣教时，不能用带有污染手套的手接触模型，应摘掉手套或再戴上一副保护性手套。同时，医生应注意自身防护，除手套、口罩外，应戴保护性眼镜。

牙周治疗的手持器械如牙周探针、洁治器等多数为不锈钢制，可高压蒸气灭菌。在使用超声洁治器时，注意尽量减少气雾产生。如北京医科大学口腔医学院牙周科常规在超声洁牙前用 1% 过氧化氢液鼓漱 1 min，经研究显示能显著减少诊椅附近口腔中的细菌。因此，提倡超声洁牙前常规含漱 1% 过氧化氢液或 0.12% 洗必泰。超声洁治头应在每一患者之间高压灭菌或高效消毒，超声洁治手机应选择恰当的消毒剂在每一患者之间消毒。北京医科大学口腔医学院牙周科研究显示，用 2% 碘酊消毒手机，再用酒精脱碘两次，可消除表面的乙型肝炎病毒。因此，提倡超声洁治手机使用后冲洗水路 30 s，用 2% 碘酊消毒，酒精脱碘两次，或用 1% 碘伏消毒保持 5 ～ 15 min，再冲洗表面的碘伏。切记，在超声洁治前，应开水闸冲洗洁治器 20 ～ 30 s，牙周洁治后应如此重复一次。

牙周洁治及刮治器的磨石可高压灭菌。一般认为，最佳的磨器械时间为治疗前使用灭菌的磨石。如果在治疗中需使用磨石，应注意灭菌处理。

龈下冲洗操作时应避免误伤，最好使用一次性冲洗器。用慢速手机对牙面抛光时应尽量减少唾液及血液的飞溅，调整合适的体位并减少软组织损伤。钛金属种植体表面不能用常规的洁治器，应使用塑料洁治器，并注意高压灭菌。

3. 儿童牙科及预防牙科

儿童牙科多数治疗类似于牙体牙髓科的治疗。但儿童的特点是较容易感染多种疾病，可能会成为许多感染的病源。因此，更应强调上述的控制感染措施。

对小儿治疗时为保证儿童的合作及控制感染对医生的防护问题，可选择使用透明的口罩以利于儿童的配合。

进行窝沟封闭时，最好用一次性、单剂量的封闭剂。否则应提前准备好，需要再增加材料时再戴手套触摸封闭剂容器。

4. 黏膜科

口腔黏膜科就诊患者中有相当一部分为口腔黏膜感染性疾病患者，如疱疹病毒感染、细菌感染、真菌感染及一些少见的特殊感染（结核、梅毒、淋球菌口炎及艾滋病）。另一方面，一些非感染性其他口腔黏膜疾患常有糜烂、溃疡等病损，可有出血。因此，黏膜科使用的检查器械如口镜、探针等应严格灭菌，最好使用一次性检查器及指套。进行口腔病损脱落细胞检查的刮片应高压灭菌或一次性使用。

黏膜科医生应注意自身防护，不能用手直接接触病损。在工作中增长经验以便对各种感染早期诊断，怀疑有结核、梅毒、淋病及艾滋病等传染性疾病患者应及时会诊，上报有关卫生防疫部门。

口腔黏膜急性感染期不宜取活检，也不宜进行复杂的牙体牙周治疗。口腔黏膜活检器械均应高压灭菌或一次性使用（刀片及缝针）。

5. 修复科

修复科在对患者的检查及牙体预备操作时，同前所述应注意检查器械、手机的灭菌以及减少气雾污染。

有研究表明，患者的口腔菌丛如细菌和病毒可在印模上生存几小时甚至几天，因此，对印模及修复体的消毒处理早在 20 世纪 80 年代中期已引起重视，成为修复体控制感染的重要环节。

（1）口腔用印模及印模托盘的消毒：修复治疗的印模材料表面有患者的唾液甚至有血液的污染显而易见，是最先考虑的控制感染的对象。直至 20 世纪 80 年代初才开始有广泛的研究，主要是针对不同消毒方法对不同印模材料的影响，结果尚有不同意见。

印模的消毒方法有多种，如化学消毒剂浸泡、喷雾及短时间浸没等，各有优缺点。但无论哪种方法，传统的用流动水冲洗残留的血液及唾液是必不可少的第一步。一般建议，藻酸钠印模材使用 1% 碘伏喷雾，然后密闭于塑料袋中 10 min 冲洗后再灌注石膏模型。藻酸盐印模也可使用 1 ∶ 10 稀释的次氯酸钠（每天须新鲜配制）浸泡或喷雾后密闭消毒。硅橡胶印模可选用碘伏浸泡。稀释的氯化物浸泡或戊二醛浸泡等。应特别注意参考制造厂家的意见，并防止托盘与印模在浸泡过程中分离。消毒后清洗也是重要的一步，并通知技工室印模材已消毒，以免重复消毒。

印模托盘若为铝金属或镀铬的，可选用高压灭菌；塑料托盘最好一次性使用或采用化学消毒剂浸泡。

（2）修复体的消毒：修复体无论是来自患者口腔需要修改或者为制作后给患者试戴，均应清洗消毒。先彻底用水冲洗残留的唾液及血液，清洁后浸泡于一定的消毒液达一定时间。

2% 碱性戊二醛可进行树脂义齿、活动或固定修复体的消毒，对树脂损害小，但戊二醛有一定组织毒性，刺激性强，因此，修复体应彻底冲洗。碘伏、氯化物虽然对金属有一定腐蚀作用，但如果浓度（1 ∶ 10）及时间（10 min）合适，碘伏及氯化物对钴铬合金的影响极小。应当注意，无论使用哪种消毒液，绝不能将修复体从消毒液中取出就给患者戴上。树脂修复体经消毒：冲洗后可保存于稀释的漱口液中。

如果在诊椅旁对义齿进行修改，宜选择单剂量的抛光粉、灭菌的布轮、灭菌的手机及钻针进行操作，以免修改后再对义齿消毒，可简化步骤。

（3）咬合蜡、胎堤及模型等的消毒：咬合蜡、胎堤可选用碘伏"喷–擦–喷"的方法，或采用"洗–喷–洗–喷"的方法，第二次喷上消毒液后应将其密封一定时间，冲洗、干燥。进入口腔的器材如面弓等需热力灭菌。石膏代型可采用消毒剂喷雾或用 1 ∶ 10 的次氯酸钠或碘伏（1 ∶ 213）浸泡的方法。

6. 正畸科

正畸治疗中使用的器械大多为锐缘器械，如钢丝、金属贴片等，应小心防误伤，必要时正畸医生可戴较厚的防刺穿手套防护。

正畸治疗用钳为高质不锈钢，可高压灭菌；若为低质不锈钢则需干热灭菌；若为塑料手柄的钳，则可用化学消毒剂消毒。若使用干热灭菌，则应注意在关节处用润滑剂。

印模、托盘及活动矫治器的消毒同修复科。

7. 口腔手术

口腔手术前，患者、医生及助手均应有保护屏障，如用前身将患者的头发、眼覆盖，医生戴口罩、帽子、防护镜、无菌手套及外科手术衣。

外科手术常用器械如镊子、持针器及止血钳应严格热力灭菌，去骨的手机须能灭菌。镊子、钳子若在杀菌液如 2% 戊二醛中浸泡，取出时应用清洁的手套防污染。装戊二醛的容器应每周清洗灭菌，消毒液应隔日更换。开口器应灭菌后再重复使用。刀片及缝针应一次性使用，持刀器可热力灭菌。作颌间结扎时应小心操作以防误伤。

8. 修复及正畸技工室

技工室的感染控制与临床诊室的感染控制一样重要。由于许多口腔材料及修复体要往返于诊室与技工室之间，有潜在的感染微生物存在及传播的危险。多数口腔修复体、印模、矫治器及相关材料是可以进行消毒处理的。如果消毒剂种类、量及消毒时间选择合理，对材料无害。原则上印模送到技工室后、修复体或矫治器经患者试戴后、仪器设备包括手机送去修理前均应清洁消毒。

应注意工作间清洁，每周清洁技工室抽屉及工作台表面。技工室工作人员应有良好的卫生，穿洁净的工作服并定期更换。在使用高速有喷雾的设备时应戴口罩、手套及防护镜。并经常洗手。工作间应有良好的通风设备，工作间不宜进餐、饮酒及吸烟。技工室应指定技工负责控制交叉感染，设计好临床接待区，除非在临床已经消毒，否则在接收修复时应消毒。

9. 放射科

口腔放射摄影操作包括口内片操作及口外片操作。口内以拍摄牙片、𬌗翼片为主。由于口内片的拍摄需将胶片放置在患者口腔内，因而有患者之间、患者与操作者之间交叉感染的可能。口外片主要包括曲面断层片、各种平面及断层片，也有一定交叉感染的可能。

一般口内片的操作程序是操作者用手将胶片放入患者口内，让患者用手扶住，或使用胶片夹，再放入患者口内让患者扶住持片夹，操作者再调整球管、按曝光钮，再用手取出胶片，放在某处。显然，从患者口内取出的胶片相互有接触污染。因此，放射科拍片应注意以下几点：

（1）拍片前的准备工作：如果一个人操作整个过程，应在每个患者之间消毒或覆盖可能污染的表面，如 X 线球管及移动装置、诊椅头托及调整装置、曝光按钮、灯光开关及曝光后的胶片接触的表面。

（2）拍片时：应戴干净的手套取胶片，给患者拍照。将曝光的胶片放在纸巾或一次性口杯里。将仪器表面的屏障撤掉或表面消毒，摘下手套并洗手后将胶片转送至暗室。

（3）暗室操作：目的是不污染底片而扔掉污染的包装袋。操作时，戴手套轻轻将胶片包装袋打开，让里面的胶片自行落到一个洁净的纸巾上，扔掉污染的包装袋并摘掉手套，然后洗片。注意洗出后应小心放置，与污染的胶片分开。

（4）曲面断层机的咬合支托可覆盖保护膜并在每一患者之间更换，否则需在每一患者之间消毒处理。

五、高危患者处理原则及意外误伤的处理

（一）高危患者处理

高危患者是指那些较一般人群更容易患传染性疾病的人群，如接受输血或使用血制品的患者、肾透析及免疫缺陷的患者等。输血及肾透析患者可能由于血制品污染而患乙型肝炎及丙型肝炎；静脉吸毒者属高危人群，由于共用污染针头而容易有乙型肝炎或 HIV 感染。如前所述，口腔医疗可能传播的疾病较多，但最主要的是乙型肝炎及 HIV 感染这类血源性传染性疾病，也是医患双方控制感染最关注的问题。

正是由于 HIV 感染的危险性及严重性而使口腔医疗感染控制重新引起重视。虽然在 1990 ~ 1992 年美国 CDC 曾宣布一位 HIV 感染的牙医可能导致经他治疗的五位患者感染了 HIV，但实际上 HIV 感染传播的危险性远远小于乙型肝炎及丙型肝炎。例如，健康医务人员被针刺误伤皮肤后感染乙型肝炎的危险性为 10% ~ 30%，而同样情况感染 HIV 的危险性仅为 0.4%。目前的状况是有些患者对现有的诊疗环境提出疑问及要求更高的感染控制条件；另一方面，口腔医生对 HIV 及艾滋病的态度多数为惧怕而不知所措，其原因是缺乏对 HIV 及艾滋病的知识及控制感染的措施。由于许多 HIV 感染者并非能被早期诊断，因此，对所有患者"普遍性预防隔离"的控制感染的方法尤为重要。

对已知 HIV 感染的患者的口腔处理主要为两方面：一是治疗地点，另一是治疗 HIV 感染患者对口腔医生的危险性有多大。据美国十几年治疗 HIV 患者的经验表明，在一般的口腔诊所，就可以较安全地治疗 HIV 患者。对 HIV 感染患者口腔治疗（刮治、根面平整、拔牙、牙周及根尖手术等）并未增加其术后并发症。但为了减少术后并发症，应对患者的全身状况及疾病的严重程度进行全面了解，最重要的是感染的时间长短及了解患者刚被诊断有 HIV 感染当时的 T 辅助细胞（CD4）计数水平。正常情况下 CD4 细胞数大于 600 个 /mm^3；轻度免疫功能受损时则 CD4 细胞数小于 500 个 /mm^3。有研究表明，HIV 感染后每年平均 CD4 细胞数减少 60 ~ 80 个 /mm^3。但存在个体差异。严重的细胞免疫抑制是指 CD4 细胞数小于 200 个 /mm^3，加上临床症状可诊为已发展成艾滋病。

患者感染 HIV 的途径也影响对其的口腔处理。如血友病患者往往有凝血机制障碍，并可能同时患有乙肝、丙肝及丁型肝炎；静脉吸毒者也有较高的乙型肝及丙肝的可能，并容易发生细菌性心内膜炎；同性恋的 HIV 患者往往会有一些其他高危人群不易发生的口腔病变如坏死性龈口炎、牙周炎、毛状白斑及卡波济肉瘤。由于许多 HIV 感染可由口腔医生早期诊断出来，患者属哪类高危人群影响对其的处理及转诊。治疗这些患者，首先要考虑患者的全身情况，如凝血机制、胃肠症状（如恶心）而难以接受口腔处理。CD4 细胞数也是判定 HIV 感染程度的重要指标。如患者 CD4 水平为 300 ~ 500 个 /mm^3，

应积极预防用药。

HIV 感染者均可能出现口腔病变，或者无症状，或者发生口腔黏膜病损如唾液流率下降、口腔念珠菌病、坏死性溃疡性牙周炎、深部真菌病及肿瘤。但上述表现并非 HIV 感染者特有表现，在许多其他免疫功能低下者中也常存在。口腔医生应能够认识这些口腔黏膜及牙周组织的异常表现，如果临床上难以判断，应及时请有关专家会诊。上述病损一般均可在有较好的控制感染措施的口腔门诊进行治疗。特别是一些较常见的疾病如口腔念珠菌病，口腔毛状白斑等。但若需放射治疗及长期静脉药物治疗时需转到相应医疗部门进一步治疗。

（二）意外误伤的处理

血源性传播的疾病最危险的是通过污染的针头及锐器的直接或皮下接种；其次为通过其他方式即非针刺方式如搔抓、烧伤及皮炎等病损；或者通过感染的血液或血浆进入黏膜（口、鼻腔及眼）表面；再次为其他感染分泌物如唾液进入黏膜表面；通过环境间接将血液感染物传播（撒、溅方式），以及通过感染血清的气雾。

由于口腔医疗的操作特点，有许多有锐缘的及高速的医疗器械，加之口腔操作范围小，患者可在治疗中频繁张闭口活动，因而意外误伤是有可能的。其原因可能为工作中不慎的意外误伤，或没有遵守对所有患者的一致对待的"普遍性预防隔离"原则，或者为保护屏障遭到破坏。

一旦发生了意外误伤使口腔医生接触了可能污染的物质。一般的原则是首先对被误伤的职工及病源患者尽快进行全面评价，确定误伤的过程及原因，并定期对受误伤的医务人员进行随访。

1. 对误伤的记录对所有误伤者，需要填写以下项目，以便于全面了解每次误伤的情况。包括受误伤医生的个人资料（年龄、性别、职业类别、专业类别及专业的程度）、误伤暴露的具体情况、误伤的地点（口腔诊所、急诊室、实验室、消毒区等）、误伤的类型（经皮肤/非肠道、经黏膜）、损伤的深度（表浅、中等深度、较深层；局部出血的量）、造成误伤的器械类型（名称、中空或实心）、误伤与临床操作的关系（工作中、工作后、废弃物）、误伤的情况（与术者有关、与助手有关、患者突然活动有关）、造成误伤流血或其他有潜在危险的材料的量（可见、不可见）、使用器械多久之后造成了误伤。

应记录局部伤口的处理情况，如冲洗、清创、缝合；冲洗、针刺处消毒处理；误伤黏膜给予大量水冲洗。记录误伤暴露时操作者的保护性措施（手套、口罩、眼镜）。

针刺误伤是否造成感染或血清阳性，取决于许多因素。与接种感染物的质与量、刺伤的深度、有无保护性措施如戴手套以及宿主的反应有关。据报告误伤造成 HIV 感染的概率为 0.11% ～ 0.3% 不等。针刺误伤含 HBeAg 阳性血液所造成的感染为 40%，而针刺含 HBeAg 阴性的血液造成的感染概率为 2%；针刺造成丙肝病毒（HcV）感染的概率为 3.3% ～ 10%。说明乙型肝炎 e 抗原阳性的血液传染性极强，其次为丙型肝炎病毒，HIV 的传染性低于肝炎病毒。当然，误伤的途径及血清学诊断的敏感性也影响针刺误伤的感染概率。经皮肤误伤造成血液传染性疾病的概率远远大于经黏膜误伤者。

2. 对受误伤的医务人员进行全面评价对受误伤的医务人员应详细了解其健康及免疫状况。包括以下项目：如受误伤医务人员的健康状况（全身疾病、免疫缺陷、妊娠）、了解其乙肝状况（乙肝疫苗的接种史、抗体滴度）、丙肝状况（是否有丙肝抗体及日期）、HIV 状况（抗 HIV 抗体的状况及日期）及破伤风状况（10 年内注射破伤风毒素的情况）。

3. 对病源患者的评价对病源患者应认真询问及记录以下情况，如患者个人资料（年龄、性别等）、乙肝状况（既往患过乙肝，是否痊愈；既往患过乙肝，是否为慢性带病毒状态；不清楚患过乙肝，但为 HBV 高危人群如静脉吸毒者、静脉接受血制品者及与乙肝患者共同生活者；或不清楚患过乙肝、不清楚是否高危人群）、丙肝状况（过去是否患过丙肝或非甲非乙肝炎；抗丙肝抗体是否阳性；不清楚但为高危人群；或不清楚是否高危）及 HIV 状况（是否现在为 HIV 阳性；不知道，但为高危人群；或不知道 HIV 情况及不知道是否高危人群）。

4. 血清学检查对受误伤的医务人员及病源患者的血清学检查十分重要。对受误伤的医务人员应进行 HBsAg 的检测；抗 HIV 的检测（0，4 周，3 个月及 6 个月复查）、抗丙肝病毒的检查（如果病源患者为带病毒者或高危人群），并在 6 个月及 9 个月后复查。对病源患者进行 HBsAg 的检查，征得患者同意后进行抗 HIV 的检查，若为高危人群，需进行抗丙肝病毒的检测。

第五节　口腔各种清洗消毒流程

1. 清洗、消毒、灭菌：进入患者口腔所有诊疗器械，应一人一用消毒或灭菌；进入人体无菌组织的各类口腔诊疗器械；机、车针、扩大针、根管器械、拔牙针、钳、手术刀、牙周刮治器、洁牙器等应灭菌接患者黏膜、皮肤口腔诊疗器械；镜、探针、印摸托盘、口杯等应消毒；器械使用后，流动水彻底清洗；多酶液清洗；流动水冲洗干净、擦干；特殊口腔器械注入专用润滑剂；包装（注明消毒日期、有效期）；高压蒸汽灭菌（不耐高压 2% 戊二醛浸泡 10 h）。

2. 监测：口腔器械灭菌每锅进行工艺监测、化学监测，每月生物监测一次，并做好记录。

3. 空气：治疗室每日常规消毒两次，病房每周常规消毒一次，并记录，消毒每次 1 小时，紫外线每周清试一次，动态消毒机滤网每月清洗一次，周末空气消毒一次，细菌培养每月监测一次。

4. 物体表面：抹布分室使用每日常规擦拭两次，500 mg/L 含氯消毒剂擦拭一遍，待干，清水擦拭二遍，再清洗抹布，250 mg/L 含氯消毒剂浸泡 30 min，清洗晾干备用。

5. 地面：拖把分室使用，一般病室、治疗室、换药室等地面有血液、分泌物、排泄物用 1 000 mg/L 含氯消毒剂擦拭，待干，（传染病区加倍），500 mg/L 含氯消毒剂擦拭一遍，待干（传染病区 1 000 mg/L），清水擦拭二遍，再清洗拖把，500 mg/L 含氯消毒剂浸泡 30 min，清洗晾干备用。

6. 感染器械：分类，1 000 mg/L 含氯消毒液浸泡 30 min，复合酶浸泡 3 ~ 5 min，自来水清洗，干燥，打包，高压灭菌。

（7. 非感染器械：分类清洗，复合酶浸泡 3 ~ 5 min，自来水清洗，干燥，打包，高压灭菌。

8. 体温表：用后清洗擦干，500 mg/L 含氯消毒剂浸泡 30 min，自来水清洗，晾干备用。

9. 雾化吸入管道：非感染症患者清洗、感染症患者先浸泡消毒，500 mg/L 含氯消毒液浸泡消毒 30 min（感染症患者使用后 1000 mg/L），使用时每日更换蒸馏水，（更换患者时随机更换），流动水清洗，晾干放置橱内备用，周末消毒。

第六节　医务人员手卫生

为加强医疗机构医务人员手卫生工作，预防和控制医院感染，提高医疗质量，保障医疗安全和医务人员的职业安全。

一、手卫生管理与基本要求

（一）手卫生管理

1. 各类医疗机构应当制定并落实医务人员手卫生管理制度和手卫生实施规范，配备有效、便捷的手卫生设备和设施，为医务人员执行手卫生措施提供必要条件。

2. 各级各类医疗机构应当开展手卫生工作的全员性培训。使所有医务人员加强无菌观念和预防医院感染的意识，掌握必要的手卫生知识，掌握正确的手卫生方法，保证洗手与手消毒效果。

3. 医院感染管理部门应当加强对本机构医务人员手卫生工作的指导，提高医务人员手卫生的依从性。

4. 在医疗机构不同环境下工作的医务人员，手卫生应达到如下要求：

（1）Ⅰ类和Ⅱ类区域医务人员的手卫生要求应 = 5 cfu/cm²。工类和Ⅱ类区域包括层流洁净手术室、层流洁净病房、普通手术室、产房、普通保护性隔离室、供应室洁净区、烧伤病房、重症监护病房等。

（2）Ⅲ类区域医务人员的手卫生要求应 = 10 cfu/cm²。Ⅲ类区域包括儿科病房、妇产科检查室、注射室、换药室、治疗室、供应室清洁区、急诊室、化验室及各类普通病房和房间等。

（3）Ⅳ类区域医务人员的手卫生要求应 = 15 cfu/cm^2。Ⅳ类区域包括感染性疾病科、传染病科及病房。各区域工作的医务人员的手，均不得检出致病微生物。

二、手卫生设施

（一）各级各类医疗机构一般手卫生设施应当遵循以下原则：

1. 采用流动水洗手，医院的手术室、产房、重症监护室等重点部门应当采用非手触式水龙头开关。

2. 用于洗手的肥皂或者皂液应当置于洁净的容器内，容器应当定期清洁和消毒，使用的固体肥皂应保持干燥。

3. 配备洗手后的干手物品或者设施，干手物品或者设施应当避免造成二次污染。

4. 手卫生设施的位置应当方便医务人员使用。

（二）手消毒剂的选择应当遵循的原则

1. 选用的手消毒剂应当符合国家有关规定。

2. 手消毒剂对医务人员皮肤刺激性小、无伤害，有较好的护肤性能。

3. 手消毒剂的包装应当能够避免导致二次污染造成致病微生物的传播。

（三）外科手卫生设施应当遵循的原则

1. 外科洗手池应设置在手术间附近，大小适度，易于清洁。

2. 外科洗手池水龙头的数量应根据手术台的数量设置，不应当少于手术间的数量。

3. 外科洗手可以使用肥皂、皂液，有条件的医疗机构应使用抗菌肥皂或者皂液。

4. 盛装肥皂或者皂液的容器应当每周进行清洁消毒，对容器进行清洁消毒时，容器内剩余的皂液应弃去，使用固体肥皂应当保持干燥。

5. 用于刷手的海绵、毛刷及指甲刀等用具应当一用一灭菌或者一次性使用，洗手池应当每日清洁。

6. 外科手消毒剂应当符合国家有关规定，手消毒剂的出液器应当采用非接触式；手消毒剂放置的位置应当方便医务人员使用，

7. 外科洗手后使用无菌巾擦手，盛装无菌巾的容器应当干燥、灭菌。

8. 洗手区域应当安装钟表。

三、一般手卫生方法

（一）医务人员应当洗手的情况

1. 直接接触患者前后，接触不同患者之间，从同一患者身体的污染部位移动到清洁部位时，接触特殊易感患者前后。

2. 接触患者黏膜、破损皮肤或伤口前后，接触患者的血液、体液、分泌物、排泄物、伤口敷料之后。

3. 穿脱隔离衣前后，摘手套后。

4. 进行无菌操作前后，处理清洁、无菌物品之前，处理污染物品之后。

5. 当医务人员的手有可见的污染物或者被患者的血液、体液污染后。

（二）医务人员洗手的方法

1. 采用流动水洗手，使双手充分浸湿。

2. 取适量肥皂或者皂液，均匀涂抹至整个手掌、手背、手指和指缝。

3. 认真揉搓双手至少 15 s，应注意清洗双手所有皮肤，清洗指背、指尖和指缝，具体揉搓步骤为：

（1）掌心相对，手指并拢，相互揉搓。

（2）手心对手背沿指缝相互揉搓，交换进行。

（3）掌心相对，双手交叉指缝相互揉搓。

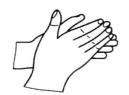 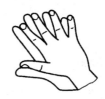

（1）掌心对掌心搓揉　　（2）手指交叉，掌心对手背搓揉　　（3）手指交叉，掌心对掌心搓揉

图10-1

（4）右手握住左手大拇指旋转揉搓，交换进行。

（5）弯曲手指使关节在另一手掌心旋转揉搓，交换进行。

（6）将五个手指尖并拢放在另一手掌心旋转揉搓，交换进行。

（7）必要时增加对手腕的清洗。

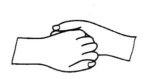 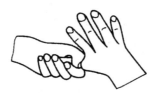 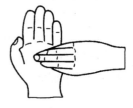

（4）双手互握搓揉手指　　　（5）拇指在掌中搓揉　　　（6）指尖在掌心中搓揉

图10-2

4. 在流动水下彻底冲净双手，擦干，取适量护手液护肤。

（三）医务人员洗手时的清洗部位

医务人员洗手时应当彻底清洗容易污染微生物的部位，如指甲、指尖、指甲缝、指关节及佩戴饰物的部位等。

（四）医务人员洗手时的注意点

1. 医务人员洗手使用皂液、在更换皂液时，应当在清洁取液器后，重新更换皂液或者最好使用一次性包装的皂液。禁止将皂液直接添加到未使用完的取液器中。

2. 医务人员手被感染性物质污染以及直接为传染病患者进行检查、治疗、护理或处理传染病患者污染物之后，应当先用流动水冲净，然后使用手消毒剂消毒双手。

3. 医务人员进行侵入性操作时应当戴无菌手套，戴手套前后应当洗手。一次性无菌手套不得重复使用。

（五）速干手消毒剂的使用

医务人员手无可见污染物时，可以使用速干手消毒剂消毒双手代替洗手。具体方法是：

1. 取适量的速干手消毒剂于掌心。

2. 严格按照洗手的揉搓步骤进行揉搓。

3. 揉搓时保证手消毒剂完全覆盖手部皮肤，直至手部干燥，使双手达到消毒目的。

（六）医务人员应当进行手消毒的情况

1. 检查、治疗、护理免疫功能低下的患者之前。

2. 出入隔离病房、重症监护病房、烧伤病房、新生儿重症病房和传染病病房等医院感染重点部门前后。

3. 接触具有传染性的血液、体液和分泌物以及被传染性致病微生物污染的物品后。

4. 双手直接为传染病患者进行检查、治疗、护理或处理传染患者污物之后。

5. 需双手保持较长时间抗菌活性时。

四、外科手消毒方法

（一）医务人员进行外科手消毒应当达到的目的

1. 清除指甲、手、前臂的污物和暂居菌。

2. 将常居菌减少到最低程度。

3. 抑制微生物的快速再生。

（二）外科手消毒剂的选择应当遵循的原则

1. 能够显著减少完整皮肤上的菌落数量。

2. 含有不刺激皮肤的广谱抗菌成分，能够在手术期间内连续发挥杀菌作用。

3. 作用快速。

4. 与其他物品不产生拮抗性。

（三）医务人员外科手消毒应当遵循的方法

1. 清洗双手、前臂及上臂下 1/3。具体步骤是：

（1）洗手之前应当先摘除手部饰物，并按要求修剪指甲。

（2）取适量的肥皂或者皂液刷洗双手、前臂和上臂下 1/3，清洁双手时，应清洁指甲下的污垢。

（3）流动水冲洗双手、前臂和上臂下 1/3。

（4）使用清洁毛巾彻底擦干双手、前臂和上臂下 1/3。

2. 进行外科手消毒时，应将适量的手消毒剂认真揉搓至双手的每个部位、前臂和上臂下 1/3，充分揉搓 2 ~ 6 min，用洁净流动水冲净双手、前臂和上臂下 1/3，用无菌巾彻底擦干；如果使用免洗手消毒剂，则充分揉搓至消毒剂干燥，即完成外科手消毒。

3. 医务人员进行外科手消毒时禁止佩戴假指甲、戒指，摘除外科手套后应当清洁双手后，再进行其他操作。

微信扫码
◆临床科研
◆医学前沿
◆临床资讯
◆临床笔记

第十一章 社区护理

第一节 社区护理理论与政策

一、概述

（一）医学模式与基本卫生保健

1. 医学模式的概念

医学模式是人们观察、解决健康和疾病问题的指导，是以科学发展观和思维方式去研究医学的属性、功能和规律，对健康和疾病总体特征及其本质的哲学的概括，是人类防治疾病和获取健康的态度和方式。

医学模式的发展经历了神灵主义医学模式、自然哲学的医学模式、机械论的医学模式、生物医学模式、生物－心理－社会医学模式五个历程。其中生物－心理－社会医学模式的主要特征是强调健康和疾病中生物、心理、社会因素的相互作用，并强调三者之间的相互关联，心理因素和社会因素是通过人体内的中介机制，即神经系统、内分泌系统和免疫系统对生物机体起作用，从而影响到人群的健康状况。所以，该模式为人们提供了更为广阔的健康观和疾病观，因而得到 WHO 和国际社会医学界的认可。

2. 基本卫生保健概念

1978 年，世界卫生组织（WHO）和联合国儿童基金会在阿拉木图召开了国际基本卫生保健会议。会议发表的《阿拉木图宣言》中指出：基本卫生保健是最基本的，人人都能得到的，体现社会平等权利的，人民群众和政府都能负担得起的卫生保健服务。推行基本卫生保健是实现"2000 年人人享有卫生保健"的战略目标的关键和基本途径。20 世纪 50 年代，在新中国成立初期，一直加强基层医疗卫生体系建设，把卫生工作重点放到农村。组织城市卫生人员下乡巡回医疗，加强人民公社卫生工作，以预防为主、以农村为重点，开展群众性爱国卫生运动，取得了一定成效，得到国际专家的好评，为国际基本卫生保健提供了实证经验和理论基础。WHO 倡导基本卫生保健后，1983 年我国政府承诺响应并努力实现WHO 提出的"2000 年人人享有卫生保健"战略目标，1988 年，再次把"2000 年人人享有卫生保健"纳入社会经济发展总体目标，使卫生事业与经济发展同步增长。1990 年，5 个部委发布《我国农村实现"2000 年人人享有卫生保健"的规划目标》，要求 2000 年全面达标。2009 年，我国启动新一轮医改，在《中共中央国务院关于深化医药卫生体制改革的意见》提出："有效减轻居民就医费用负担，切实缓解"看病难、看病贵"的近期目标，以及"建立健全覆盖城乡居民的基本医疗卫生制度，为群众提供安全、有效、方便、价廉的医疗卫生服务"的长远目标。到 2020 年，要基本建立覆盖城乡居民的基本医疗卫生制度。基本医疗卫生制度的建立，将使基本卫生保健得到进一步深化。2007 年全国卫生工作会议上提出的基本卫生保健制度，就是一种由政府组织，向全体居民提供安全、有效、方便、价廉的公共卫生和基本医疗服务的保障制度。这项制度的实质是加强公共卫生体系、农村卫生体系和城市社区卫生体系建设，并健全财政经费保障机制，完善公共卫生机构和城乡基层卫生机构的公共服务职能。这项制度以"人人享有基本卫生保健"为目标，以公共卫生机构、农村卫生机构和城市社区卫生机构为服务主体，采用适宜医疗技术和基本药物，由政府承担人员经费和业务经费。这项制度坚持预防为主，防治结合，注重公平和效率，有利于缩小群众的基本卫生保健服务差距。

主要包括以下几方面内容。

（1）四大方面。①健康促进：包括健康教育、保护环境、合理营养、饮用安全卫生水、改善卫生设施、开展体育锻炼、促进心理卫生、养成良好生活方式等。②预防保健：采取有效措施，预防各种疾病的发生、发展和流行。③合理治疗：及早发现疾病，及时提供有效的治疗，防止疾病恶化，争取早日痊愈。④社区康复：对丧失了正常功能或功能上有缺陷的残疾者，提供医学的、教育的、职业的和社会的综合帮助，尽量恢复其功能，使他们重新获得生活、社会活动的能力。

（2）八项要素。①针对当前主要卫生问题及预防和控制方法的健康教育。②改善食品供应与合理营养。③供应足够的安全饮用水和基本的环境卫生设施。④妇幼保健和计划生育。⑤主要传染病的免疫接种。⑥预防和控制地方病。⑦常见病和外伤的合理治疗。⑧提供基本的药物。

1981年第34届世界卫生组织大会上又增加一项内容："使用一切可能的办法，通过影响生活方式和控制自然及社会心理环境来预防控制慢性非传染性疾病和促进精神卫生。"

3. 基本卫生保健的基本原则

（1）政府主导：包括立法、筹资、组织、监督，保证公平性。

（2）合理布局：人们接受卫生服务的机会必须是均等的，不能忽视乡村和某一地区的人口或城郊居民。

（3）社区参与：社区主动参与有关本地区卫生保健的决策，政府各部门的协调行动。

（4）预防为主：卫生保健的主要工作应是预防疾病和促进健康，以寻找和消除各种致病因素为核心。

（5）适宜技术：卫生系统中使用的方法和技术是能被接受和适用的。

（6）综合途径：卫生服务仅仅是所有保健工作的一部分，应与营养、教育、饮用水供给、住房同属于人类生活中最基本的需要。

（7）合理转诊：健全双向转诊制度，积极引导居民合理利用卫生保健服务资源，形成小病在社区，大病在医院，康复回社区的卫生保健服务格局。

（二）社区卫生服务的概念和特点

1. 社区卫生服务概念

社区卫生服务是以人群健康为中心、家庭为单位、社区为范围、需求为导向，以妇女、儿童、老年人、慢性患者、残疾人、贫困居民等为服务重点，以解决社区主要卫生问题、满足基本卫生需求为目的，融预防、医疗、保健、康复、健康教育、计划生育技术服务等为一体，有效、经济、方便、综合、连续的基层卫生服务。

2. 社区卫生服务原则

（1）坚持社区卫生服务的公益性质，注重卫生服务的公平性、效率性和可及性。

（2）坚持政府主导，鼓励社会参与，多渠道发展社区卫生服务。

（3）坚持区域卫生规划，调整现有卫生资源、健全社区卫生网络。

（4）坚持公共卫生和基本医疗并重，中西医并重，防治结合。

（5）坚持以地方为主，因地制宜，探索创新，积极推进。

3. 社区卫生服务特点

（1）公益性：社区卫生服务承担基本医疗，公共卫生服务等为公益性质服务。

（2）主动性：以家庭为单位，以主动性服务、上门服务为主要方式服务于社区所有居民。

（3）全面性：以社区居民为服务对象，包括健康人群、亚健康人群及患者群。

（4）综合性：除基本医疗服务外，社区卫生服务的内容还包括预防、保健、康复、健康教育及计划生育技术指导等服务。

（5）连续性：社区卫生服务内容和对象决定了其服务的连续性。自生命孕育期至生命结束，社区卫生服务人员将对社区居民生命全周期提供相应的健康管理等服务。

（6）可及性：社区卫生服务从服务的内容、时间、价格及地点等方面更加贴近社区居民的需求。

4. 在医药卫生体制改革中，社区卫生的地位和作用

《中共中央国务院关于深化医药卫生体制改的意见》及《医药卫生体制改革近期重点实施方案（2009—2011年）》中提出："建立健全覆盖城乡居民的基本医疗卫生制度，为群众提供安全、有效、方便、价廉的医疗卫生服务"的目标。社区卫生服务的持续、健康发展，是医药卫生体制改革成功与否的关键所在。

（1）发展社区卫生服务是适应医学模式转变的具体体现。随着经济社会的不断发展，疾病谱逐步改变，慢性病成为当前主要卫生问题。而医学模式随之发生转变，从生物医学模式向生物－心理－社会医学模式转变，不仅要从生物医学角度治疗疾患，还要针对心理、社会因素进行干预，对个体进行系统、全面的健康维护。社区卫生服务正是运用生物－心理－社会医学模式，对健康、亚健康和患者群提供预防、保健、医疗、康复等综合、连续的基本医疗和公共卫生服务，社区卫生服务的发展符合当前医学发展规律，是医学模式转变的具体体现。

（2）发展社区卫生服务是建立基本医疗卫生制度的重要内容。要实现建立基本医疗卫生制度的目标，将建立公共卫生服务体系、医疗服务体系、医疗保障体系、药品供应保障体系四大体系。社区卫生服务机构是城市医疗服务体系和公共卫生服务体系的双重基础。社区卫生服务机构通过开展健康教育、传染病防治、慢性病管理、妇幼保健、康复等公共卫生服务，普及健康知识，提高群众自我保健水平。社区卫生服务采取适宜医疗技术、使用基本药物，为社区居民提供基本、有效、价廉的医疗服务，广泛开展常见病、多发病和诊断明确的慢性病的诊疗服务，根据病情及时将患者转诊到上级医院，从而实现轻症在社区、重症到医院、康复回社区的合理就医格局，满足群众基本医疗卫生需求，减轻个人、家庭和社会的负担。社区卫生服务的良性发展，对于建立基本医疗卫生制度将起到至关重要的作用。

（3）发展社区卫生服务是医药卫生改革中四大体系的重要交汇点。《中共中央国务院关于深化医药卫生体制改革的意见》中明确提出，建设覆盖城乡居民的公共卫生服务、医疗服务、医疗保障、药品供应保障四大体系。社区卫生服务机构是公共卫生和基本医疗服务体系的双重网底，构建以社区卫生服务中心为主体的社区卫生服务网络，有利于夯实城市公共卫生和医疗服务体系的基础。加强社区卫生服务体系建设和提高社区卫生服务水平，也是缓解"看病难、看病贵"问题的重要手段。社区卫生服务机构也是城市医疗保障体系的重要支撑，充分发挥社区卫生服务在城镇职工、居民基本医疗保险以及医疗救助中的作用，有利于方便参保人群就近就医，同时也可以有效节约医疗保险费用。社区卫生服务机构是城市实行国家基本药物制度的重要载体，社区卫生服务机构将全部配备和使用基本药物，实行零差率销售，保障群众基本用药，这不仅大大减轻居民的医药费用负担，而且必将促进社区卫生服务机构公益性的回归。因此，社区卫生服务是医药卫生体制改革的一个重要交汇点和突破口。

（4）发展社区卫生是解决医疗服务公平性的必由之路。三级综合医院需要在"高、精、尖"的项目上开展工作，由于资源有限，难以满足所有人的需要，社区卫生服务可以解决广大居民的基本健康问题。因此，落实预防为主的卫生工作方针，有利于节约卫生资源。而发展社区卫生服务，可以合理配置卫生资源，有效地调整社区卫生服务体系的机构、功能、布局，提高效率，降低成本，形成以社区卫生服务机构为基础，大中型医院为区域医疗中心，合理引导社区居民到社区卫生服务机构就诊，从而提高医疗服务的公平性，真正形成分级医疗现代医学模式的格局。

5. 社区卫生服务功能

根据国务院下发的《关于发展城市社区卫生服务的指导意见》及卫健委和国家中医药管理局颁布的《城市社区卫生服务机构管理办法（试行）》的文件，社区卫生服务涵盖了医疗、预防、保健、健康教育、计划生育技术指导、康复等领域，社区卫生服务的功能特点明显区别于医院服务，是医疗卫生服务体系中的重要组成部分。

（1）公共卫生服务：①城乡居民健康档案管理。②健康教育。③预防接种。④0～6岁儿童健康管理。⑤孕产妇健康管理。⑥老年人健康管理。⑦高血压患者健康管理。⑧2型糖尿病患者健康管理。⑨重性

精神疾病患者健康管理。⑩传染病及突发公共卫生事件报告和处理。⑨卫生监督协管服务。

（2）基本医疗服务：①运用适宜的中西医药及技术，开展常见病、多发病、慢性病管理。②急诊、院前急救服务。③出诊、家庭病床和家庭护理等家庭卫生服务。④临终关怀服务。⑤与综合医院和专科医院建立定点协作关系，提供会诊及双向转诊服务，开展康复服务。⑥政府卫生行政部门批准的其他适宜医疗服务。

二、社区护理

（一）社区护理的概念与特点

社区护理作为社区卫生服务工作的重要组成部分，是医院护理工作的延伸，为社区全人群提供健康服务，有其特定的理论、概念、工作内容和方法。

1. 社区护理的概念

美国护理学会将社区护理定义为："社区护理是将护理学与公共卫生学理论相结合，用以促进和维护人群健康的一门综合学科。以健康为中心，以社区人群为对象，以促进和维护社区人群健康为目标。"

2. 社区护理工作范围

（1）社区慢性身心疾病患者的管理：包括社区慢性病患者、传染病及精神病患者，为他们提供所需要的护理及健康管理。

（2）社区保健服务：向社区各类人群提供不同的保健服务，主要人群是儿童、妇女、老年人。

（3）社区急、重症患者的转诊服务：协助医生，将急、重症患者安全、顺利转入上级医疗机构，使之得到及时、必要的救治。

（4）社区康复服务：向社区残障者提供康复护理服务，帮助他们改善健康状况，恢复功能，提高生活质量，包括康复期患者的健康服务。

（5）社区临终服务：为临终患者及家属提供他们所需要的各类身心服务，以帮助患者走完人生的最后一步，同时尽量减少对家庭其他成员的影响。

（6）社区健康教育：是指以促进和维护居民健康为目标，向社区各类人群提供有计划、有组织、有评价的健康教育活动，使居民养成健康的生活方式及行为，最终提高其健康水平。

（7）其他：家庭护理和指导、急救服务、机构内部管理、社区协调等。

3. 社区护理的特点

社区护理来源于公共卫生护理，因此它具有公共卫生学的特点，又具有护理学的特征。

（1）以社区人群健康为中心：社区护理主要目标是促进和维护社区人群的健康，以社区人群为主要服务对象。因此，需要社区护士在社区护理工作中，收集和分析社区人群的健康状况，发现和解决健康问题，而不是简单的照顾者。

（2）社区护理服务内容综合性：社区护理服务的对象是全部人群，在健康问题上存在着很大的差异，要求社区护士从整体全面的观点出发，对社区人群、家庭、个人提供集卫生管理、社会支持、家庭护理、个人防护、心理健康于一体的综合性服务。

（3）社区护士具备较高的自主性：社区护士提供上门的主动服务居多，通过独立的判断、决策，对服务区域较为分散的场所提供综合的护理服务，因此社区护士比医院护士具备更高的自主性。

（4）社区护士必须和团队成员密切合作：在社区护理工作中，社区护士要与社区医疗卫生相关人员、社区居民、社区管理者等相关人员密切合作。

4. 社区护士角色

社区卫生服务的性质决定了社区护士角色的多样性，要求社区护士扮演不同角色。

（1）健康照顾者：是护士基本角色。要为社区有需求的人群提供各种照顾，包括医疗照顾和生活照顾。

（2）健康计划者：在护理活动中，社区护士应运用专业的护理知识对患者的资料进行收集，评估患者的健康状况，提出护理问题，并及时为患者制订相应的护理计划，采取有效的护理措施。

（3）健康协调者：社区卫生服务是团队合作的工作模式，社区护士与社区人群接触最多，熟悉辖区内各种资源，因此，社区护士将协调社区内各类人群的关系，包括本机构人员之间及与外部人员之间的关系，如与社区居民、辖区内的单位、社区管理者之间的关系。

（4）健康教育者：社区护士运用各种方法，将健康教育贯穿于工作中，促使人们提高健康意识，改变不良生活方式，预防疾病，提高居民健康水平。

（5）组织管理者：社区护士要充分利用社区资源，根据社区的主要健康问题及居民需求，设计、组织各种健康教育和健康促进活动。

（6）护理研究者：社区护士在工作中，针对遇到的问题，用科学的方法解决问题，为护理学科的发展及社区护理的不断完善提供依据。

（7）社区卫生代言人：社区护士要了解相关的卫生政策及法律，及时将社区居民健康监测的相关问题上报有关部门，以便政府的相关部门有效地解决，维护社区居民的健康利益。

5. 社区护理和医院护理的区别

（1）工作定位不同：社区护理工作以基本卫生保健为主体，健康为中心，家庭为单位，社区为范围，社区护理需求为导向，开展社区"预防、保健、健康教育、计划生育和常见病、多发病、诊断明确的慢性病的治疗和康复"工作中，提供相关的护理服务。医院护理工作中要贯穿"以患者为中心"的服务理念，为患者提供基础护理和护理专业技术服务。

（2）工作范围不同：社区护士工作范围广泛，按照生命全周期的特点，为社区各类人群，包括健康人群、亚健康人群、患者群的健康管理；社区急、重症患者的院前急救与转诊；社区康复护理；社区临终关怀护理。医院护理以专科护理为主。

（3）护理对象不同：社区护理对象包括个人、家庭乃至全人群，社区护士不仅要了解服务对象的家庭、社会文化，还要对其健康进行评估，提供个性化的健康管理，而不是单纯地治疗护理患者；医院护理对象是患者群，多以恢复患者健康为主，护士只负责在院期间的需要。

（4）工作地点不同：社区护理服务地点在社区卫生机构和家庭，社区护士在进行居家访视时，对其所工作的环境需要作出判断和评估；医院护理地点相对固定，主要工作发生在医院内，护士对环境比较熟悉。

（5）工作特点不同：社区护士具有高度的自主性和独立性，提供上门的主动服务居多，需要通过独立的判断、决策，进行各种护理服务；医院护理工作范围局限，工作流程化、制度化，可以按照计划完成。

（6）合作伙伴不同：社区护士不但与医务人员密切合作，还需要与社区居民及家属、当地政府机关、辖区单位的各类人群联系；医院护理工作主要是与护患之间，与医务人员的密切合作。

6. 社区护理在社区卫生服务中的意义

（1）社区护理是社区卫生服务的重要部分：社区护理融在基本公共卫生服务及基本医疗服务的发展之中，社区护理以临床理论知识和技能为基础，以整体观为指导，结合社区的特点，通过健康管理和连续性照顾，对社区内的个体、家庭和群体进行护理管理，帮助人们实现健康的生活方式，最佳地发挥机体的潜能，促进全面健康水平的提高。

（2）社区护理是人口老龄化和医学模式转变的需要：随着我国人口结构变化，健康老龄化观念的提出，带来了许多相应的社区保健需求；而疾病谱的变化，慢性病社区护理的需求量增加，也是在现代的生物－心理－社会医学模式下开展工作的重要保证。可见，社区护理是提高社区人群保健意识和能力的有效途径。

（3）社区护理是确保社区卫生服务质量的关键环节：为实现我国社区卫生服务目标，社区卫生服务的多项基本公共卫生工作，需要社区护理人员实施完成，社区护理质量，直接影响到社区卫生服务的质量。

（二）社区护理程序

社区护理程序是社区护士应用护理程序的步骤，对社区中的个人、家庭及社区健康进行护理时使用的方法。

1. 社区护理程序的概念

社区护理程序是社区护士为护理对象提供护理照顾时所应用的程序，是应用基础理论中的系统理论、人的基本需要理论、信息交流理论和解决问题理论，通过评估、诊断、计划、干预和评价五个步骤，系统、科学地解决护理问题的一种工作方法。

2. 社区护理程序的步骤

（1）社区护理评估：社区护理评估是指有计划、有步骤地收集社区存在或潜在健康问题有关资料的过程，并对所收集资料进行整理和分析，以判断服务对象的健康问题，帮助社区护士做出正确的分析和诊断。社区护理评估是社区护理程序的第一步，也是社区护理过程的基础和核心，评估的质量直接影响社区护理诊断。包括资料收集、整理和分析资料。

（2）社区护理诊断：社区护理诊断是对个人、家庭或社区存在的或潜在的健康问题的反应及其相关因素的陈述，并且这些反应通过护理干预得以改变，从而导向健康的方向。社区护理诊断反映的是社区或社区人群的健康状况，为社区护士选择有效的护理措施提供基础。

在社区护理工作中，常采用北美护理诊断协会提出的护理诊断系统和 OMAHA 护理诊断系统。北美护理诊断协会提出的护理诊断系统即 PES 模式。P（problem）代表社区健康问题，E（etiology）代表相关因素或危险因素，S（symptoms and signs）代表症状和体征或主客观资料。但并不是所有的社区护理诊断的陈述都具备 PES、PE、P 三种陈述方法。OMA HA 护理诊断系统是专用于社区护理实践的分类系统。由护理诊断（问题）分类系统、社区干预分类系统和护理结果评价系统三部分构成。社区护理诊断问题常用 OMAHA 系统进行分类，它将护理诊断分为环境、心理社会、生理、健康相关行为 4 个领域，共 44 个诊断，见（表 11-1）。

表 11-1 护理诊断（问题）分类

领域	护理诊断（问题）分类
环境	收入、卫生、住宅、邻居/工作场所的安全、其他
心理社会	社会接触、角色改变、人际关系、精神压力、哀伤、情绪稳定性、照顾、忽略儿童/成人、生长与发育、其他
生理	听觉、视觉、说话与语言、咀嚼、认知、疼痛、意识、皮肤、神经肌肉骨骼系统与功能、呼吸、循环、消化、排便功能、生殖泌尿系统功能、产前产后、其他
健康相关行为	营养、睡眠与休息形态、身体活动、个人卫生、酗酒或滥用毒品、家庭计划、健康指导、处方用药、特殊护理技术、其他

社区护理诊断的排序通常采用 1984 年墨客（Muecke）与 1996 年斯坦若普（Stanhope）和兰凯斯特（Lancaster）提出的优先顺序和量化 8 个准则：①社区对问题的了解。②社区对解决问题的动机。③问题的严重程度。④可利用的资源。⑤预防的效果。⑥社区护士解决问题的能力。⑦健康政策与目标。⑧解决问题的快速性与持续性。每项给分可采用 0～4 分或 1～10 分标准。所得综合分数越高，越是急需解决的问题。同时护理诊断优先顺序的排列应考虑到服务对象的意见和要求。

（3）社区护理计划：社区护理计划是护理活动的指南，其目的是明确护理目标、确定护理要点、提供评价标准、设计实施方案。社区护理计划是一种合作性的、有顺序的、循环的程序，以达到预期目标。

预期目标是指服务对象接受护理措施后所能达到的健康状态或行为的改变。目标的制定应做到特定的、可测量的、可达到的、相关的、有时间期限的，以利于护理计划的落实和评价。一般来讲，社区护理目标分为：长期目标和短期目标。而每一个护理诊断可以有多个目标，但是一个目标只针对一个护理诊断。例如：①护理问题——婴儿喂养不当。②相关因素——与照顾者知识缺乏有关。③长期目标——1 个月内婴儿体重增加 1.5 kg。④短期目标——2 d 内父母掌握喂养孩子的技能。

（4）社区护理干预：社区护理干预是为实现预期目标所采取的护理活动及具体的实施方法。干预过程应针对护理诊断提出的相关因素，结合服务对象的具体情况，运用护理知识和经验来选择。

在选择具体的护理实施时要注意以下几点：做什么；谁来做；对谁做；怎么做，包括时间、地点、标准。

通常的措施有：独立性措施，即社区护士独立提出和完成的活动，如为服务对象进行健康教育、教会服务对象使用血压计、定期上门访视等；合作性措施，即社区护士与其他人员合作完成的活动，如与居委会工作者共同完成社区人群的健康教育等；依赖性措施，即指遵照医嘱完成的活动，如静脉输液、导尿等。

（5）社区护理评价：社区护理评价是护理程序的最后一个步骤，是对整个护理计划实施后是否达到护理目标予以评价的过程，是总结经验、吸取教训、改进工作的系统化过程。

社区护理评价步骤：①收集资料。通过收集有关资料并加以分析，与护理目标比较，了解符合的程度及存在的差距。②修改计划。通过护理目标是否实现，反馈计划是否解决了服务对象的健康问题，从而决定继续执行计划或调整计划。

评价形式分为过程评价和结果评价。过程评价对护理程序的各个阶段进行评价，使社区护理活动不断完善。结果评价是在服务对象经过各项计划执行后，针对护理活动的近期和远期目标进行评价。

三、社区卫生服务相关政策

1. 1997年，在《中共中央国务院关于卫生改革与发展的决定》文件中，第一次正式提出发展社区卫生服务。1999年和2001年，卫健委等多部委联合印发《关于发展城市社区卫生服务的若干意见》和《关于加快发展城市社区卫生服务的意见》，明确了发展社区卫生服务的重要意义、发展社区卫生服务的总体目标和基本原则。之后，卫健委及相关部门陆续出台了关于社区卫生机构的设置原则、标准及基本工作内容等相关配套文件。

2. 2002年，卫健委在《社区护理管理的指导意见（试行）》文件中，规范了社区护理的工作任务、社区护理人员配备、社区护士条件和职责，对社区护理管理的基本要求和社区护理工作的考核与监督做出了明确规定，从而推动了社区护理发展。

3. 2005年，卫健委颁布《中国护理事业发展规划纲要（2005—2010年）》文件中，明确了要发展社区护理，拓展护理服务，提出了采用多样化护理服务方式，对社区老龄人口、诊断明确的慢性病患者、残障人群、妇女和儿童提供适宜的健康服务需求。

4. 2006年，国务院印发《关于发展城市社区卫生服务的指导意见》，进一步明确了发展城市社区卫生服务的指导思想、基本原则和工作目标。同年，各部委印发了9个配套文件，分别在社区卫生人才队伍建设、机构编制和设置、城市社区卫生服务管理、社区卫生服务中心（站）基本标准、城市社区卫生服务补助政策、公立医院支援社区、城市社区卫生服务的医疗服务和药品价格管理、促进医疗保险参保人员充分利用社区卫生服务、在社区卫生服务中发挥中医药作用等多方面作出规定。《关于发展城市社区卫生服务的指导意见》和9个配套文件对社区卫生工作的发展起到了积极的推动作用。

5. 2008年，由中华人民共和国国务院第517号令公布《护士条例》中明确对护士的执业注册、权利和义务、医疗卫生服务机构的职责及法律责任作了规定。

6. 2009年3月，国务院发布了《中共中央国务院关于深化医药卫生体制改革的意见》及《医药卫生体制改革近期重点实施方案（2009—2011年）》提出了："完善以社区卫生服务为基础的新型城市医疗卫生服务体系，以建立健全覆盖城乡居民的基本医疗卫生制度，为群众提供安全、有效、方便、价廉的医疗卫生服务为总体目标。"之后，陆续出台了一系列相关政策，为社区卫生服务建设和发展营造了宽松的政策环境和有利条件。

7. 2009年6月，由卫健委颁发《卫健委关于印发县医院、县中医院、中心乡镇卫生院、村卫生室和社区卫生服务中心等5个基层医疗卫生机构建设指导意见的通知》，详细规定了社区卫生服务机构的房屋建设原则、标准及建筑要求。规范了社区卫生服务机构的基础建设标准，使房屋布局更符合开展各项医疗卫生服务的功能需求，并使空间在最大限度上得到有效利用。

8. 2009年7月，卫健委颁发了《关于促进基本公共卫生服务逐步均等化的意见》，明确了社区卫生服务机构等基层医疗卫生机构承担提供基本公共卫生服务的主要任务，并提供资金保障。2010年12月至2011年4月，卫健委、财政部等部门相继印发《基本公共卫生服务项目补助资金管理办法》《关于加强基本公共卫生服务项目绩效考核的指导意见》《国家基本公共卫生服务规范（2011年版）》等文件，对规范提供基本公共卫生服务项目以及科学合理使用基本公共卫生资金等都提出了明确要求。同时，卫健委和财政部委托第三方独立机构开展基本公共卫生服务项目考核，对考核结果进行公示，从根本上保证了基本公共卫生服务项目的开展和落实。这些措施，进一步强化了社区卫生机构公共卫生服务职能。

9. 2009年5月，为配合《中共中央国务院关于深化医药卫生体制改革的意见方案》的落实，即八大支柱之一的要建立实用共享、互联互通的医药卫生信息系统，卫健委印发《健康档案基本架构与数据标准（试行）》及《健康档案的区域卫生信息平台建设指南（试行）》，为推进社区卫生服务信息化建设提供了基本标准和依据。

10. 2010年12月，国务院办公厅印发《关于建立健全基层医疗卫生机构补偿机制意见》，要求各地要按照保障机构有效运行和健康发展、保障医务人员合理待遇的原则同步落实基层医疗卫生机构补偿政策，建立稳定的补偿渠道和补偿方式。

11. 2010年11月，国务院办公厅印发《规范政府办基层医疗机构药物采购指导意见》，提出建立和规范基本药物采购机制的总体思路和相关政策措施。

12. 2011年6月，卫健委印发《社区卫生服务机构绩效考核办法（试行）》，通过细化考核指标，进一步明确社区卫生服务各项工作任务，强化基本医疗和公共卫生服务功能，加强对社区卫生服务机构内部的规范管理。

13. 2011年7月，国务院印发《关于建立全科医生制度的意见》，对建立全科医生制度，建立一支居民健康守门人的队伍提出目标要求，从全科医生的培养、激励、执业、保障等方面提出具体的政策措施。

14. 为贯彻《国家中长期人才发展规划纲要（2010—2020年）》，2011年2月，卫健委印发《医药卫生中长期人才发展规划（2011—2020年）》，提出优化医药卫生人才结构，到2015年，每千人口执业（助理）医师达到1.88人、注册护士达到2.07人；到2020年，每千人口执业（助理）医师达到2.10人、注册护士达到3.14人。

第二节 健康教育

一、健康教育的基本概念

（一）健康的内涵

1948年，世界卫生组织将健康定义为："健康不仅仅是没有疾病或不虚弱，而是身体的、精神的健康和社会适应的完美状态。"在《阿拉木图宣言》中，世界卫生组织不但重申了该定义，还进一步指出："达到尽可能高的健康水平是世界范围内一项最重要的社会性目标，而其实现则要求卫健委门及社会各部门协调行动。"我国也在宪法中明确规定，维护全体公民的健康和提高各族人民的健康水平，是社会主义建设的重要任务之一。这些均说明健康是人们的基本权利，促进人群的健康是政府及相关部门所应承担的责任。社区卫生服务机构作为卫健委门的基层单位，在维护和促进人群健康的工作中起着举足轻重的作用。社区护士也应当学习和掌握相关知识，做好居民健康"守门人"。

对于健康的理解，应当注意以下两个方面内容。首先，健康是一个全方位的概念，包括生理健康、心理健康及社会适应能力良好。每一个人都是一个完整的整体，不应将其割裂成不同的部分。同样的，一个人的健康也应当是身体、精神的健康和社会适应完好状态，而不仅仅是不得病。基于这种理解，社区护士在工作中应当努力促进居民各方面健康水平的提高，而不仅仅将工作重点放在对躯体疾病的管理上。其次，从健康到疾病是一个连续变化的过程，即健康与疾病之间不存在明确的界限。真正绝对健康和极重度疾病的人在人群中都是极少数，绝大多数人是在两个极端之间的位置上不断地变化。换句话说，健康与疾病的状态是可以相互转化的。如果有适宜的干预，人们就能向更健康的水平发展，反之则可能向疾病的方向变化。因此，社区护士可以积极地采取健康教育、健康促进等干预措施，以便提高人群的健康水平。

（二）影响健康的因素

影响健康的因素种类繁多，基本可以归纳为以下4类。

1. 行为和生活方式因素

行为和生活方式因素是指因自身不良行为和生活方式，直接或间接给健康带来的不利影响。如冠心病、高血压、糖尿病等均与行为和生活方式有关。

（1）行为因素：行为是影响健康的重要因素，许多影响健康水平的因素都通过行为来起作用。因此，改变不良行为是健康教育的根本目标。按照行为对自身和他人健康状况的影响，健康相关行为可以分成促进健康的行为与危害健康的行为两种。促进健康行为指朝向健康或被健康结果所强化的基本行为，客观上有益于个体与群体的健康。促进健康行为可以分成基本健康行为、预警行为、保健行为、避开环境危险的行为和戒除不良嗜好5种。基本健康行为指日常生活中一系列有益于健康的基本行为。如平衡膳食、合理运动等。预警行为指预防事故发生和事故发生以后正确处置的行为，如交通安全、意外伤害的防护等。保健行为指正确合理地利用卫生保健服务，以维持身心健康的行为。例如定期体检、患病后及时就诊、配合治疗等。避开环境危险的行为指主动地以积极或消极的方式避开环境危害的行为。例如离开污染的环境、避免情绪剧烈波动等。戒除不良嗜好指戒除生活中对健康有危害的个人偏好，如吸烟、酗酒等，危害健康的行为是指偏离个人、他人乃至社会的健康期望，客观上不利于健康的行为。危险行为可以分成不良生活方式与习惯、致病行为模式、不良疾病行为和违反社会法律、道德的危害健康行为四种。不良生活方式是一组习以为常、对健康有害的行为习惯，常见的有高脂饮食、高盐饮食、缺乏锻炼等。这些不良生活方式与肥胖、心血管系统疾病、癌症和早亡等密切相关。致病行为模式是指导致特异性疾病发生的行为模式。常见的是A型行为模式和C型行为模式。A型行为模式是与冠心病密切相关的行为模式，其特征为高度的竞争性和进取心，易怒，具有攻击性。而C型行为模式是与肿瘤发生有关的行为模式，核心行为表现是情绪过分压抑和自我克制。疾病行为指个体从感知到自身有病到完全康复这一过程中所表现出的一系列行为，不良疾病行为多为疑病、讳疾忌医、不遵从医嘱等。违反社会法律、道德的危害健康行为。例如，吸毒、药物滥用、性乱等。

（2）生活方式：生活方式是一种特定的行为模式，是建立在文化、社会关系、个性特征和遗传等综合因素及基础上逐渐形成的稳定的生活习惯，包括饮食习惯、运动模式、卫生习惯等。生活方式对健康有巨大影响。有资料显示，只要有效控制不合理饮食、缺乏体育锻炼、吸烟、酗酒和滥用药物等不良生活方式，就能减少40%～70%的早死，1/3的急性残疾，2/3的慢性残疾。

2. 环境因素

人的健康不仅仅包括个体的健康，还包括个体与环境的和谐相处。良好的环境可以增进健康水平，反之可能危害健康。一般环境可以分为内环境和外环境。内环境指机体的生理环境，受到遗传、行为和生活方式以及外环境因素的影响而不断变化。外环境则包括自然环境与社会环境。自然环境包括阳光、空气、水、气候等，是人类赖以生存和发展的物质基础，是健康的根本。良好的自然环境对于维持和促进健康具有重要意义。社会环境包括社会制度、法律、经济、文化、教育、人口、职业、民族等等与社会生活相关的一切因素，这些因素对健康的影响主要通过影响个体的健康观念、健康行为来实现。

3. 生物学因素

常见的生物学因素包括：遗传因素、病原微生物以及个体的生物学特性。

（1）遗传因素：遗传因素主要影响了个体在某些疾病上的发病倾向。有些人由于遗传缺陷而在出生时即表现为某些先天遗传病，也有些人则由于某些基因的变化而更容易罹患某些慢性疾病，如高血压、糖尿病和肿瘤。

（2）病原微生物：病原微生物导致的感染曾经是引起人类死亡的主要原因，而随着社会的发展，生活方式因素对健康的影响越来越大。但是，在儿童和老年人中间，病原微生物导致的感染仍然十分常见。

（3）个人的生物学特征：个人的生物学特征包括年龄、性别、健康状态等。不同的生物学特征导致个体对疾病的易感性不同。例如，结核病在老人、儿童和体弱的人群中更容易发生。

4. 健康服务因素

健康服务又称卫生保健服务，是维持和促进健康的重要因素。社区卫生服务机构就是提供卫生保健服务的重要部门。健康服务水平的高低直接影响到人群的健康水平。

（三）社区健康教育

1. 社区健康教育的概念和目标

健康教育是通过有计划、有组织、有系统的社会和教育活动，促使人们自愿改变不良的健康行为和影响健康行为的相关因素，消除或减轻影响健康的危险因素，预防疾病，促进健康和提高生活质量。社区健康教育是在社区范围内，以家庭为单位，社区居民为对象，以促进居民健康为目标，有计划、有组织、有评价的健康教育活动。其目的是发动和引导社区居民树立健康意识，关心自身、家庭和社区的健康问题，积极参与社区健康教育活动，养成良好的卫生行为和生活方式，以提高自我保健能力和群体健康水平。

社区健康教育的目标是：①引导和促进社区人群健康和自我保护意识。②使居民学会基本的保健知识和技能。③促使居民养成有利于健康的行为和生活方式。④合理利用社区的保健服务资源。⑤减低和消除社区健康危险因素。健康教育的核心目标是促使个体或群体改变不健康的行为和生活方式。然而，改变行为和生活方式是一项艰巨而复杂的任务。很多不良行为受到社会习俗、文化背景、经济条件和卫生服务状况的影响。仅凭社区卫生服务人员一己之力是很难达到理想效果的。因此，真正的健康教育除了包括卫生宣传，还要提供改变不良行为所必需的条件以便促使个体、群体和社会的不良行为改变。因此，社区护士在工作中，除了要出色地完成健康教育讲座等卫生宣传工作，还要有意识地与社区中各种部门或组织合作，努力创造适宜的环境与完备的条件，以便提高健康教育的效果。

2. 社区健康教育的重点对象及主要内容

社区健康教育是面对社区全体居民的，因此，社区健康教育的对象不仅仅包括患者群，还包括健康人群、高危人群及患者的家属和照顾者。

（1）健康人群：健康人群是社区中的主体人群，他们由各个年龄阶段的人群组成。对于这类人群，健康教育主要侧重于促进健康与预防疾病的知识与技能。目的是帮助他们保持健康、远离疾病。由于年龄段不同，各个群体的健康教育重点也不尽相同。儿童的主要健康教育内容包括生长发育的促进、常见病的预防、意外伤害的防治、健康生活习惯的建立等。成年人的主要健康教育内容包括良好生活习惯的维持、避免不良生活刺激、老年期疾病的早期预防、心理健康保健等。女性则还要增加生殖健康、围生期保健、更年期保健等。老年人的主要健康教育内容包括养生保健、老年期常见病的预防以及心理健康等。

（2）具有致病危险因素的高危人群：高危人群主要是指那些目前仍然健康，但本身存在某些致病的生物因素或不良行为及生活习惯的人群。这一类人群发生某些疾病的概率高于一般健康人群，如果希望减少疾病发生率，这类人群是干预的重点。对高危人群的健康教育重点依然是健康促进与疾病预防，但与高危因素有关的疾病预防应当作为首选教育内容。高危人群主要健康教育内容包括对危险因素的认识、控制与纠正。

（3）患者群：患者群包括各种急、慢性病患者。这类人群依据疾病的分期可以分为临床期患者、恢复期患者、残障期患者及临终患者。对前三期患者的健康教育重点是促进疾病的康复，主要健康教育内容是与疾病治疗和康复相关的知识与技能。临床期患者更侧重于与治疗相关的内容，恢复期及残障期患者更侧重于康复的内容。对于临终患者，健康教育重点是如何轻松地度过人生的最后阶段，主要健康教育内容包括正确认识死亡、情绪的宣泄与支持等。

（4）患者的家属和照顾者：患者家属和照顾者与患者长期生活在一起，一方面他们可能是同类疾病的高危人群，另一方面长期的照顾工作给他们带来了巨大的生理和心理压力，因此对他们的健康教育也十分必要。对于这类人群，健康教育的重点是提供给他们足够的照顾技巧以及自我保健知识。主要健康教育内容包括疾病监测技能、家庭护理技巧以及自我保健知识等。

3. 社区医护人员的健康教育职责

依照《中华人民共和国执业医师法》等有关法律法规，对患者进行健康教育是社区医护人员必须履行的责任和义务。中国卫健委在 2001 年 11 月印发的《城市社区卫生服务基本工作内容（试行）》中，将健康教育列为社区卫生服务的一项基本工作任务。因此，健康教育是社区医护人员向社区居民提供社区卫生服务的一项重要手段，社区医护人员是社区健康教育的主要实施者，其具体任务是：

（1）做好辖区内的社区诊断，掌握影响社区居民健康的主要问题。

（2）依据市、区健康教育规划和计划要求，结合本社区的主要健康问题，制订社区健康教育工作计划和实施方案。

（3）普及健康知识，提高社区居民健康知识水平，办好社区健康教育宣传。

（4）针对社区不同人群，特别是老人、妇女、儿童、残疾人等重点人群，结合社区卫生服务，组织实施多种形式的健康教育活动。

（5）负责社区疾病预防控制的健康教育，针对社区主要危险因素，对个体和群体进行综合干预。

（6）对社区居民进行生活指导，引导社区居民建立科学、文明、健康的生活方式。

（7）对社区健康教育效果进行评价。

（8）指导辖区学校、医院、厂矿、企业、公共场所的健康教育工作。

二、健康教育计划的制订

健康教育计划是社区卫生服务人员根据实际情况，通过科学的预测和决策，制定出的在未来一定时期内所要达到的健康教育目标以及实现这一目标的方法、途径的规划表。同时，健康教育计划也应当是质量控制的标尺和效果评价的依据。制订健康教育计划的步骤与护理程序的实施步骤相仿，包括需求评估、确认问题、制定目标、制订计划与评价标准。

（一）健康教育需求评估

社区健康教育需求评估是社区护士通过各种方式收集有关教育对象和教育环境的资料，并对此进行分析，了解教育对象对健康教育的需求，为健康教育诊断提供依据。当社区护士希望在一个社区开展健康教育工作之前，一般需要进行以下两方面的评估。

1. 教育对象的评估

在社区中，健康教育的对象可以是人群、小组或个人。对教育对象进行评估的主要目的是掌握教育对象的一般状况、各种健康问题及相对应的各种危险因素的发生率、分布、频率、强度，并了解教育对象的学习能力、学习态度和动机等。教育对象的一般状况包括年龄分布、性别构成、职业状况、受教育程度、家庭经济条件以及一般的生活习惯等，这部分资料可以通过问卷调查的方式获得。健康问题与危险因素则可以通过健康体检和相关因素调查来获得。学习能力可以通过观察、测量、考核等方式确定，学习态度和动机可以通过访谈、问卷调查等方式进行考察。

除了上述常用指标外，在对社区人群进行评估时，还可以调查居民对健康知识的了解程度、对相关信息的信任程度以及健康相关行为实施情况。例如社区护士希望将高血压的防治作为下一步的健康教育内容，则可以通过访谈或调查问卷的方式了解社区居民是否了解高血压防治的相关知识，他们是否相信自己可以控制高血压，他们是否愿意通过改变自己的生活方式来防治高血压，他们实际的生活方式是什么样的等问题。通过对居民健康知识、健康信念和健康行为现状的评估，还可以发现他们真正的健康教育需求，为进一步开展健康教育工作做好准备。

2. 社区环境评估

主要是指对社区的社会环境进行评估，以此了解居民的生产生活环境及可能存在的健康风险。一般包括两方面内容：①社区物理环境。常用的有明确社区边界范围；医疗保健服务地点距离居民居住地的远近，提供的服务是否及时；自然环境是否适宜居住，有无污染源或危险环境；人工建筑是否与自然环境协调，是否会威胁社区安全等。②人文社会环境。主要包括各种社会系统，如保健系统、福利系统、教育系统、经济系统、宗教系统、娱乐系统、沟通系统、安全与运输系统等。

单独依靠社区护士一般难以进行全面详细的社区环境评估，此时就需要借助社区内的其他资源，如居委会、业主委员会等机构，通过它们的协助了解社区基本的生活设施、卫生条件、交通状况及周边单位的性质等。社区护士通过分析获得的信息，可以发现社区内的健康风险并提供相应的健康指导。例如通过环境评估，社区护士发现某小区有大量建设年代久远的楼房，走廊内的照明条件较差而且楼梯较陡，而在其中又居住了大量离退休老人。通过分析，护士认为这些老人发生跌落伤的可能性高于其他地区的老人，因此，在对这些老人进行合理运动的健康教育时，可以适当增加一些改善关节灵活性的运动方法，以减少老人发生跌落伤的概率。

社区护士在进行健康教育需求评估时，需要注意的问题是，所谓的健康教育需求，并不仅仅指社区居民主动提出希望了解的健康知识，还包括一些隐性的健康教育需求，即通过调查分析所发现的健康问题或健康风险。

（二）确认优先进行健康教育的问题

社区护士通过社区健康教育需求评估，常常会发现社区的需求是多方面的，此时就需要明确优先进行健康教育的问题。它应当是社区居民最迫切需要的，并且教育效果最为明显的问题。确认优先问题的基本原则如下。

1. 依据对社区居民健康威胁的严重程度选择

优先选择致残致死率高者进行健康教育；优先选择发病率高者进行健康教育；优先选择相关危险因素影响面大者进行健康教育；优先选择与疾病转归结局有密切联系的内容进行健康教育。以本章开始案例中的社区为例，该社区经过评估，发现社区居民高血压患病率为 25%，冠心病为 13%，高血脂为11%，糖尿病为 10%，脑卒中为 3%。在这 5 类疾病中直接致残致死的疾病应当为糖尿病和脑卒中，但发病率最高者却是高血压，而且与另外几种疾病之间又有一定的联系，因此可以将高血压定为需要优先选择的健康教育问题。

2. 依据危险因素的可干预性选择

优先选择明确的致病因素进行健康教育；优先选择可测量可定量评价的项目进行健康教育；优先选择可以预防控制、有明确健康效益的项目进行健康教育；优先选择社区居民能够接受、操作简便的项目进行健康教育。以我国老年人群常见的慢性病为例，高血压、冠心病、高血脂、糖尿病都与肥胖有密切联系，已有的大量研究资料都证实了肥胖与这些疾病的关系。此外，肥胖程度的变化可以通过测量身高体重和腰围等方法进行定量评价，因此，可以选择控制体重作为优先选择的健康教育内容。控制体重的方法有很多，最为简便易行的方法就是改变饮食习惯与适度运动，所以社区护士可以选择从这两方面内容开始进行健康教育活动。

3. 按照成本－效益估计选择

优先选择能用最低成本达到最大的效果的项目进行健康教育。

4. 分析主客观因素选择

优先选择居民最迫切希望了解而且外部客观环境较为理想的项目进行健康教育。如在 2003 年"非典"流行的时期，社区护士可以有针对性地对社区居民进行家庭消毒隔离知识的健康教育。

（三）制定健康教育目标

任何一个健康教育计划都必须有明确的目标，这是计划实施和效果评价的依据，如果目标制定不当，将直接影响健康教育计划的执行效果。

1. 计划的总体目标

总体目标是计划希望达到的最终结果，是总体上的努力方向。如社区糖尿病管理的总体目标可以是"人人保持正常血糖"。这个目标一般较为宏观，需要长时间的努力才能达到，有时计划制订者本人并不能看到其实现，但正是因为总体目标的存在，可以使健康教育工作具有连续性和明确的方向。

2. 计划的具体目标

具体目标是为实现总体目标而设计的具体、量化的指标。其基本要求是具体、可测量、可完成、可信并有时间限制。在实际工作中，经常出现的问题是目标不具体，如"通过健康教育使居民改变不良生活习惯"，这个目标就过于笼统。目标不具体的直接表现就是目标的可测量性较差。例如，在上述目标中，不良生活习惯的改变就难以测量。此外，可完成和可信也是容易受到忽视的方面。以某社区糖尿病干预计划为例，其目标是"通过一年的健康教育，降低该社区糖尿病患者的死亡率和并发症的发生率与致残率。"在这个目标中，降低糖尿病患者的死亡率与致残率已经属于三级预防的目标，单纯依靠社区医疗力量已经无法达到。另一方面，降低并发症的发生率虽然属于二级预防目标，但也不是仅仅依靠安排十几次讲座就可以达到的，而是需要综合运用讲座、社区护士个体化咨询、患者同伴教育等手段来完成的。因此，一个良好的具体目标应当可以回答"对谁？将实现什么变化？在多长时间之内实现这种变化？在什么范围内实现这种变化？变化程度多大？如何测量这种变化？"例如，"通过1年的健康教育，使社区内体质指数超过28，的老年人中有30%体质指数下降到24以内"就是一个较好的具体目标的例子。在这个目标中明确回答了对谁（体质指数超过28的老年人），实现什么变化（体质指数控制在24以内），在多长时间之内实现这种变化（1年），在什么范围内实现这种变化（社区内），变化程度多大（30%的目标老人）等问题；对于如何测量的问题则可以在计划中详细阐述。

（四）制订健康教育计划

当健康教育目标确定以后，就需要制订健康教育计划了，其目的是准确地阐明健康教育的内容，即确定具体培训哪些内容，给予多少知识和技能以及如何培训这些技能。健康教育计划的制订主要是通过任务分析的方法来完成。

1. 任务分析

设计健康教育的具体内容，首先应对教育对象所要完成的任务进行分解剖析，从分解后的每一部分任务中去寻找需要进行教育的具体内容。其基本原则就是把每一项工作看成是由一系列任务组成的，每一个任务包含不同的子任务，每个子任务的执行都需要一定的能力和技能，而这些能力与技能就是需要进行健康教育的内容。换而言之，健康教育的实质就是培训那些为完成任务所必须具备的知识、态度、交流技能、操作技能和决策技能，而后三者又可以看作为行为技能（图11-1）。

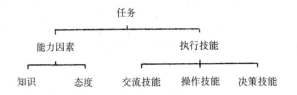

图11-1　任务分析图示

下面以对社区糖耐量受损人群进行健康教育为例进行任务分析和确定健康教育内容的示例。

依据《中国糖尿病防治指南》中的要求，为减少糖耐量受损人群糖尿病的发生率，需要完成的任务包括重点人群筛查、生活方式干预和药物干预。其中，生活方式干预这一任务又包含下列子任务：使体质指数达到或接近24，或体重至少减少5%～7%；至少减少每日总热量400～500 kcal；饱和脂肪酸摄入占总脂肪酸摄入的30%以下；体力活动增加到250～300分钟/周。根据任务分析可以确定培训内容。

（1）知识：体质指数的定义；食物的热量和饱和脂肪酸的含量；食物烹调方法对热量摄入的影响；有益于减少热量摄入和饱和脂肪酸摄入的食品；体力活动的定义。

（2）态度：相信减低体质指数可以降低糖尿病的发生率；认为可以通过调整饮食和适度运动来控制体重；相信自己可以改变以往的生活习惯。

（3）交流技能：能够向医护人员描述自己目前的生活习惯；能够与同伴交流改变不良健康行为的好处；能够正确寻求医护人员的协助。

（4）操作技能：学会/掌握正确的体重称量方法；正确的食物烹调方法；正确的运动方法。

（5）决策技能：正确选择低热量、低饱和脂肪酸的食品；正确选择适宜的运动；合理安排每日运动时间以便长期坚持。

如果觉得这样的分析还是较为笼统，可以进一步分析子任务的子任务，如在上述例子中可以再进一步分析"饱和脂肪酸摄入占总脂肪酸摄入的30%以下"这个子任务所需要的能力因素和技能因素，以便使健康教育的内容更为具体化。

2. 选择评价方法

通过任务分析得出教育内容之后，可以根据需要培训的内容选择评价方法。知识性的内容可以通过让社区居民复述、解释、判断正误及举例说明的方法来评价其对知识的掌握程度。态度方面的内容可以通过访谈、观察等方法进行评价。交流技能可以通过实例示范或访谈的方法来评价。操作技能可以通过让居民实际操作演示的方法评价。决策技能则可以通过观察、示范、判断正误的方法来评价。

3. 完成健康教育计划

明确的健康教育计划可以帮助社区护士准备教学内容、用具以及合理安排时间及准备评价用具，同时还可以使不同的护士在进行相同的健康教育内容时保持一致。

三、社区健康教育方法与技巧

所谓"工欲善其事，必先利其器"，要想获得良好的健康教育效果，必须合理选择教育方法。在社区中进行健康教育可以针对个人、家庭和群体，采取多种多样的方法。社区护士常用的健康教育方法有健康教育专题讲座、健康咨询、发放健康教育宣传材料等。社区护理人员掌握健康教育的基本方法和技能，将大大促进社区卫生服务中健康教育的开展，不断提高为社区居民健康服务的水平。

（一）健康教育专题讲座

健康教育专题讲座是专业人员就某一专题向社区的相关人群进行理念、知识、方法、技能等的传授。如糖尿病患者的饮食治疗、高血压患者的家庭用药指导等。在健康教育专题讲座中可能用到的方法和技巧主要有讲授、提问与讨论、角色扮演与案例分析、示教与反示教等。在具体实践过程中，社区护士可以根据教育对象的特点和教育内容的不同，综合选择这些技巧和方法。

1. 讲授

讲授适用于传授知识，是最常用的教育方法，常常用来传授机制、定义或概念性的知识等，用其他方法不容易表达清楚，必须使用讲解、逻辑推理等方法方能阐明的部分。社区健康教育中的讲授最好能满足短小精悍、重点突出、直观生动的特点。

（1）短小精悍：是指讲座规模与讲座时间不宜过大过长。一般社区健康教育活动每次人数不超过30个，这样有利于护士和听课者之间的互动，能够提高居民听课的兴趣，也有利于护士观察居民的反应。每次讲授的时间也不要过长，最好不要超过 2 h，一般以 30 ~ 60 min 为宜。一般成年人注意力集中的时间大约在 1 h，过长的时间容易引起听课者的疲劳，降低讲授效果。

（2）重点突出：在制订健康教育计划时，应当明确所讲的核心知识点是什么。所谓核心知识点，就是在任务分析中确定的为了达到目标所必须掌握的各种知识与技能。讲授时要给重点内容留出充分的讲授时间，以保证居民可以充分理解所讲的内容。需要的话还可以结合其他的方法反复强调或解释重点内容。

（3）直观生动：讲授时选用的教具以直观教具为宜，如挂图、模型等。直观的教具可以加深居民的理解，提高讲授效果。讲课的语言则应当生动鲜活。用居民可以理解的生活用语代替专业用词，用居民身边的例子代替枯燥的说教的方式可以起到提高讲授效果的作用。

以讲解高血压的监测为例，可以先用小区里高血压患者发生的危险情况作为开端，吸引居民关注高血压的危害性。接下来讲解什么是高血压，此时注意用"高压""低压"代替"收缩压""舒张压"这样的专业术语。接下来就是有关血压监测的意义和方法的讲解，这应当是这一次课的重点，至少要将一半以上的时间留给这部分内容。此外，还可以辅助以常用的血压监测的仪器的实物或照片，以便加深居民的印象。

讲授时容易出现的问题是护士单方面向居民灌输知识，此时教育效果不如启发居民学习的动机、与居民产生双向互动的效果好。在上面的例子里，讲授开始时使用的实际例子就是启发居民学习动机的方法，而在讲解血压测量的方法时，还可以向居民提问或请居民协助做示范，这种互动既可以提高居民的学习兴趣，又可以改善居民的注意力，提高讲课效果。

2. 提问与讨论

提问和讨论是鼓励居民参与到健康教育互动中来的最常用的方法。一般由护士提出希望大家回答或讨论的问题，然后通过居民的反馈或讨论来了解其对相关内容的认知程度、态度或其他相关技能的掌握程度。提问既可以用于讲授或讨论前的评估，也可以用于健康教育后的评价手段。而讨论则可以通过居民之间的互相交流、互相启发，起到调动居民学习积极性、丰富教学内容、提高教学效果的作用。提问和讨论适用于培训知识、态度、交流技能、决策技能，是使用广泛的健康教育方法。

（1）提问的要点：①问题应当是经过精心准备的，或者能够激发学习兴趣，或者可以开启思路，或者用于评估或评价。②提问之后要给居民留有充分的时间进行思考和反馈，让听众有时间消化问题才能强化认识、加深思考，问题与答案连接过分紧密会降低提问的效果。③当居民对问题进行反馈或讨论时，不要急于评价正确与否，应当为居民提供充分发表自己意见的机会。过快地对居民的看法进行评价容易打消其思考和表达的积极性，对以后类似的活动造成阻碍。④不要过度使用提问。每一次提问都可以吸引居民的注意力，提高他们听课的兴奋性，但过度使用会导致听众疲劳，减弱教育效果。

（2）讨论的要点：①控制分组讨论的人数。如果希望讨论气氛热烈、每个人都能够发表看法，则应控制每组讨论人数以 5 ~ 6 人为宜，最多不要超过 15 ~ 20 人。②明确需要讨论的内容。要提前充分准备，对需要讨论的内容和中间可能出现的问题要做到心中有数，以便控制讨论的节奏与方向。③讨论的时间要充分。根据讨论内容决定讨论时间，一般至少需要 5 ~ 10 min。这样才能保证每个人都能有时间思考和表达。④护士在讨论中起到主持的作用。由护士根据讨论的内容和预期的目的来引导讨论的方向与节奏，同时可以做记录。注意在讨论过程中也不要评价居民反应正确与否，以防阻碍讨论的进行。⑤在讨论结束后要及时总结。每一次讨论都有其预期的目的。如果是评估，则在讨论后要将评估的结果予以小结；如果是评价，则在讨论后应当对居民的反应予以评判，说明其对知识或技能的掌握程度如何，应当如何保持或改进。

以促进母乳喂养的健康教育为例，在开始课程之前可以先提问，"请各位妈妈们都说说你们现在用的是哪种喂养方法呀？为什么你们愿意使用这种方法喂养孩子呢？"这是对喂养现状的评估。根据评估结果，护士可以讲授母乳喂养与人工喂养相比所具有的优点。之后，可以组织妈妈们讨论：目前导致她们不愿意母乳喂养的原因是什么？那些选择了母乳喂养的妈妈是如何克服这些困难的？此时应当鼓励听众踊跃表达自己的看法，护士仅仅起到记录和鼓励所有人都发言的作用。在讨论之后护士还应当总结大家的意见，针对干扰母乳喂养的因素提出一些解决的方法或建议。整体时间控制在 1 h 左右，根据参加人数，保证讨论时间不少于 5 ~ 10 min。

3. 角色扮演与案例分析

角色扮演是一种独特的教学方法，它主要用于改善态度和交流技能，培训决策技能时也可以使用这种方法。而案例分析主要用于培训决策技能和解决问题的方法。这两种方法有很多相似的地方，在实际工作中有时会混合使用。为完成一次角色扮演或案例分析，一般经过下列几个步骤：

（1）编写脚本或案例：编写的内容必须与教育内容密切相关，同时应当具有典型的背景、人物、人物关系。为提高教育效果，可以准备正反两个脚本，或者可以选择社区中实际发生的案例进行改编。

（2）组织角色扮演或案例分析：首先，确定角色时本着自愿的原则，决不能强迫。接下来护士需要给表演者解释剧情和各自扮演的角色的特点，保证其能够按照角色的特点表演。之后向观众解释他们需要观察的内容。整体表演时间以 5 ~ 10 min 为宜，过于冗长会令人厌烦。表演结束后，护士可以提问观众对表演的反应，或者请扮演者陈述自己的感受，最后进行小结。组织案例分析的过程一般包括介绍案例、讨论案例、汇报与总结 3 个步骤，与分组讨论的方法相似，在此不再加以赘述。

4. 示教与反示教

要达到最好的教育效果，必须同时提供给受教育者听、看和动手实践的机会，示教与反示教就是这样一种教育方法。所谓示教与反示教是指由教育者为教育对象演示一个完整程序及正规的操作步骤，然后由教育对象在教育者的帮助指导下重复这一正确操作的全过程。示教与反示教是培训操作技能的最重要的方法。在进行示教与反示教时应当注意以下几个问题：

（1）充分准备：教育者在进行示教前必须对所示教的内容有充分了解。以示教血压测量为例，护士不但要能够正确进行血压测量的步骤，还要对血压测量过程中容易出现的问题和需要注意的地方有深刻认识，这样在示范的时候才能够既准确又有针对性。此外，在社区开展的健康教育活动一定要立足于居民实际生活情景。还以测量血压为例，护士不但要能够正确使用水银血压计，还要能够使用家庭中常见的电子血压计。因此在准备教具的时候，不能仅仅准备医院里常见的，更应当准备家庭中常见的用具。还要注意的是，为保证练习效果，需要准备数量充足的教具，以便每个受教育者都有机会练习。

（2）分解示范：对居民不太熟悉的各种操作，尤其是较为复杂的操作，或者教育对象是年纪较大的老人，应当把整个操作过程分解成一个个简单的步骤，让受教育者掌握每一个分解步骤之后，再连贯操作。护士可以先连贯地将操作过程示范一次，然后分解示范每一个步骤，并同时讲解每个步骤的操作要点，最后再连贯示范全过程一次。

（3）指导反示教：在护士讲解和示范完毕后，应当让居民进行反示教，即练习。当居民在反示教的过程中，护士需要仔细观察居民每一个步骤是否正确，及时给予指导或纠正。首先可以让居民对每一个步骤单独练习，当每一个步骤都正确无误之后，则开始连贯地进行全部操作的反示教，此时主要是增加受教育者的熟练度。

（二）健康咨询

咨询就是通过帮助咨询对象分析明确他们的问题和提供正确的信息，帮助咨询对象自己做出正确的决定。健康咨询则是围绕健康问题展开的咨询。作为健康教育的形式之一，社区护士进行的健康咨询常常是一对一、面对面的咨询，此时护士不但要有丰富的医学护理知识，还要能够正确运用人际交流技巧。

1. 健康咨询的基本步骤

健康咨询有6个基本步骤，而每一步骤又都需要不同的交流技能，各步骤间是相互衔接并需要不断地反复循环使用于咨询过程中。

（1）问候：咨询中的问候不是一般的寒暄，而是与咨询对象建立良好关系的关键性开始，特别是初次见面时的问候。护士不仅要衣着整洁、热情、大方，还要态度真诚。此时，要合理运用语言与非语言沟通技巧，尤其是非语言沟通技巧，让居民产生亲切和信任的感觉，这样才会将自己的真实问题告诉护士。需要注意的是，护士不要将自己的情绪带进咨询过程中，在整个咨询过程中都应该保持积极、宽容的心态，这样才能使健康咨询顺利进行。

（2）询问：询问先从一般性问题问起，逐渐深入到问题的本质。此时宜多使用开放性问题。如"今天感觉如何？""这两天血糖控制得如何？"在交谈中，护士要认真倾听，不要随便打断对方的讲话，以免导致其不能充分表达自己的问题。当居民提出问题之后，护士还要注意自己的反应，应当以正面、积极的反应为主，尽量不要简单评价对与错。

例如，一名新近诊断为糖尿病的老人对护士倾诉："自从诊断为糖尿病以后，我就什么都不敢吃了。以前我一顿可以吃四两米饭，现在最多吃一两，饿的我好难受！"护士适宜的反应可以是："是呀，饭量从一顿四两一下子减到一顿一两，这样恐怕谁都难以适应。可是糖尿病患者也可以吃饱呀。您如果有时间的话，我就给您说说怎么才能吃得饱又不会影响血糖，好不好？"在这段话中，护士首先理解了患者的感受，让他感觉到自己被接纳，之后又提出建议，进而引导患者学习食品交换份法。如果护士说的是："谁让您什么都不吃的？糖尿病患者也不是什么都不能吃呀？来，我给您说说怎么吃。"与上一种方式相比，护士这样的表达会让对方感到自己的行为受到了否定，这种情况下，护士即便给患者讲解，也不容易引起对方的共鸣。

（3）讲解基本知识及方法：讲述和介绍一些基本知识与技能需要利用健康教育的手段。但由于此时教育对象比较单一，常常就只有1个居民在听，因而要针对前来咨询的人的具体情况给予讲解，做到有的放矢。例如，有位居民前来询问母乳喂养的方法，护士就可以不必从母乳喂养的优点谈起，而是直接介绍母乳喂养的具体方法。常用的教育手段可参见前面健康教育方法的介绍。

（4）帮助咨询对象做出合理的选择：咨询是帮助咨询对象做出选择，而不是强迫和劝告。这是护士在进行健康咨询中需要注意的重要问题。作为专业人士，护士常常会下意识地认为自己的建议都是正确的，因而忽略了居民才是真正最了解自己生活的人。要知道，一个人如果不是自觉自愿地做出改变，那么即便是暂时发生的改变，也无法持续很久。在社区健康教育与咨询的内容中，改变生活方式的内容占了很大的比重。对这一类的知识，如果居民不是发自内心的认可接受的话，是很难真正持久地改变自己的习惯的。因而,护士此时要做的是,客观地从各个方面为居民分析利弊,最终让居民自己作出决定。当然,护士此时可以有一定的倾向性。例如,一名高血压患者对是否有必要每日监测血压有疑问,则护士可以向其介绍监测血压的重要性,同时询问是什么原因使他觉得不需要每日监测,然后针对这些原因提出解决的方法。如果最终居民还是没有接受建议,护士也不应该批评对方,而是可以通过主动为其测量血压的方法来完成血压监测。

(5)解释如何使用这些方法:如果希望知识真正转化为行为,则如何运用知识是很重要的问题。同样的,在健康咨询中护士除了讲解基本知识以外,还需要教导居民如何运用这些知识。尤其需要注意的是,知识的运用方法一定要符合居民本身的实际情况。如介绍家庭消毒方法时,应当以家庭内已有的设施为基础,如蒸煮、微波消毒、阳光暴晒等,而不一定非要使用消毒柜。只有符合居民实际条件又简便易行的方法才最容易被居民接受。

(6)接受反馈:接受反馈实际上发生在咨询的每一个步骤当中,每当护士讲解时或讲解后应当注意倾听和观察居民的反应。根据对方的反馈调整下一步要咨询的内容。例如,某位老人因为血压一直控制不稳定前来咨询,经询问,他一直没有改善饮食习惯。于是,护士开始向其讲解高血压患者饮食调节的方法,可是老人表示对此已经很熟悉,并且能够准确说出具体方法。此时护士就应当及时调整咨询方向,转而询问究竟是什么原因使老人无法改善饮食习惯,进而提出相应的解决方案。此外,对咨询对象的随访与追踪也是接受反馈的方法之一,尤其是慢性病管理中,长期连续的追踪有利于调节咨询方案,以便更好地为居民服务。

2. 健康咨询的特点

成功而有效的咨询往往具有以下特点,也是护士在健康咨询中需要遵循的。

(1)良好的人际关系:信任是良好人际关系的基础,成功的健康咨询也是以信任为基础的。为建立良好的人际关系,护士必须合理运用沟通技巧,从初次见面开始就发展出相互信任和接纳的关系。

(2)宽松的沟通氛围:在健康咨询中应当允许居民充分地表达自己的意见,无论其问题如何,护士都应该保持着开放与接纳的态度,让对方感到无论自己有什么问题都不会被批评否定。此外,护士的咨询建议也不应该是强迫对方必须执行的,而是充分尊重居民的选择权,由居民自己作决定。开放宽松的沟通氛围有利于咨询的顺利进行。

(3)准确地发现问题:发现问题是解决问题的基础。社区护士在健康咨询中要保持一颗敏感的心,要能对居民的情况感同身受,这样才能准确发现对方的问题。尤其是对于一些隐藏的问题,可能居民本人也说不清楚,这时就需要护士利用专业技能来帮助居民分析和确认问题了。如一位脑卒中患者的家属告诉护士该患者不配合康复。评估后护士发现,一方面这名患者十分迫切地希望康复,另一方面又总是不愿意进行训练。为找出问题所在,护士连续几天上门为患者进行康复训练,还亲自为其进行示范。最终发现,原来家属使用的一些辅助器械与患者的身体不相称,导致患者在使用过程中肢体疼痛,而他本人语言表达又有困难,无法与家属沟通,最后只好选择抵制康复训练的方法来表达。在这个例子中,正是由于护士能够亲自尝试患者的训练过程,才发现了问题。因而,切实体验居民的感受是发现问题的关键。

(4)合理建议:健康咨询的建议应当是针对咨询对象的实际情况、能够确实解决其问题而又简便易行的方法。千篇一律、笼统模糊的建议是难以被接受的,只有结合实际情况、可操作性强的建议才会受到居民的欢迎。如在有关均衡膳食的咨询中,说明每日应当摄入多少热量、蛋白质、脂肪、碳水化合物不算好的建议,只有把这些数字转化成相当于多少菜、多少饭、几个鸡蛋、几两肉这样具体的食物时,才是真正解决问题的建议。

(5)保密:由于健康咨询与居民的生活密切相关,因而可能会涉及一些个人隐私问题,所以护士一定要注意遵守保密原则,不可以把居民的情况随便告诉给其他人。这是建立信任的基础。

(三)健康教育资料的设计制作

在进行健康教育时,如何选择和制定合适的教育资料是一项关键性的工作。在社区工作中,除了利用现有的健康教育资料以节省时间和经费外,很多情况下需要制作新的材料。制作健康教育资料应当注意以下的问题:

1．正确选择健康教育资料的媒介

按照媒介的特性不同，教育资料可以分成印刷类媒介和电子类媒介两大类型。基于制作简便、费用低廉的优点，印刷类媒介是最常见的类型。所谓印刷类媒介，就是一般所说的文字性资料，常见的有标语、宣传册或宣传单、宣传画等。其主要的优点是可以让居民享有阅读的主动权，不会产生强迫对方接受的感觉。此外便于保存也是印刷类媒介的一大优点。但由于阅读的主动权在居民手中，为提高阅读兴趣和效果，社区护士需要结合社区居民的特点及需求制作宣传资料，以保证受众的范围。相比较而言，电子媒介，也就是所谓的视听性资料，受众面就比较广，而且传播迅速、生动逼真，因而成为现代社会广为使用的传播手段。但其缺点是需要专业人员制作、费用高昂，因而在一般社区内的小型健康教育中并不经常使用。

2．合理安排健康教育资料的内容和形式

电子媒介的健康教育资料制作过程比较复杂，专业性强，因此通常不是由社区护士制作完成。此处仅介绍印刷类媒介的设计制作。

（1）标语：是最简练和最富有宣传性的一种健康教育形式。为吸引居民的注意，标语应当颜色鲜艳、字体醒目。而标语的内容则应当言简意赅而又具有鼓动性。例如，在小区门口张贴黄底红字的大标语"每天运动一小时，健康长寿过百岁"。要注意的是，由于字数有限，标语最主要的目的就是要告诉居民该做什么。如果还有空间，则可以说明为什么这么做以及如何去做。如"均衡饮食好"就说明了要求做什么。而"均衡饮食保健康"则说明了做什么和为什么这么做。"膳食宝塔为基础，均衡饮食保健康"中则包含了全部3个方面的信息。

（2）宣传册或宣传单：是印刷类宣传品中最常用而效果较好的一种。一般适用于内容较多、文字较长的情况。宣传单（册）常常被作为讲座的辅助资料，因而内容应当与讲座密切相关，既可以是讲座重点内容的总结或再现，也可以是讲座内容的补充。例如，讲解糖尿病食品交换份法时，宣传册的内容可以是食品交换份法的具体操作步骤，也可以是常见食物的食品交换份值。在形式方面，图文并茂的宣传单（册）更容易吸引居民的学习兴趣。制作出的宣传单（册）文字与纸张的对比应当强烈，字体应当清晰、大小适中，方便居民，尤其是老年人阅读。

（3）宣传画：是利用直观形象的方式进行健康教育，而且不受文化水平的影响，突破文字和语言的限制，是社区居民喜闻乐见的宣传方式。好的宣传画应当主题突出、色彩鲜明、清晰易懂。如果要配以文字，则注意不可喧宾夺主。

第三节　居民健康档案

健康档案是社区卫生机构和乡村卫生院为城乡居民提供社区卫生服务过程中的规范记录，是以居民个人健康为核心、家庭为单位、社区为范围，贯穿整个生命过程、涵盖各种健康相关因素的系统化文件记录。是居民享有均等化公共卫生服务的重要体现，也为各级政府及卫生行政部门制定卫生服务政策提供重要的参考依据。基层医务人员以健康档案为载体，为城乡居民提供连续、综合、适宜、经济的公共卫生服务和基本医疗卫生服务。

一、居民健康档案的建立及内容

（一）建立居民健康档案的意义

居民健康档案是开展基本公共卫生服务和基本医疗服务的重要记录资料，在保证服务质量、科研教学等方面均有十分重要的作用，其意义在于：

1．掌握居民一般状况，包括健康水平、危险因素、家庭问题以及可以利用的家庭和社区资源；为制订治疗方案、预防保健计划提供依据。

2．及时汇总医疗卫生服务信息、更新健康档案，动态记录居民健康状况评价居民、家庭健康状况。

3．评价社区卫生服务质量和技术水平的工具之一。

4. 系统而规范的居民健康档案为医学教学、科研提供实践依据。

（二）居民健康档案的建立方法

1. 建档对象

以辖区内常住居民，包括居住半年以上的户籍及非户籍居民，以 0～6 岁儿童、孕产妇、老年人、慢性病患者和重性精神疾病患者等人群为重点。

2. 建档方法

为居民建立健康档案的方法很多，入户建档是常用的方法，尤其是为上班族建档，但更应该充分利用各种机会首先为重点人群建立健康档案。比如：辖区居民到乡镇卫生院、村卫生室、社区卫生服务中心（站）接受服务时，或通过入户服务（调查）、疾病筛查、健康体检时等，应及时宣传建档的意义，并为之建立健康档案。

3. 建档原则

首先应以政策引导、居民自愿为原则，其次要突出重点、循序渐进。优先为老年人、慢性病患者、孕产妇、0～6 岁儿童等建立健康档案。建档时更应资源整合、信息共享，以基层医疗卫生机构为基础，充分利用辖区相关资源，共建、共享居民健康档案信息，逐步实现电子信息化。

4. 建档流程

居民在利用社区卫生服务常规门诊时建立健康档案，并进行建档后的第一次健康体检。

（三）居民健康档案的内容

在我国，健康档案内容分成 3 个部分，即居民健康档案、家庭健康档案、社区健康档案。从下面案例中可以了解到居民健康档案、家庭健康档案内容。规范的健康档案应包括以下基本内容：

1. 居民健康档案

个人健康档案的内容包括个人基本信息、健康体检、重点人群健康管理记录和其他医疗卫生服务记录。

（1）个人基本情况。①人口学资料：姓名、年龄、性别、住址、电话、受教育程度、职业、婚姻、种族、经济状况、身份证号、医疗保险号等。②健康行为资料：吸烟、饮酒、饮食习惯、运动、就医行为等。③临床资料：疾病史、心理状况和家族史等基础信息。

（2）健康体检：周期性健康体检，含一般物理检查及部分辅助检查项目，了解健康状况，进行健康评价，目的是早期发现常见的疾病及危险因素及时采取防治措施，提高生活质量。

（3）重点人群健康管理：包括国家基本公共卫生服务项目要求的 0～6 岁儿童、孕产妇、老年人、慢性病和重性精神疾病患者等各类重点人群的健康管理记录。

（4）其他医疗卫生服务记录：包括上述记录之外的其他诊疗、会诊、转诊记录等。

总之与居民健康管理有关的资料均应归入居民健康档案中，如非药物干预记录、老年自理评估记录、老年居家环境安全评估记录等均应归入居民健康档案中。

2. 家庭健康档案

家庭健康档案是以家庭为单位，记录其家庭成员和家庭整体有关健康基本状况、疾病动态、预防保健服务利用情况的系统资料。

包括家庭基本资料、家系图、家庭生活周期、家庭主要问题目录、问题描述等。

（1）家庭基本资料：包括家庭住址、电话、人数及家庭其他成员基本信息，与户主关系，按照年龄大小依次填写。

（2）家系图：以绘图的方式表示家庭结构及各成员的关系、健康状况等，是简单明了的家庭评价综合资料。

（3）家庭生活周期：从建立家庭至家庭成员死亡，通常家庭生活经过 8 个阶段，每个阶段包含了正常和可预见的转变，但还会遇见不可预见的危机，如夭折、离婚、失业、患上慢性病等，因此会使家庭生活的阶段发生变异，如离婚、再婚、独生子女离家上学、工作使家庭立即进入空巢家庭等。

（4）家庭主要问题目录：记录家庭生活周期各个阶段存在或发生的重大生活压力事件。记载家庭生活压力事件及危机的发生日期、问题。按发生的年代顺序逐一编号记录。

3. 社区健康档案

社区健康档案是以社区为基础的卫生保健服务的必备工具，是了解社区卫生工作状况、确定社区中主要健康问题及制订卫生保健计划的重要资料。

通过居民卫生调查、现场调查和现有资料收集等方法记录反映社区主要环境特征、影响居民健康问题以及解决问题可利用的资源，确定社区的疾病防治重点和健康优先解决的问题。

社区健康档案包括社区基本资料、卫生服务资源、卫生服务状况、居民健康状况等几个部分。

二、健康档案的应用与管理

（一）健康档案的应用

按照国家基本公共卫生服务规范要求，下列情况均应使用健康档案：

1. 已建档居民到乡镇卫生院、村卫生室、社区卫生服务中心（站）复诊时，应持居民健康档案信息卡（或医疗保健卡），在调取其健康档案后，由接诊医生根据复诊情况，及时更新、补充相应记录内容。

2. 入户开展医疗卫生服务时，应事先查阅服务对象的健康档案并携带相应表单，在服务过程中记录、补充相应内容。已建立电子健康档案信息系统的机构应同时更新电子健康档案。

3. 对于需要转诊、会诊的服务对象，由接诊医生填写转诊、会诊记录。

4. 利用健康档案中提供的信息进行生活方式、家庭存在问题等干预，并记录于健康档案中。

（二）健康档案的管理

健康档案应统一存放于城乡基层医疗卫生机构。根据有关法律法规，城乡基层医疗卫生机构提供医疗卫生服务时，应当调取并查阅居民健康档案，及时记录、补充和完善健康档案。做好健康档案的数据和相关资料的汇总、整理和分析等信息统计工作，了解和掌握辖区内居民健康动态变化，并采取相应的适宜技术和措施，对发现的卫生问题有针对性地开展健康教育、预防、保健、医疗和康复等服务。以居民健康档案为平台，促进基层医疗卫生机构转变服务模式，实现对城乡居民的健康管理。

基层医疗卫生机构应建立居民健康档案的调取、查阅、记录、存放等制度，明确居民健康档案管理相关责任人，保证居民健康档案的正确使用和保管。

居民健康档案的管理要遵守档案安全制度，不得损毁、丢失，不得擅自泄露健康档案中的居民个人信息以及涉及居民健康的隐私信息。除法律规定必须出示或出于保护居民健康目的，居民健康档案不得转让、出卖给其他人员或机构，更不能用于商业目的。

（三）社区护士对健康档案的利用

在开展社区护理工作中，社区护士通过利用社区居民健康档案，为居民提供及时、有效的护理。

1. 社区护士对个人健康档案的利用

（1）建立、完善健康档案：在社区居民首次就诊时，社区护士收集个人的一般资料、健康状况、健康问题等信息，为社区居民建立个人及家庭档案。如果是儿童，应记录免疫接种情况，以便查漏补种；如果是孕妇，应记录孕期检查时间、内容等；慢性病患者的记录内容包括就诊时状态、医疗史、家族史、病情及治疗用药效果、饮食及运动习惯、嗜好等。当个人、家庭的基本情况（如住址、电话等）发生变动时，根据情况及时修订，以完善档案记录。

（2）追踪、补充随访记录：将社区居民接受护理照顾或疾病监测等动态信息及时录入健康档案，使个人健康信息动态、完整，为全科医师的诊疗提供依据。

2. 社区护士对家庭健康档案的利用

（1）家庭健康评估：社区卫生服务是"以家庭为单位"的管理，通过对家庭健康档案的信息查询，使社区护士了解家庭的基本特征，家庭内、外环境，家庭结构和功能，从而对家庭的健康状态及影响健康的因素作出整体的评估，制订出护理管理计划。

（2）协助家庭成员适时调整角色，促进家庭支持：通过家庭健康档案，了解家庭成员的特点，动员家庭成员调整内、外资源来改善家庭功能，对慢性病患者在情感、经济、平衡膳食、合理运动等方面给予支持，缓冲慢性病患者的精神压力，解决健康问题。

3. 社区护士对社区健康档案的利用

（1）社区健康评估：通过社区卫生诊断，评估社区人口群体特征，包括人口数量、构成、健康状况、职业和医疗保障等，掌握社区资源，根据社区健康问题，为制订社区健康教育计划、社区护理计划提供参考。

（2）对特殊人群进行干预管理：利用社区健康档案中的信息，对特殊群体进行健康管理，可以使工作效率显著提高。通过对健康档案中的慢性病高危人群、空巢老人、低保人群、职业人群等标识的检索，了解特殊人群的特点、生活方式、存在的躯体、心理等方面的问题，追踪、记录特殊人群的身体功能及精神变化，以便提供持续性的照顾和护理。

（3）开展流行病学调查，进行科学研究：健康档案可以提供完整、详尽、客观的居民健康资料，是流行病学调查和护理研究的重要参考资料。

第四节　社区护理中的沟通技巧

随着社区卫生服务的不断发展壮大，越来越多的患者愿意到社区卫生服务中心（站）来就诊，基于社区卫生服务工作的特殊性，要求社区卫生服务机构的医务人员对待患者更要及时周到、细致灵活，因为医患沟通是医患关系建立后实现医患双方共同参与疾病诊治、恢复健康的重要环节，它贯穿于医疗的全过程，实施有效的医患沟通不仅有利于医疗质量提高；也有利于和谐医患关系的建立；还有利于化解或消灭医疗纠纷；更有利于推动医疗卫生事业的可持续发展。

一、沟通的基本概念

（一）沟通和有效的沟通

1. 沟通

（1）沟通：是指信息传递的过程，而护患沟通就是在医疗卫生领域中，护患之间通过语言和非语言的交流方式分享信息、含义和感受的过程。

（2）沟通过程中的要素。①沟通者：在人际沟通过程中，至少有两个人参与信息交换，而且在持续的信息交换过程中，每一个人既是信息的来源（发送者），又是信息的受者（接收者）。②信息：沟通者通过语言和非语言的信息传递含义。③渠道：是信息得以传递的物理手段和媒介，是联结发送者和接收者的桥梁。④反馈：反馈是当发送者确定信息是否已经被成功地接收，并确定信息所产生的影响的过程。

2. 有效的沟通

（1）有效的沟通：护患（医患）之间进行了开放式的沟通，患者被告知了他们的诊断和治疗，而且被鼓励表达出了他们的焦虑和情感。

（2）护患沟通技能的评价标准：①事件发生在什么地方（Where）？②沟通者是谁（Who）？③沟通者的什么特征是重要的（What features）？④在沟通过程中实际发生了什么（What occurs）？⑤结果是什么（What outcome）？⑥为什么沟通被认为是有效的／无效的（Why effective/ineffective）？

（二）沟通的基本形态

1. 语言沟通

在所有沟通形式中，语言沟通是最有效、最富影响力的一种。古代西方医圣希波克拉底说过："医生有两种东西可以治病，一是药物，二是语言。"语言与药物一样可以治病，许多患者会对他信赖的大夫说："我一看见您，病就好了一大半。""听您这么一说，我感觉好多了。"消极的医患关系不仅增加患者的痛苦体验，还降低患者对医嘱的依从性，所以全科医生接诊时应十分注意遣词用句。

使用语言、文字或符号进行的沟通称为语言沟通，语言沟通又可细分为口头沟通和书面沟通。近年来，随着电子技术的发展，电子沟通也成为一种常见的语言沟通形式。例如，通过电话、广播、电子邮件等进行的沟通。

书面沟通是以文字及符号为信息载体的沟通交流方式，一般比较正式，具有标准性和权威性，同时具有备查功能。书面语言沟通在护理工作中占有十分重要的地位，应用于社区护理工作中的各个环节，如交班报告、护理记录、体温单、健康教育手册等。社区护理记录即以文字、图表等形式记录社区居民的健康档案，家访记录，健康教育的程度，以及免疫规划的过程等，它不仅是对患者进行正确诊疗、护理的依据，同时也是重要的法律文书。

口头沟通是指采用口头语言的形式进行的沟通，包括听话、说话、交谈和演讲。它一般具有亲切、反馈快、灵活性、双向性和不可备查性等特点。社区护理工作中的收集病史、健康宣教、家庭访视等多通过口头沟通完成。电子沟通是指通过特定的电子设备所进行的信息交换，具有方便、快捷等优点。例如社区护理工作中的电话随访等，都是通过现代化的沟通方式实现的。此外，通过电子邮件的方式为患者提供健康服务的沟通方式也在逐渐增加，这就需要社区护理人员掌握必要的电脑操作技术和网络等电子资源的应用技能。

在使用语言沟通时我们可通过选择合适的词语、语速、语调和声调，保证语言的清晰和简洁，适时使用幽默，选择合适的时间和相关的话题等方法来提高语言沟通的有效性。在护理实践活动中，护士应做到与患者交谈时使用其能理解的词汇，忌用医学术语或医院常用的省略语；使用文明和礼貌用语。例如，要求患者配合时用"请"；保证语义准确，避免对患者形成不良刺激；由于护士的语言既可治病，又可致病，护士用语必须审慎，尽量选择对患者具有治疗性的语言，使患者消除顾虑、恐惧并感到温暖；同时，在传递坏消息时要使用委婉的语言。如何提高自身的说话艺术，将信息顺畅、准确地传递给患者，值得我们护理人员不断地研究和探索。

2. 非语言沟通

非语言沟通作为语言沟通技巧的有益补充，不仅能独立传递情感信息，还起着加强言语表达的作用。非语言沟通具有较强的表现力和吸引力，又可跨越语言不通的障碍，故往往比语言信息更富有感染力。作为社区护士，我们在社区的治疗与护理中，不能只注重护士的各项操作技能和语言修养，更应该擅长与患者之间的非语言沟通技巧，注重自己的非语言性表达，以加强护患关系、增强患者安全感、信任感及提高护理沟通效果。

除了语言沟通外，在日常交流中，人们所采用的沟通方式有 60% ~ 70% 是非语言沟通方式。非语言沟通是一种使用非语言行为作为载体，即通过人的身体语言、空间距离、副语言和环境等来进行人与人之间的信息交流。即：凡是不使用词语的信息交流均称为非语言沟通。在社区护理工作中，非语言沟通显得更为重要。许多对治疗、护理有重大价值的信息都是通过护士对患者非语言行为反应的观察和理解获得的，同时患者也依靠对护士非语言沟通的观察和理解，获得了大量的信息和感受。并且，在某些情况下，非语言交流是获得信息的唯一方法。例如：护理使用呼吸机的患者或婴儿时，除了仪器的检测和实验室的检查外，护理人员还需要从患者的表情、动作、姿势等来判断出患者是否存在某些病情变化或有生理需要。

（1）身体语言：常见的身体语言表现形式有仪表和身体的外观、身体的姿势和步态、面部表情、目光的接触和触摸。在医院环境中，护士可以通过患者的各种身体语言得到有关其身体健康状况、情绪状态、文化素养、个性特征、自我概念、宗教信仰等线索，从而洞察他们的内心感受，获得其丰富而真实的信息。例如在社区卫生服务站，护士看到患者来就诊时双手抱膝、表情痛苦，甚至面色苍白时，就会知道患者可能存在严重的疼痛。在身体语言中面部表情是表达最丰富也最难解释的一种非语言行为，人类的面部表情复杂多样同时具有文化差异，善于观察并正确理解患者的面部表情是护理人员了解患者真实情况的基础。如果来社区卫生服务中心的患者双眼含泪，眉头紧皱，护士就会知道患者存在着某些不良的情绪，就需要及时地关注和倾听患者的需求。同时，护理人员可根据患者的性别、年龄、文化及社会背景，审慎地、有选择性地使用某些非语言沟通。例如，目光的接触，表情的传递以及触摸等，从而向患者传递关心、理解、安慰、支持和愿意提供帮助等情感。

（2）空间距离：即沟通双方所处位置的远近，空间距离直接影响着沟通双方的沟通意愿和沟通的感受，从而影响沟通的效果。美国人类学家爱德华·霍尔把人际交往中的距离分为以下4类，可以为社区护士的沟通距离提供一些建议。①个人距离：双方距离为 30 ~ 90 cm，一般为 50 cm 左右，主要用于熟人和朋友之间。个人距离是护患间交谈的最理想的距离，这种距离可以提供一定程度的亲近而又不会使患者感到过分亲密。在个人距离的范围内，护士和患者沟通时的坐姿等也会影响沟通的效果。最理想的坐姿是患者和护士面对面，同时保持视线的平齐，以便于目光的接触。②社会距离：双方距离为 1.2 ~ 3.7 m。主要用于正式的社交活动、一般商务、外交会议上的交往。社区护士对一组患者进行群体的健康宣教时可选择社会距离。③公众距离：双方距离为 3.7 ~ 7.5 m。主要用于公共场所中人与人之间的距离。例如，演讲或报告时。④亲密距离：双方距离为 8 ~ 30 cm，一般为 15 cm 左右，主要应用于极亲密的人之间，如情侣、孩子和家人。如果陌生人进入这种空间，会引起反感及不舒服的感觉或紧张感。在进行社区护理时，在正常的沟通过程中，护士应避免侵犯患者的亲密空间，从而保证患者沟通距离。但进行某些治疗的过程中，如肌内注射、导尿、灌肠等，如需与患者保持比较近的距离，需要提前征得患者的同意，并且注意保护患者的隐私。

二、社区护理中常用的沟通技巧

（一）护患信任关系的建立

在护理工作中，可以说良好的沟通，不仅仅建立在护士说话的艺术上，更是建立在护理过程与患者良好的护患关系上。如何建立良好的护患关系，应该多注重一些细节方面的服务，在与患者的交往中，细节主要表现在：爱心多一点，耐心好一点，责任心强一点，对患者热心点，护理精心点，动作轻一点，考虑周到点，态度认真点，表情丰富点，以及对患者尊重些，体贴些，理解些，礼貌些，真诚些，关心些，宽容些，大度些，原则些。而如何作一个值得信任的社区护士，需要在态度、知识、技术等各方面加强锻炼。

首先，要有一颗善良的爱心。只有心怀慈悲仁爱之心，才能真正理解和体谅患者的痛苦，才能真的在患者有困难的时候及时伸出自己援助之手，才能真正做到换位思考，站在患者的立场上想想患者最需要什么样的帮助。才能不怕脏累苦。例如，每次为居家的患者灌肠或拔出尿管后，都守着患者看着他们排出大小便后才心里踏实，从来没感觉到那些粪便恶心，反而因为帮助患者解除了痛苦，心中欣喜不已。其次，不断提升自己的专业水平。护士是独立思考的行医者，不是医嘱的盲从者。一直以来，越来越多的护士只是应付医嘱，盲从于医嘱工作，没有了独立的思考。在工作时只是为了完成这项任务，而忘记了自己面对的是一个活生生的患者，他们的病情随时在变化着，既往的医嘱也有不适合的时候。忘记了医生也是普通人，他们给予的诊断和治疗方案也有错误和疏忽的时候，完全执行医嘱也有错误的时候，所以好护士也是独立思考的行医者，在工作中发现问题、思考问题、查阅资料、提出自己的建议、指出医生的错误，千万不要认为医嘱都是完全正确的，不要做医嘱的盲从者，只有那样才能保护患者的安全，也保护了自己的安全。能做到这些的前提是护士必须有足够丰富的专业知识和经验，才能发现问题，提出建议，让医生信任、佩服并听从。不然自己什么都不懂，谁又能相信你，谁又敢相信你呢？要终身谨记"慎独"精神。护理工作是严谨的，一丝不苟的。护士的一点马虎或者疏忽都可能酿成大错，查对制度是老生常谈，但是很多时候往往被忽视，其结果就是出现差错，轻者自己吓一跳，重者增加患者的痛苦，导致医疗纠纷。所以不论在哪个班次，哪个时间段，都要严格要求自己，做好每一项工作，这不是给别人看的，不是给领导做的，是做给我们自己的，是为我们社区的患者和家属做的。这样做得久了，社区居民自然会相信社区护士，与自己信任的社区护士进行沟通的时候，自然会更加心平气和，坦诚相待。

（二）倾听的基本技巧

"其实，我没有帮助患者做任何事情，我所做的事情只是听。"如果护士这样说或者这样想的话，说明护士可能还没有认识到有效倾听的复杂性和它能起到的巨大作用。"只是听"好像很简单，不需要努力，不需要专门的技巧。其实不然。"听"所起的作用是很大的，因为它能鼓励患者说出他们的经历和感受，它证实患者是有思想有感情的人，有些事情要说出来。它促进了护士与患者之间的互相理解。

它给护士提供了信息，从而决定护士应该为患者做些什么。所以，倾听并不像它表面上那样简单。当护士在倾听的时候，其实许多事情正在发生。例如，护士在仔细地注意着她们听到了什么，观察到了什么。她们主要是想清楚地了解患者真正在表达什么含义，并且试图确定患者所说的话是什么意思。有效地倾听需要能够接纳患者，把注意力集中到患者身上以及具有敏锐的观察力。因此，所有这些不能说护士在倾听的时候"没有做任何事情"。

1. 倾听的过程

倾听是一个复杂的过程，包含接收、感知和解释所听到的话。这个过程始于接收信息，而且是通过视觉、声音、嗅觉、气味、触觉和运动觉这些感觉器官来综合接收信息的。倾听过程的第一步主要是通过眼睛和耳朵来接收信息。接收信息的能力依赖于护士是否做好了准备倾听患者的心理准备，即：护士是不是把注意力集中到了患者身上，而且要对这个患者和他所说的话感兴趣。接着，护士必须主动地去接收信息，而且接收到的信息必须被认为是重要的。一般的，在信息一经接收的非常短暂的时间内，护士就会对信息做出一种解释。有效地倾听不仅包括接收信息和感知信息，而且要正确解释它的含义。当护士正确解释了患者所表达的含义时，表明倾听是有效的。

2. 做好倾听的准备

有效地倾听需要一些心理上的准备以达到一种准备听的状态。护士做好听的准备是主动和全部地接受患者所表达的经历和感受的基础。信息被接收之前，必须认识到做好接收信息的状态是重要的。首先，护士必须有想要倾听患者的意向，然后，护士还需要把这种意向传递给患者。护士们经常看起来"很忙"，因此，没有时间准备倾听患者。护士匆忙的脚步和干不完的"活"占据了护士白天的大部分时间，护士实际上没有时间停下来倾听患者。以任务为中心的工作反映了一种价值观，即：完成工作任务比患者更重要。患者被遗忘了，而且患者有一种感觉是护士的时间太宝贵了，不能打扰护士。

3. 倾听的 5 个层次

最低是"听而不闻"：如同耳边风，完全没听进去。

其次是"敷衍了事"：嗯……喔……好好……哎……略有反应，其实是心不在焉。

第三是"选择的听"：只听合自己的意思或口味的，与自己意思相左的一概自动消音过滤掉。

第四是"专注的听"：某些沟通技巧的训练会强调"主动式""回应式"的聆听，以复述对方的话表示确实听到，即使每句话或许都进入大脑，但是否都能听出说者的本意、真意，仍是值得怀疑。

第五是"同理心的倾听"：一般人聆听的目的是为了做出最贴切的反应，根本不是想了解对方。所以同理心的倾听的出发点是为了"了解"而非为了"反应"，也就是透过交流去了解别人的观念、感受。

听，不仅仅需要耳朵。人际沟通仅有一成是经由文字来进行，三成取决于语调及声音，六成是人类变化丰富的肢体语言，所以同理心的倾听要做到下列"五到"，不仅要"耳到"，更要"口到"（声调）、"手到"（用肢体表达）、"眼到"（观察肢体）、"心到"（用心灵体会）。

（三）副语言的作用和意义

副语言即非语言声音，如音量、音调、哭、笑、停顿、咳嗽、呻吟等。副语言可以揭示沟通者的情绪、态度。如赞扬他人时，说话者音调较低，语气肯定，则表示由衷的赞赏；而当音调升高，语气抑扬时，则完全变成了刻薄的讽刺或幸灾乐祸。在护理实践中，护士可以通过患者的副语言了解其健康状况，如患者咳嗽的频率、持续时间、音色可帮助护士判断患者病情的严重程度、疗效如何。有些情境下，副语言所表达的实质性内容，要多于语言信息。护士要注意鉴别和倾听。

例如在家庭访视的过程中，我们与患者的家属聊天，问及是否在照顾痴呆患者的时候觉得有负担，是否需要子女的帮助，他们马上回答说："不需要不需要……"，然后皱眉，叹息，非常无助地补充了一句："他们工作都那么忙，我再苦再累也不能给他们添乱了。"从被访者的表情、语调中，我们可以察觉到比"不需要"更多的信息，这就是副语言所能传达出来的，更为丰富更为饱满，甚至更为准确的沟通信息。在社区工作中，社区护士与患者、家属甚至所管辖社区的居民关系更为密切和轻松，所以，在交流过程中更容易捕捉到副语言的作用，往往，一次皱眉，一声叹息，一次流泪，比语言表达的东西更加有用。

（四）观察在沟通中的作用

环境是影响沟通效果的一个因素，从环境的设置中，我们可以得到沟通所依存的一个背景，从而为沟通的氛围提供一些线索和信息。沟通环境是指沟通场所的物理环境和社会环境，包括周围物体的颜色，是否具有隐私性，是否是双方熟悉的场所，周围的声音、光线、温度、家具的安排和结构设计等。沟通者通过周围环境可以发送许多信息。如护患沟通时，护士选择安静、光线和温度适宜的单独房间，可以向患者传递护理人员对其尊重并会保护其隐私这一信息。

同时，在家庭访视的过程中，我们在每一次家访的时候，敲门之后，得到允许进入家中，应该首先学会的是察言观色。例如，我们到达的时候，患者穿着午睡的睡衣，睡眼惺忪地过来开门时，无论我们是否是按时到达，都应该意识到，我们打扰了患者的休息，在表示歉意后，再缓和地进入家访的正常程序，会让患者更容易接受，也更容易引导患者的思路，从梦境到现实中来。再例如，如果我们到达的时候，患者和家属都已经把水果啊，茶水啊都准备好（尽管家访不建议我们接受患者的招待），甚至已经在楼下等候，那么我们就可以先表达谢意，然后开启主题。

三、社区护理中沟通困难场景的应对

在社区护理工作中，经常会遇到沟通困难的案例，这样的情况，会影响社区护士的日常工作速度、效率甚至心情。

（一）知识缺乏型沟通技巧

人际沟通的发生是不以人的意志为转移的。通常我们认为，只要我们不说话，不将自己的心思告诉别人，那么就没有沟通的发生，别人就不了解自己。实际上，这是一个错误的观念。在人的感觉能力可及的范围内，人与人之间会自然地产生相互作用，发生沟通。无论你情不情愿，你都无法阻止沟通的发生。如果，在社区护理工作中，护士为了避免与居民发生冲突，干脆不与其进行交谈。事实上这一行为举止传递给服务对象的信息是护士的冷漠与对他人的不关心，反而导致服务对象的不满，影响社区服务工作的开展。在这一过程中，尽管没有语言交流，但是存在非语言的沟通，护士的表情、举止等同样在向服务对象传递着丰富的信息。

患者第一次接触糖耐量实验，对相关知识一点都不了解，与之交流时尤其要注意，避讳使用含糊的词语，要知道患者提问就是不明白，护士一定要详细、具体地告诉患者到底应该怎样做。否则既会造成患者痛苦，又造成了浪费。

（二）疑神疑鬼型沟通技巧

1. 倾听

倾听并不只是听对方的词句，而且要通过观察对方的表情、动作等非语言行为，真正理解服务对象要表达的内容。

2. 理解

理解她那种求生的欲望，她的那种不舍，以及由此引起的烦躁。

3. 交谈

引发对方交谈的兴趣，谈她感兴趣的事情，像朋友一样的交谈，让她发泄她的不满，引导，缓解她的悲哀情绪。

（三）不依不饶型沟通技巧

护士要找好自己的位置，明确自己的护士角色，哪些话该说，哪些话不该说，说到什么程度比较合适。与患者交谈时要注意患者的态度，交谈困难就要及时调整，不要因此发生矛盾，不是所有的好心、好话都能有好的效果，交谈的对象、氛围、时间、地点非常重要。

在沟通过程中，沟通者必须保持内容与关系的统一，才能实现有效的沟通。如护士向护士长汇报时使用"你听明白了吗"这样的问话，显然不合适。因为这种问话通常用于上级对下级。在汇报工作时护士应说"不知我汇报清楚了没有？"来表明双方的关系是下级对上级，达到沟通内容与关系的统一。护士与服务对象是平等关系，沟通过程中，应体现平等的关系，不能居高临下，使用"你必须……""你

应该听我的"等命令式语言。对老人要像对父母长辈，对平辈要像对朋友。要尊重每一个人的习惯、隐私。从表面上看，沟通不过是简单的信息交流，不过是对别人谈话或做动作，或是理解别人说的话。事实上，任何一个沟通行为，都是在整个个性背景下做出的。我们每说一句话，每做一个动作，投入的都是整个身心，是整个人格的反映。护士的言谈举止、表情姿势等不仅仅是信息的传递，而且展现了护士对服务对象的态度、责任心等，是护士整个精神面貌的反映。因此，护士在社区护理工作中应注意自己的一言一行。

微信扫码
◆临床科研
◆医学前沿
◆临床资讯
◆临床笔记

参考文献

［1］毛红云，李红波．临床常见疾病的护理常规与健康教育［M］．武汉：华中科技大学出版社，2017．

［2］唐前．内科护理［M］．重庆：重庆大学出版社，2016．

［3］桑未心，杨娟．妇产科护理［M］．武汉：华中科技大学出版社，2016．

［4］于红．临床护理［M］．武汉：华中科技大学出版社，2016．

［5］杨霞，孙丽．呼吸系统疾病护理与管理［M］．武汉：华中科技大学出版社，2016．

［6］王洪飞．内科护理［M］．北京：科学出版社，2017．

［7］于卫华．护理常规［M］．合肥：中国科学技术大学出版社，2017．

［8］沈开忠．消化系统疾病病人护理［M］．杭州：浙江大学出版社，2016．

［9］王爱明．社区护理［M］．西安：第四军医大学出版社，2016．

［10］杨惠花，眭文洁，单耀娟．临床护理技术操作流程与规范［M］．北京：清华大学出版社，2016．

［11］高玉芳，魏丽丽，修红．临床实用护理技术及常见并发症处理［M］．北京：科学出版社，2017．

［12］徐梅．北京协和医院手术室护理工作指南［M］．北京：人民卫生出版社，2016．

［13］邱文娟，于海英．社区护理［M］．上海：第二军医大学出版社，2016．

［14］符海英，陈军，韩宙欣．内科护理［M］．西安：第四军医大学出版社，2016．

［15］唐英姿，左右清．外科护理［M］．上海：第二军医大学出版社，2016．

［16］符致明，党鸿毅．外科护理［M］．西安：第四军医大学出版社，2016．

［17］程利．临床护理技能实训教程［M］．北京；科学出版社，2017．

［18］丁淑贞，姜秋红．呼吸内科临床护理［M］．北京：中国协和医科大学出版社，2016．

［19］施榕．社区护理［M］．上海：复旦大学出版社，2016．

［20］姚美英，姜红丽．常见病护理指要［M］．北京：人民军医出版社，2015．